専門医のための
眼科診療クオリファイ

シリーズ総編集
大鹿哲郎
筑波大学
大橋裕一
愛媛大学

ロービジョンケアの実際

編集
山本修一
千葉大学

中山書店

シリーズ刊行にあたって

　21世紀はquality of life（生活の質）の時代といわれるが，生活の質を維持するためには，感覚器を健康に保つことが非常に重要である．なかでも，人間は外界の情報の80％を視覚から得ているとされるし，ゲーテは「視覚は最も高尚な感覚である」（ゲーテ格言集）との言葉を残している．視覚を通じての情報収集の重要性は，現代文明社会・情報社会においてますます大きくなっている．

　眼科学は最も早くに専門分化した医学領域の一つであるが，近年，そのなかでも専門領域がさらに細分化し，新しいサブスペシャリティを加えてより多様化している．一方で，この数年間でもメディカル・エンジニアリング（医用工学）や眼光学・眼生理学・眼生化学研究の発展に伴って，新しい診断・測定器機や手術装置が次々に開発されたり，種々のレーザー治療，再生医療，分子標的療法など最新の技術を生かした治療法が導入されたりしている．まさにさまざまな叡智が結集してこそ，いまの眼科診療が成り立つといえる．

　こういった背景を踏まえて，眼科診療を担うこれからの医師のために，新シリーズ『専門医のための眼科診療クオリファイ』を企画した．増え続ける眼科学の知識を効率よく整理し，実際の日常診療に役立ててもらうことを目的としている．眼科専門医が知っておくべき知識をベースとして解説し，さらに関連した日本眼科学会専門医認定試験の過去問題を"カコモン読解"で解説している．専門医を目指す諸君には学習ツールとして，専門医や指導医には知識の確認とブラッシュアップのために，活用いただきたい．

　　　　　　　　　　　　　　　　　　　　　　　　　大鹿　哲郎
　　　　　　　　　　　　　　　　　　　　　　　　　大橋　裕一

序

"ロービジョンケアって,患者さんのためになって,とても喜ばれるらしい."

"学会のインストラクションコースを聞いてやる気になったけれど,いざ始めようとすると途方に暮れてしまう…."

"ロービジョン検査判断料がとれるようになりたいけれど,研修に三日もかかるなんて…."

ロービジョンケアの必要性をいまさら疑う人はいないでしょうが,実際にどれほどの眼科医が積極的にとり組んでいることでしょうか?

ロービジョンケアの普及を妨げている要因はいくつもありますが,経済的インセンティブの低さに加えて,教育の難しさも挙げられます.眼科診療の王道が視機能回復であるのに対し,ロービジョンケアでは低い視機能を受容するところから始めなければなりません.戦闘的眼科医にとっては,敗戦処理とも受けとられかねません.しかし,回復できなかった視機能で日常生活を送らねばならない患者さんに対する思いやり,これはロービジョンケアの出発点であるばかりか,すべての医療行為の原点でもあります.

このようにロービジョンケアの教育は,一般的な眼科教育とは異なる視点で行う必要があるため,本巻は眼科医療におけるロービジョンケアの"あるべき論"から始まります.実践的知識をお求めの読者は読み飛ばしたい欲求にかられるかもしれません.しかし,どうか少しの時間おつき合いください.ロービジョンケアの重要性が,日常診療とは,また違う観点でご理解いただけることでしょう.

その後はロービジョンケアに必要な知識,そして眼科医療の一環としてのロービジョンケアに移ります.ロービジョンケアに関する最新情報を可能な限り盛り込んであります.ロービジョンケアにとどまらず,視覚リハビリテーションのハンドブックともいえる内容の豊富さです.

とはいえ,本巻が目指しているのは,一般眼科医療としてのロービジョンケアの普及と定着です.本巻を読んで少しでも共感できる部分があれば,明日からでも少しだけでも,ロービジョンケアを始めてみてください.

ロービジョンケア,いつでも,どこでも,だれにでも.

2015年1月

千葉大学大学院医学研究院眼科学／教授
山本　修一

専門医のための眼科診療クオリファイ
26 ■ ロービジョンケアの実際
目次

1 眼科医療としてのロービジョンケア

ロービジョンケアとは？	仲泊 聡	2
なぜ眼科医がロービジョンケア？	山本修一	9
ロービジョンケアへの導入	安藤伸朗	14

2 ロービジョンケアにおける視機能評価

視力とその矯正	川瀬芳克, 川嶋英嗣	22
読書視力	小田浩一	29
コントラスト感度	川嶋英嗣, 川瀬芳克	34
動的視野	髙相道彦	40
静的視野	加茂純子	44
マイクロペリメトリ	村木早苗	48
視覚関連QOL・ADL	藤田京子	52
視覚電気生理（網膜電図，視覚誘発電位） カコモン読解 19 一般43	佐藤栄寿	58

3 眼科でできるロービジョンケア

屈折矯正 カコモン読解 24 臨床5	新井千賀子	70
読書補助具	川瀬和秀	75
遮光眼鏡	野田知子	81
偏心視訓練	村木早苗	87
非光学的補助具による日常生活訓練	星川じゅん	91
ロービジョンケアにおける心理的ケア	気賀沢一輝	96

カコモン読解　過去の日本眼科学会専門医認定試験から，項目に関連した問題を抽出し解説する"カコモン読解"がついています．（凡例：21臨床30→第21回臨床実地問題30問，19一般73→第19回一般問題73問）
試験問題は，日本眼科学会の許諾を得て引用転載しています．本書に掲載された模範解答は，実際の認定試験において正解とされたものとは異なる場合があります．ご了承ください．

視覚障害判定（欧米との違い）	加茂純子	104
遺伝相談	岩田文乃	110
CQ 最新デジタル機器は，ロービジョンケアに使えますか？	川瀬和秀	116

4 他施設との連携によるロービジョンケア

歩行訓練	野﨑正和	120
眼科ですべきパソコンの操作環境整備	尾形真樹	126
日常生活動作訓練	箭田裕子	134
盲導犬	多和田 悟	141

5 ロービジョン外来の立ち上げ

クリニックでの立ち上げ	新井三樹	146
病院での立ち上げ	国松志保	152
CQ これだけはそろえておきたいロービジョンケアグッズを教えてください	斉之平真弓	158

6 疾患別のロービジョンケア

網膜色素変性	岩波将輝	166
加齢黄斑変性	藤田京子	176
糖尿病網膜症	鶴岡三惠子	182
緑内障	片井麻貴，永井春彦	189
変性近視	世古裕子，西田朋美	197
小児 カコモン読解 18臨床5 24一般59 24臨床27	中山百合	205
色覚異常 カコモン読解 19一般66 24一般61	守本典子	215
SQ 高次脳機能障害とは何か教えてください	仲泊 聡	226

7 ロービジョンケアと社会との連携

| 身体障害者福祉法 カコモン読解 18一般17 19臨床5 | 西田朋美，久保明夫 | 230 |

CQ "クリニカル・クエスチョン"は，診断や治療を進めていくうえでの疑問や悩みについて，解決や決断に至るまでの考えかた，アドバイスを解説する項目です．

SQ "サイエンティフィック・クエスチョン"は，臨床に直結する基礎知見を，ポイントを押さえて解説する項目です．

厚生労働省特定疾患治療研究事業，その他の公的給付	加藤　聡	236
【CQ】 診断書，意見書の正しい書きかたについて教えてください	加藤　聡	242
教育・就労	守本典子	247
支援団体	西田朋美，中西　勉，久保明夫	252
全国の主な支援団体一覧		255
全国視覚特別支援学校（盲学校）一覧		258
ユニバーサル社会の構築	陳　進志	260
障がい者ITサポート	林　豊彦	267
【SQ】 ロービジョンケアの観点から視覚障害者スポーツの有用な点と注意点を教えてください	林　知茂，西田朋美	272

8 ロービジョンケアの最先端

北米のロービジョンケアとスマートサイトモデル	永井春彦	280
ロービジョンケアのその先に／人工網膜	遠藤高生，不二門　尚	284
ロービジョンケアのその先に／再生医療	高橋政代	289

文献＊　293

索引　307

＊"文献"は，各項目でとりあげられる引用文献，参考文献の一覧です．

編集者と執筆者の紹介

シリーズ総編集	大鹿	哲郎	筑波大学医学医療系眼科
	大橋	裕一	愛媛大学大学院医学系研究科視機能外科学分野（眼科学講座）
編集	山本	修一	千葉大学大学院医学研究院眼科学
執筆者 (執筆順)	仲泊	聡	国立障害者リハビリテーションセンター病院第二診療部眼科
	山本	修一	千葉大学大学院医学研究院眼科学
	安藤	伸朗	済生会新潟第二病院眼科
	川瀬	芳克	愛知淑徳大学健康医療科学部視覚科学専攻
	川嶋	英嗣	愛知淑徳大学健康医療科学部視覚科学専攻
	小田	浩一	東京女子大学現代教養学部人間科学科
	髙相	道彦	千葉県こども病院眼科
	加茂	純子	甲府共立病院眼科
	村木	早苗	滋賀医科大学眼科学講座
	藤田	京子	日本大学医学部視覚科学系眼科学分野
	佐藤	栄寿	千葉大学大学院医学研究院眼科学
	新井千賀子		杏林大学医学部眼科学教室
	川瀬	和秀	岐阜大学医学部眼科学教室
	野田	知子	東京医科大学眼科学教室
	星川じゅん		かがわ総合リハビリテーションセンター病院眼科
	気賀沢一輝		杏林大学医学部眼科学教室
	岩田	文乃	旗の台駅東口 いわた眼科
	野﨑	正和	社会福祉法人 京都ライトハウス 障害者支援施設・鳥居寮
	尾形	真樹	杏林大学医学部眼科学教室
	箭田	裕子	社会福祉法人 武蔵野 生活リハビリサポートすばる
	多和田	悟	公益財団法人 日本盲導犬協会
	新井	三樹	新井眼科医院
	国松	志保	東北大学大学院医学系研究科視覚先端医療学講座
	斉之平真弓		鹿児島大学大学院医歯学総合研究科眼科学
	岩波	将輝	国立障害者リハビリテーションセンター病院第二診療部眼科
	鶴岡三惠子		お茶の水・井上眼科クリニック
	片井	麻貴	札幌通信病院眼科
	永井	春彦	勤医協札幌病院眼科
	世古	裕子	国立障害者リハビリテーションセンター研究所 感覚機能系障害研究部 視覚機能障害研究室
	西田	朋美	国立障害者リハビリテーションセンター病院第二診療部眼科
	中山	百合	砧ゆり眼科医院／国立成育医療研究センター眼科
	守本	典子	岡山大学大学院医歯薬学総合研究科機能制御学講座眼科学
	久保	明夫	国立障害者リハビリテーションセンター病院ロービジョン訓練
	加藤	聡	東京大学大学院医学系研究科眼科学
	中西	勉	国立障害者リハビリテーションセンター病院ロービジョン訓練
	陳	進志	あさひがおか眼科
	林	豊彦	新潟大学工学部福祉人間工学科福祉生体工学講座
	林	知茂	国立障害者リハビリテーションセンター病院第二診療部眼科
	遠藤	高生	大阪大学大学院医学系研究科眼科学

不二門　尚　大阪大学大学院医学系研究科感覚機能形成学
高橋　政代　理化学研究所 神戸研究所 多細胞システム形成研究センター網膜再生医療研究開発プロジェクト

1. 眼科医療としてのロービジョンケア

ロービジョンケアとは？

ロービジョンの定義

　ロービジョンとは，日本学術会議臨床医学委員会感覚器分科会（2009）による定義では"成長・発達あるいは日常生活・社会生活に何らかの支障をきたす視機能または視覚"である．したがって，低視力ではなく低視覚と訳されるべきものである．しかし，WHO（World Health Organization；世界保健機関）では，よいほうの眼の矯正視力が，0.05以上0.3未満をロービジョンと称している．これは，あくまで疫学統計を目的とした視機能の分類にすぎない．矯正視力が1.0であっても，視野狭窄や動揺視など視覚が原因となって日常生活に何らかの支障をきたしていれば，わが国ではロービジョンである．また，たとえ光覚であっても，日常生活でそれを活用している場合，WHOではblindであっても，これはわが国ではロービジョンである．筆者らが最近行った調査では，よいほうの眼の矯正視力が0.7以下，視野がGoldmann視野計のV-4視標により半径20°以下または同名半盲，色覚異常，複視がある場合，生活に何らかの支障をきたし，特に移動支援のニーズが生じるのは，明・暗順応障害，夜盲，よいほうの眼の矯正視力が0.2以下，視野がGoldmann視野計のV-4視標により半径20°以下であった[1]．

文献はp.293参照．

ロービジョンの現状

　2006～2008年の日本眼科医会研究班報告によれば，よいほうの眼の矯正視力が0.5以下の人がわが国には164万人いるという[2]．また，この数には視野狭窄などの視力低下以外の問題を抱えた患者の数は入っていない．したがって，それ以上の数の視覚に問題を抱えている人が存在している．この人たちが生活上何らかの支障をもっている場合，すなわち，ロービジョンである．また，このなかには障害者手帳1，2級を取得している重度の視覚障害を有する人が19万人存在する[3]．しかし，1級といってもすべてが全盲ではなく，その多くがロービジョンである．また，他の障害者でもそうである

が，わが国の視覚障害者の過半数は高齢者である．そして，まだ当分その高齢者の占める比率が拡大することが予想されている．これは，単に高齢者人口が増加するだけでなく，医学の進歩に伴った若年障害者数の減少を意味している．しかし，その一方で，重症化と他の障害を重複している患者の割合が増えてきている．この高齢と重複という課題に，現在の障害者支援は直面している．

ロービジョンケアとは

用語の使用法は歴史とともに変化し，専門家の間でも主義主張が異なる場合が少なくない．"ロービジョンケア"の定義も現時点で固定されたものは存在しない．視覚リハビリテーションのうち，保有視覚を活用するものをロービジョンリハビリテーションといい，視覚以外の感覚を活用するものを全盲リハビリテーションという．"リハビリテーション"という言葉には"訓練"というイメージが強く，ケアという言葉には"世話"というイメージが強いが，障害者権利条約[*1]にあるリハビリテーションの定義（第26条）によれば，それは訓練を指す言葉ではなく，包括的な支援全体を指している．現在，ロービジョンケアを視覚リハビリテーションと同義で使用する人とロービジョンリハビリテーションに限定して使用する人がいて，これが，ロービジョンケアの定義を不明瞭なものとしている．しかしながら，ロービジョンケアは，権利条約でいうリハビリテーションの範疇にはあるので，早期から必要とされる包括的な支援であり，対象者の近隣において対象者の意思に基づいて行われるべきものであることに違いはない．

ロービジョンケアのチーム構成

ロービジョンケアに関わる職種：ロービジョンケアは，眼科医師，視能訓練士，看護師，臨床心理士，社会福祉士，視覚障害者生活訓練専門職などがチームを組んで関わることが望ましい．欧米では，眼科医師と視能訓練士の代わりにリハビリテーション医学科の医師とオプトメトリストが担当するところもある．臨床心理士は心理的ケアを，社会福祉士はソーシャルワーク[*2]を，視覚障害者生活訓練専門職は白杖歩行をはじめとする移動訓練，点字や音声パソコンなどのコミュニケーション訓練，そして，日常生活動作における各種動作訓練を担当する．しかしわが国では，視覚障害者生活訓練専門職の資格が確立しておらず，総数も500人あまりときわめて少ない

[*1] **障害者権利条約**
2006年の第61回国連総会において採択された障害者支援のよりどころとなる条約．日本では，批准に向けた国内法の整備がようやく整い，2014年1月20日に批准した．このリハビリテーションの定義において，早期からの包括的な支援が対象者の近隣において対象者の意思に基づいて行われるべきとうたわれている．

[*2] **ソーシャルワーク**
人権と社会正義の原理をよりどころとして，人間の行動と社会システムに関する理論を利用して，人々がその環境と相互に影響し合う部分に介入すること．具体的には，社会制度や社会資源を駆使し，患者の生活の場の設定と生きるための経済基盤獲得などに関する支援を行う．

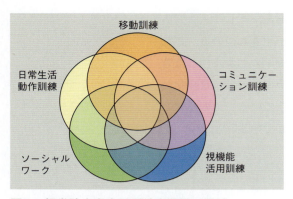

図1　視覚障害者生活訓練専門職の職域

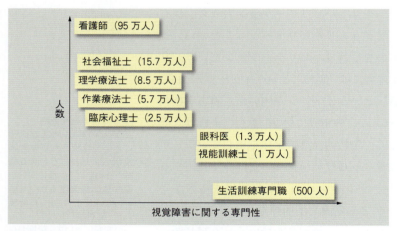

図2　視覚リハビリテーション関連職種の人数と視覚障害に関する専門性

ため，医療チームとして参加することが困難な状況にある．また，一般的なリハビリテーションチームの中核となる作業療法士と理学療法士は，欧米では視覚リハビリテーションに関与する場合が少なくないが，わが国ではほとんど関わっていない．

視覚障害者生活訓練専門職の現状：視覚障害者生活訓練専門職に相当する業種は，わが国では歴史的に教育と福祉の現場に多く存在した．そして，医療での支援が不十分であった視覚障害者を，彼らが対応してきた．このような経緯のなかで，彼らの職域は，拡大機器などを使用した視機能活用訓練やソーシャルワークをも含む多様なものとなっている（図1）．ただし，どの視覚障害者生活訓練専門職も，これらのすべてに習熟しているわけではなく，それぞれに得手不得手を有している．現在，わが国で活躍する各職種をその数と視覚障害に関する専門性を軸として図2に示した．視覚障害者数を

31.6万人[2)]とし，これまでのように増減が少ないとすると1人の視覚障害者生活訓練専門職は，6,000人以上の視覚障害者に対応しなければならないことになる．仮にその関わりが1回きりであり，毎日1人に対応したとしても16年を要する．多くの場合，1人の視覚障害者の訓練にかかる期間は月ないし年単位であり，明らかにこの専門職が不足していることがわかる．彼らの増員とともに，現在活躍している人の利用システム効率化と彼ら自身の技能レベルアップが急務であるといえる．

ロービジョンケアのチーム構成：医療機関でロービジョンケアチームを構成する場合，眼科医，視能訓練士，看護師でまずチームをつくることが現実的であろう．光学的視覚補助具の選定と処方はこれで可能となる．医療機関に視覚障害者生活訓練専門職がいるという例外的な場合は別として，次に検討すべきは，他施設にいる視覚障害者生活訓練専門職との連携をどうとるかということになろう．これができれば，現在，眼科に求められている基本的な内容はクリアされることになり，医療機関として標準的なロービジョンケアは実現するといえる．そして，さらに充実したロービジョンケアを目指すためには，医療機関内に臨床心理士，社会福祉士，作業療法士，理学療法士がいる場合は，彼らにも協力を求めるべきであろう．

眼科医療機関において行うべきロービジョンケア

六つのステップと三つのレベル：ロービジョンケアには以下の六つのステップがある．①ニーズ特定，②視機能評価，③書類作成，④社会資源の紹介，⑤エイドの紹介，⑥環境整備である．また，その各ステップをそれぞれ三つの段階に分け，レベルAをすべての眼科医が診療のなかで手軽に実行できるもの，レベルBを時間的，経済的にがんばれば通常の眼科外来で実行できるもの，レベルCを眼科で行うにはハードルの高いものとした．この縦横の区分は，ロービジョンケアを理解するのに役立っているようである．きわめて単純化したものではあるが，それぞれを例示した一覧表を示す(**表1**)．

ロービジョンケア成功の秘訣：一つは，真のニーズを見きわめること，そして，もう一つはゴールを具体的に設定することである．患者の多くは，「読み書きが不自由になったので，できるようになりたい」というニーズを訴える．しかし，そのうちのほとんどの患者の真のニーズは「もとどおりに治りたい」である．ロービジョンケアのスタート時には，本当にもうよくならないのか，少しでも視覚改

表1　ロービジョンケア六つのステップと三つのレベル

	レベルA	レベルB	レベルC
ニーズ特定	傾聴	ゆっくり傾聴	問診票
視機能評価	視力，眼位	偏心視域	読書速度
書類作成	経験者に相談	更相などに電話	更相などから電話
社会資源紹介	レベルBを紹介	パンフレット用意	資源を育てる
エイドの紹介	20D，ハイパワー＋	遮光眼鏡，拡大鏡など	音声パソコン，白杖
環境整備	視覚の代償は記憶	シミュレーション	合同ケース会議

更相：更生相談所，ハイパワー＋：ハイパワープラスレンズ眼鏡

善の余地はないのかを見きわめることが重要である．仮にもうそれ以上よくはならないと判断しても，患者にとって本当に必要なことが何なのかということについて，じっくり耳を傾け，そして，こちらから具体的な質問を多数投げかける．これによって，真のニーズを見きわめ，そして，ゴールをできるだけ具体的なものとすることができる．

ニーズ特定：レベルAとしては，日常診療の問診のレベルだが，ポイントは傾聴である．とにかく，じっくり話を聞くことが重要である．レベルBとしては，できればそのための時間を一般外来とは別枠に設定し，系統だった情報収集を行う．簡単な問診票を用意してその項目に則って聴取すると重要事項を漏らす心配が減る．レベルCとしては，さらにその項目を日常生活の多岐にわたるものとし，より具体的に行う．それにより，ロービジョンの患者が日常でどのようなことに困難を抱えているかをさらに明らかにすることができる．

視機能評価：レベルAとしては，通常の一般眼科検査だが，ポイントはルーチン検査に加えて常用眼鏡での視力検査と眼位・眼筋麻痺のチェックを行うことである．これらは，時として身体障害者手帳申請時に重要な情報となる．レベルBとしては，中心暗点がある患者の場合，視線方向をチェックし，偏心視の活用状況を評価する．中心窩が損なわれても対象に注意を向けると感度の低い中心窩に対象を入れて見ようとしてしまう．視線をずらすことによってより明瞭に見えるということは時間とともに体得されることが多いが，これを意識的に行えるようにアドバイスする．拡大鏡の選定を目的とした視機能評価法としては，近見視力表などを用いた簡易法もあるが，MNREAD-Jなどの読書速度測定を根拠とするものが可能であ

ると，より望ましい．

書類作成：身体障害者診断書・意見書と補装具費支給意見書を記載するには資格を要し，基本的には身体障害者福祉法第十五条に指定された医師が，都道府県ごとに決められている．しかし，関連書類のなかには，障害年金診断書や生命保険の診断書など，医師であればだれでも記載できるものがある．これらの書類の記載内容によっては，患者が受けられるサービスが大きく異なることになり，慎重に記載しなければならない．レベルAでよくわからないまま記載するのはできるだけ避け，経験者に相談すべきである．レベルBとしては，もし不明なところがある場合，提出先に問い合わせて，記載に不備が生じないように心掛ける．研修会などを通して普段からの情報収集も必要であろう．レベルCとしては，ソーシャルワークを専門とする職種とともに日々検討し，更生相談所などの管轄行政との連携を深くもって，そのありかたについても検討する．

社会資源紹介：レベルAとしては，レベルBのできる眼科医を紹介するのがよい．最近，始まった北海道版スマートサイト[*3]では，眼科医会主導でこのレベルAからBへの連携を啓発している．レベルBとしては，地域の関連施設などの情報にアンテナを張り，パンフレットを用意して，施設職員との顔の見える連携を行う．そして，レベルCでは，地域ネットワークの核となり，地域全体での連携促進に貢献する．また，関連施設の職員を対象とした勉強会を開催するなどし，社会資源そのものを育てる．

エイドの紹介：レベルAにおいて，まず挙げられるエイドは眼底検査用20Dレンズである．20Dレンズは5倍の拡大鏡なので，矯正視力が0.1であっても，これを目にあて，約5cmのところに新聞を置くとほぼ読むことができる．また，より軽度のロービジョンであれば，近用眼鏡に強度の凸レンズを加入し，手元15cm程度の視距離で見えるようにすれば，通常の30～40cmの視距離では読めない文字が読める場合がある．このような眼鏡をハイパワープラスレンズ眼鏡というが，これは通常の眼科診療の設備範囲で処方可能である．これらの体験は，患者がそれまであきらめていた文字活用に対する期待を高め，ロービジョンケアへの大きなはずみとなる．そして，その上を目指してレベルBを紹介する．レベルBとしては，拡大鏡と遮光眼鏡を主とする光学的視覚補助具の選定を行う．拡大読書器や最近ではタブレット型PCによる拡大機能の紹介もその範囲かもしれない．レベルCでは，視覚を触覚や聴覚によって代行する

[*3] **スマートサイト**
米国眼科学会が提唱するSmartSight™を参考にした視覚障害者が適切な支援に早期に結びつくための眼科医への働きかけのこと．現在，日本各地において県単位のいくつかの試みがなされている．日本眼科医会はこの整備を推奨し，会員向けサイトから，ひな形パンフレットをダウンロードできるようにした．

手法についても導入する．具体的には，点字，白杖歩行，音声パソコン，DAISY（デイジー）図書[*4]などがこの範疇に入る．

環境整備：レベルAとしては，記憶が視覚障害を代償するという知識をもつことである．これは，環境整備といっても特に工事などは不要で"あるべきものがあるべきところにいつもある状態"を心掛けることだけである．たとえば，冷蔵庫内の牛乳の位置など，いつも決まっていれば自分でとりにいくことができる．その一方で，玄関先に買い物かごが置きっぱなしになっていると，つまずいて転ぶなど危険のもとになる．視覚が失われると記憶を頼りに空間を移動し行動するために，そのようなことが生じる．聞けば当たり前のことではあるが，それを患者や家族に伝えるだけで，患者の安全性が向上するとともに，家族との不協和音を減じることができる．レベルBとしては，家族や場合によっては担任教師，上司を同席させたケース会議を開催する．これは，人的な環境整備といえる．その際，周囲の人にロービジョンのシミュレーションゴーグルをかけてもらい，どのように困るかについて体験してもらうとともに，さらに，そこにエイドを活用して，どのくらい改善するかについても実感してもらう．患者が，家庭内，学校内，職場内などでうまく活動するためには周囲の人の理解は不可欠である．レベルCでは，患者の必要とする環境を整えるために，自宅や職場などを訪問する．たとえば，自宅での音声PCの設定を行うなどである．場合によっては，適切なサービスに代行を依頼することによって実現できる．

[*4] **DAISY図書**
DAISY（Digital Accessible Information System）という国際標準規格に基づいて作成された視覚障害者用デジタル録音図書のこと．録音テープや通常の音楽CDとは異なり，音声およびテキストデータが構造化され，見出しのみを先に再生したり，希望する見出し箇所へジャンプして再生することができる．

ロービジョン検査判断料

2012（平成24）年4月から，診療報酬項目としてロービジョン検査判断料が算定できるようになった．対象の視機能や施設基準などの算定要件による制限があるものの，基本的には"視覚補助具の選定と，生活訓練・職業訓練を行っている施設等との連携を含め，療養上の指導管理"を行った場合に算定可能となる．しかし，これにより視覚補助具選定と他施設連携という二つの観点からロービジョンケアが定義されたわけではない．ただこれにより，少なくとも眼科におけるロービジョンケアは，視覚補助具選定と他施設連携という部分を重視せざるをえなくなるであろう．

〈仲泊　聡〉

なぜ眼科医がロービジョンケア？

眼科外来は，ロービジョンケアを必要とする患者であふれかえっている

　WHO（世界保健機関）によるロービジョンの定義では，両眼視で矯正視力が0.05以上0.3未満とされている．さらに，"眼鏡などで矯正しても視力が十分に回復せず，日常生活に不便を感じる状態"という幅広い解釈もあり，こうなると緑内障，糖尿病網膜症，加齢黄斑変性など，ありふれた眼疾患の患者も対象となる．たとえば，千葉大学病院眼科の待合室にあふれる患者すべてが対象となるといっても過言ではない．

　しかし，このなかで実際にロービジョンケアを受けたことのあるのは？…ほとんど皆無に違いない．しかも，千葉大学病院眼科でロービジョン検査判断料を請求できる資格のある医師は，筆者一人しかいない．

なぜ眼科医がロービジョンケアにかかわるのか

　すべてのロービジョンは眼疾患に起因しており，初診時からロービジョンの状態であることもあれば，診療を受けている過程でロービジョンとなることも少なくない．つまり眼科医は大半のロービジョン症例において，視機能の過去と現在についての客観的データをもち，ロービジョンに至る経緯を把握している．今後の視機能を予測することも可能かもしれない．そしてロービジョンによる患者の苦悩をよく知っているはず，あるいは知っていなければならない．さらに程度の差こそあれ，ロービジョンケアについても知識をもちあわせている．すなわち，ロービジョンケアの必要性を最も認識しうる立場にいるのは，眼科医にほかならない．

　一方で，患者の大半はロービジョンケアという言葉すら知らない．"治療は終わり，これ以上の回復は無理"と眼科医に宣告されると，患者は不自由な視力のまま日常生活に放り出される．少しでも見やすくなるために自力でさまざまな工夫を試みる，眼科医をあてにせ

ずに，100円ショップで虫メガネを探すことすらある．

　若年者では，社会的自立を得るため，就労復帰への支援を積極的に求めて，医療以外の領域ですでに確立している視覚障害者支援システムに自らたどり着き，その目的を達することも少なくない．しかし今後急増する高齢のロービジョン者に必要なのは，従来型の就労支援中心のケアではなく，生活支援が中心となる．これは既存の支援システムでは対応しきれていない．

　既存のロービジョンケアによって，QOLが格段に向上することは滅多にないが，それでも改善の可能性があること，それが眼科医療の範疇にあることを患者は知らない．眼科医が患者の日常生活での不自由さを少しでも想像する，それだけでロービジョンケアへの導入となる．また，治療継続中のなるべく早い時期にロービジョンケアを導入することも重要であり，これを行いうるのも眼科医にほかならない．

　治療すべき病態が残っていないか，治療により視機能を回復させる可能性がないか，これを判断できるのも眼科医だけである．活動性の高い増殖糖尿病網膜症に白内障手術併用の硝子体手術を行い，網膜症をどうにか鎮静化させたものの，視神経萎縮や黄斑変性により視力不良に終わることがある．術後の経過観察では，網膜症の鎮静化さえ確認できれば治療終了としがちであるが，後発白内障によりさらなる視力低下をきたすこともあり，後嚢切開によりわずかながらも視力改善を得る可能性が残されていることもある．

　ロービジョンケアは決して眼科治療の後始末ではなく，眼科医が責任をもって治療と並走させるべきものであろう．

一般眼科診療としてのロービジョンケアの必要性

　これまでロービジョンケアは，一握りのロービジョン専門医が担ってきた．診療報酬の裏づけもなく，通常の診療に比べてはるかに多くの時間と手間を要するために，ごく一部の施設でボランティア的に行われ，一般の眼科医は自分の担当外の業務ととらえてきた．しかし，ロービジョン者は推定164万人に達している．そして，ロービジョンの原因となる疾患は加齢とともに急増する．超高齢化の急速な進行はすなわち，高齢ロービジョン者の急増を意味している．

　医療は一般的医療と専門医療の連携により成り立っている．眼科でも，網膜，角膜，緑内障，神経眼科などのサブスペシャリティが確立し，必要に応じ患者はこの間を行き来し，高水準の医療を受け

てきた．ロービジョンケアも眼科のサブスペシャリティの一つとして考えられてきた．しかし，この位置づけは正しいのだろうか？

　治療により視機能の改善が期待できる，あるいは治療しないと視機能が大きく障害される危険性があれば，大半の患者は遠方であっても専門医を訪れる．経済的に余裕があれば，飛行機に乗って泊りがけで手術を受けに来る．だが，ロービジョンケアのために遠方まで足を運ぶ患者がどれだけいるだろうか．まして視力に障害のある高齢者である．自力での受診は不可能であり，家族の援助も容易ではない．

　たとえば人口600万人を超える千葉県で，ロービジョンケアの実施を公表している施設は10数か所にすぎない．しかもその大半が千葉市より西側，東京との間に集中している．千葉市まで2時間以上かかる房総半島南部には，ロービジョンケアを標榜している施設は皆無である．この地域から，視覚補助具や拡大読書器の試用のためだけに千葉市まで通うことは期待できない．ロービジョンケアが一般医療化せずに，このまま専門医療とされる状況が続けば，大量の"ロービジョン難民"の出現すら危惧される．

　患者の日常生活の最も近くに位置しているのは，診療所などの一般眼科医である．家族ぐるみで受診していることも少なくないだろう．患者の性格，社会的背景，家族構成も把握しているかもしれない．患者や家族も家庭内での状況を気軽に話すことができるだろう．患者が日常生活で何に困っているか容易に知ることができる．ロービジョンケアの導入には，まさにうってつけのポジションといえないだろうか．一般的眼科診療の一環にとり込み，継続的に行われてこそ，ロービジョンケアは真に患者のための医療になるのではないだろうか．

一般眼科医でもできるロービジョンケア

　国立障害者リハビリテーションセンター病院（国リハ）の仲泊は，ロービジョンケアを3段階に分類している（表1）．このうちレベルAはすべての眼科医が日常の診療のなかで手軽にできるもの，レベルBは時間的，経済的にがんばれば日常の眼科診療のなかでできるもの，そしてレベルCは眼科で行うにはハードルが高く，福祉や教育の場で行われているものとしている．

　現在，がんばっている数少ないロービジョン外来ではレベルBが一般的であり，一部の先進的施設でレベルCまで手掛けているが，

表1　ロービジョンケアの六つのステップと三つのレベル

	レベルA	レベルB	レベルC
ニーズ判定	傾聴	ゆっくり傾聴	問診票
視機能障害	視力，眼位	偏心視域	読書速度
書類作成	経験者に相談	更相などに電話	更相などから電話
社会資源紹介	レベルBを紹介	パンフレット用意	資源を育てる
エイドの紹介	20D，ハイパワー＋	遮光眼鏡，拡大鏡など	音声パソコン，白杖
環境整備	視覚の代償は記憶	シミュレーション	合同ケース会議

更相：更生相談所，ハイパワー＋：ハイパワープラスレンズ眼鏡
国立障害者リハビリテーションセンターの仲泊が提唱するレベル分けである．レベルAならば，ロービジョンケアに馴染みのない眼科医でも今すぐに始められる．

　逆にロービジョンケアの導入であるレベルAは，ほとんど皆無というのが現状だろう．
　レベルBの実践とレベルCの知識習得がロービジョンケア研修のゴールと位置づけているが，研修を受けずともまずは前段階として，日常診療のなかでレベルAから始める意識をもつことが重要であろう．話をよく聞き，ニーズを引き出しケアへの動機づけを行う．ニーズは日常生活動作に限らず，趣味など患者が本当にやりたいことで，より強い動機づけを得ることができる．
　眼鏡処方は，ロービジョン者ではしばしば忘れ去られている対応策のひとつである．矯正視力が裸眼視力と大差ないからとの理由で，眼科医の勝手な判断で眼鏡処方が省略されている．患者の希望は"視力を上げてほしい"ではなく，"見えるようにしてほしい"であることを忘れてはいけない．近見度数を強くするだけで字が見やすくなることもある．
　先日の外来で，「孫の拡大鏡を使っているけど，よく見えない」と言いながら，加齢黄斑変性の女性がハンドバッグからとり出したのは，傷だらけの子ども用の虫メガネだった．ロービジョン用の照明つき拡大鏡を紹介すると，その見やすさに驚きすぐに購入した．多くの種類をそろえる必要はないと思う．光学的補助具を患者自ら手にとって試せる環境をつくるだけでもロービジョンケアへの十分な動機づけとなる．
　身体障害者手帳の申請もロービジョンケアへの導入として重要である．ともすれば，患者から言われてはじめて医療者側が対応する受け身の対応となりがちであるが，身体障害者の認定基準や当該患

者の視機能，そのいずれも熟知しているのは眼科医であって患者ではない．そこには情報の著しい不均衡が存在しており，眼科医が積極的にイニシアチブをとるべきではないだろうか．

ところで，これまでロービジョンケアが普及しない理由として，診療報酬の裏づけがないことが一番にとり上げられてきた．しかし，平成24（2012）年の診療報酬改定でロービジョン検査判断料が認められたことにより，爆発的な広がりをみせるだろうか．国リハの努力により講習会の受け入れ人数も格段に増えているが，それだけでロービジョンケアは一般化するだろうか．

20年近く前のことになるが，国リハの講習会を受講した際に強調されたことは，"ロービジョンケアは普通の眼科医療とは違う"，"一人に30分以上費やすのが当たり前"だった．一人の患者に30分以上費やして判断料250点．損得勘定をもち込むことに反発もあるだろうが，これはどう考えても割に合わない．"ロービジョンケアには時間が掛かる"という常識を覆すことも必要だろう．一般眼科診療の範囲内で行うべきロービジョンケアは，光学的補助具あるいは拡大読書器と遮光眼鏡であり，比較的単純である．コンピュータによるケア手順のシミュレーションプログラムの作成など，ロービジョン専門家の活躍が期待される．

まとめ

高齢社会の進行は，高齢ロービジョン者の増加と同義である．もはやロービジョンケアはロービジョン専門医にお任せするのではなく，一般眼科医がそれぞれの持ち場で可能な範囲内で対応すべき時代となりつつある．それとともに，一般眼科医が安心かつ安定して行えるようなロービジョンケアの開発も待たれるところである．ロービジョンケアが，"いつでも，どこでも，だれにでも"行える日を待ち望んでいる．

（山本修一）

ロービジョンケアへの導入

眼科医の仕事は"見えない"を"見える"にすることである．白内障が視力障害の主原因である患者の場合は，手術をすればいちおう目的を達することになる．しかし，そういう患者ばかりではない．重篤な感染症・ぶどう膜炎や網膜疾患（増殖糖尿病網膜症や増殖性硝子体網膜症など）の場合，最新の薬物療法や手術を駆使しても視力が向上しない場合もある．先天性の疾患や遺伝病では，治療法そのものがない場合が多い．"見えるようにならない"場合に眼科医の行えることは何であろうか？　ロービジョンケアも選択肢の一つとして考えてみたい．それは"見えなくてもできる"という選択肢である．臨床で忙しいからといってロービジョンケアを避けることはない．自分でできなければできる人にお願いすることが大事．常に患者に対して治療のみでなく，ケアマインドをもつことが重要である．

医療・ロービジョンケアの流れ

医療の流れ：医療の歴史には，必ずヒポクラテス（Hippocrates, 460 B.C.〜377 B.C.）の名前が出てくる．医師の倫理的規範を示した『ヒポクラテスの誓い』（The Hippocratic Oath）は，医師の倫理を初めて成文化したとされ，"患者に危害や不正を加えないで自分の医術（技芸）の最善を尽くし，差別をせず，生命を尊重する"など，現代でも多くの医学部で学生を対象に生命倫理の教材となっている．

1981年，リスボンで開催された世界医師会総会で"リスボン宣言"（患者の権利宣言）が採択された．医師は，常に自らの良心に従い，また常に患者の最善の利益のために行動すべきであると同時に，それと同等の努力を患者の自律性と正義を尊重するように行動しなければならないとうたっている．

『ヒポクラテスの誓い』では，主語は"医師"で語られていたが，患者の権利宣言以後の倫理綱領は，"患者"を主語にして書かれている．こうして1980年代頃から医療の主人公が，患者自身であることが明らかとなり，医療者はそのサポートをするという位置づけが

定着してきた．

ロービジョンケアの流れ：わが国におけるロービジョンケアの歴史は，アジア大陸から日本列島に渡来した盲人の琵琶法師まで遡る．奈良時代のことである．平安時代には，仁明（にんみょう）天皇の子である人康（さねやす）親王（831～872年）は盲目で，隠遁して盲人を集め，琵琶，管弦，詩歌を教えた．そばに仕えていた者に検校（けんぎょう）と勾当（こうとう）の官位が与えられた．室町時代には，検校の明石覚一が『平家物語』のスタンダードとなる"覚一本（かくいちほん）"をまとめ，室町幕府から庇護を受け，"当道座（とうどうざ）"を開いた．江戸時代には，江戸幕府から公認され，当道座は寺社奉行の管理下におかれた．こうして長い歴史をもつ当道座も，1871（明治4）年，解体され消滅した．

　その後，視覚障害者に対する支援は"盲学校"が中心となった．1878（明治11）年，京都府立盲学校の前身となる日本初の盲唖院開業（古河太四郎）．1890（明治23）年，日本語の6点式点字が東京盲唖学校で採用（石川倉次）．1922（大正11）年，日本ライトハウスの前身となる点字図書製作開始（岩橋武夫）．1938（昭和13）年，盲導犬が米国から来日．1940（昭和15）年，日本点字図書館の前身となる日本盲人図書館開設（本間一夫）．

　欧米では第一次大戦後に，戦時中に負傷した軍人に対しての外傷治療学やリハビリテーション学が発達した．第二次世界大戦後，敗戦国のわが国では軍隊が解散したため傷痍軍人が街にあふれた．1949（昭和24）年に，身体障害者福祉法が成立し，障害者福祉が国策として開始された．1954（昭和29）年に世界盲人福祉協議会（World Council for the Welfare of the Blind）が組織されたが，"ゆりかごから墓場まで"という社会保障制度を基盤とした視覚障害者の保護政策が中心であった．

　"盲人の人間宣言"を世界盲人福祉協議会が採択したのは，1964（昭和39）年ニューヨーク大会である．これまでの盲人を援護し庇護する保護政策は，盲人のためかもしれないが，盲人を弱者または廃人と見なしたものであり，人権を無視したものであると宣言した．この思想的潮流は，2008（平成20）年に国際連合総会にて採択された"障害者の権利に関する条約"に引き継がれ，わが国でも，2014（平成26）年1月批准書委託，公布および告示提出がなされた．これにより，わが国の視覚障害者福祉は，障害者の人権復権に大きく舵を切ることになった．

こうした流れで改めて"ロービジョンケアとは何か？"を考えると，障害によって失われた能力や制限を回復または克服させるために行う技術，もしくは訓練そのものを意味するのみでなく，障害者自身に自己の潜在能力を自覚させ，自らの可能性を主体的に追求できる手段を授ける過程である，ということになる．われわれが目指すロービジョンケアもこのような理念のもとに遂行されるべきであることを，再度認識したい（図1）．

眼科医の仕事

"見える"ようにする（図2）：眼科医の仕事とは何だろうか？ 究極の仕事は，もちろん，"見えない"を"見える"にすることである．それでは，"見える"ようにするために眼科医ができることには，大きく分けると，基礎医学と臨床の二つの道がある．

基礎研究を介して"見える"ようにする：医師の喜びには，目の前の患者が治療により治り患者の喜びを共有するという喜びと，世のために役立つ医学的発見の喜びの二つがある．病態生理，解剖，免疫などの基礎医学は，将来より多くの世の中の患者に役立つ治療を生み出すもととなる可能性がある．創薬や再生医学，人工網膜，網膜移植，遺伝子治療など"見えない"を"見える"に変える科学は興味深く，また将来を明るいものとする期待十分である．こうした分野には臨床を知っている眼科医が大きな働きをする．

臨床により"見える"ようにする：治療により，見えるようにすることは眼科医ならだれでも日常的に行っていることだが，これこそ大事な任務である．白内障手術，ぶどう膜炎・緑内障・糖尿病網膜症の治療などは，眼科医が日常に行っていることである．患者が視覚をとり戻すときは喜びをともにでき，医師にとって至福の時である．

"見えない"けど"できる"にする（図3）："見えない"は"終わり"ではない：眼科医にとってのゴールが見えるようにすることなら，敗北という結果となることも多い．いくら手術をしても視力が戻らない場合や，治ることの期待できない先天性の疾患や遺伝病，その他の難治性眼疾患も少なくない．良好な視機能を獲得できず，また，とり戻すことができずに忸怩たる思いをすることも多い．しかし，ゴールが"できるようになる，患者を幸せにする"ことなら，眼科医の行うべきことは，まだいくらでもある．"見えない"イコール"終わり"ではない．見えなくても，やれることがたくさんあることをイメージできる眼科医であることが大事である．医者があきらめ

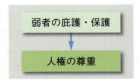

図1 視覚リハビリテーションの変遷

"障害者の権利に関する条約"が，わが国でも，2014（平成26）年1月批准書委託，公布および告示提出がなされた．これにより，わが国の視覚障害者福祉は，障害者の人権復権に大きく舵を切ることになった．

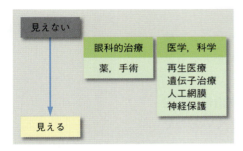
図2 "見えない"を"見える"へ
眼科治療と医学・科学の力による．

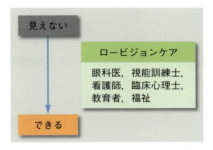
図3 "見えない"けど"できる"へ
ロービジョンケアが可能とする．

てはならない．できることがたくさんあるということを，視力を失いかけている患者，視機能を失った患者に示すことも大事な眼科医の使命である．

"見えなくてもできる"ロービジョンケア："見えない"ことが問題ではなく，"できない"ことが問題なのだ．"見えなくてもできる"ようになれば，多くの問題は解決できるはずだ．これがロービジョンケアの大事な原点である．

眼科医とロービジョンケア

ロービジョンケア担当医の眼科術者に対する感想：手術を含む治療にギブアップしたらロービジョンクリニックに患者を紹介するのは，患者のためにというより，自分の気持ちの整理のため，患者と別れるため，という背景があるのではないかと考える．手術でできるところまでやった，そこまでが自分の仕事で，それ以上は仕方ない，という感覚が根強く残っていると想像できる．

眼科医がロービジョンケアに熱心でない要因：多くの眼科医はロービジョンケアに関心はあるものの，実際に自ら行っているとはいえない現状がある．なぜだろうか？　以下にいくつか原因を挙げてみた．

1. 理想だが，現実的でない：見えない人の残存視機能を最大限に発揮させて活動のレベルを引き上げるというのは理想論だが，眼科医がやるとなると現実的でない．それでなくても日常の診療は忙しい．
2. 一人では何もできない：補助具・補装具の選定，音声ワープロの訓練，歩行訓練，生活訓練などすべてを眼科医がやれるわけではない．ロービジョンケアをよく理解する視能訓練士や歩行訓練士（生活訓練士）など専門職が必要．
3. 病院や医院の中だけで解決できない：役所や職場・学校との交渉が必要なことも多い．地域により対応が異なりマニュアル化がで

きない．

4．収入にならない：2012年4月の診療報酬改定（ロービジョン検査判断料の新設）はあったものの，要する人件費や時間を考えると十分な報酬ではない．

しかし眼科医がロービジョンケアに熱心になれない理由は，上記のほかに以下の二つの眼科医の意識がより大きく影響しているのではないかと思う．

5．患者と医者の両者が敗者：患者と医師は病に対して共同で戦うパートナーという考えがある．これは結果がよい場合にはいえることではあるが，治療の結果がうまくいかなかったとき，視力が出なかったときは，双方が敗者になってしまう．敗者同士が手をとり合って次の道に進むのは難しい．

6．敗戦処理という意識：医師の仕事は病を治すこと，眼科医の仕事は視機能を改善することと信じている人にとって，ロービジョンケアは，眼科医への命題を達成できないときの敗戦処理ではないかという意識が心のなかにはあるように感じる．

治療とロービジョンケアは，車の両輪

ロービジョンケアは患者の生活に対して手術と同等の効果を生み出すということを，眼科医はもっと認識する必要がある．ロービジョンケアが必要な段階の患者を放置していることは，手術が必要な患者を紹介せずに抱えているのとまったく同じである．

治療を完璧に行っても不十分な視機能でとどまってしまうことも多い．こうした状態から日常生活や仕事復帰までの訓練やサポートを行うのがロービジョンケアである．眼科医の仕事が視機能を改善することであるならば，敗北することも少なくない．しかし，われわれの仕事がやりたいことをできるようにすることであれば，できることがある．ここがロービジョンケアが担当する領分である．

眼科医は，診療で数多くの患者の視機能を回復あるいは保持することができる．そしてロービジョンケアという武器をもつと，見えない患者ができないことを，できるに変えてしまうことが可能となる．

ロービジョンケア～連携と情報提供が大事

眼科医が関与できるロービジョンケアには以下のものがある．障害告知，精神的ケア，眼鏡処方，視覚補助具（拡大鏡・単眼鏡・遮光眼鏡・拡大読書器）の選定・処方，IT機器の紹介と指導，便利グッズ

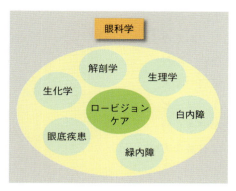

図4　眼科医にとってのロービジョンケア

"ロービジョンケア"は，解剖学・生理学・薬理学などと同格の眼科学の基本的な素養のひとつ．

の紹介，身体障害者手帳・障害年金の書類作成などである．その他に，日常生活訓練や就労・就学などでの他職種との連携も重要である．

　一人の眼科医がすべてのロービジョンケアを行うのは不可能である．では，どうすればいいのか？　眼科医療機関の現場で，だれでも行えるロービジョンケアは，情報の提供である．患者への病やケアについての情報提供（病状の説明も含め），そしてロービジョンケア専門機関や日常生活訓練などの施設の紹介は，大事なロービジョンケアの第一歩である．視覚障害は情報障害である．情報があるとないとでは，患者の将来に大きく関わる．

　情報の収集・活用にはネットワークが必要となる．ロービジョン専門の医師や視能訓練士がいる病院，視覚障害者支援施設や盲学校，ソーシャルワーカーや福祉機器業者，眼鏡店との連携は重要であり，必要な情報は地域ごとに異なっている．こうしたネットワークの有効利用を可能とするのは，各施設の連絡先が一覧として記されているものであり，"スマートサイト"と呼ばれる．これまで各地にスマートサイトがある．兵庫県"つばさ"，山梨県"なかま"，仙台・宮城県版，福島県版，北海道版，新潟県"ささだんごネット"などである[1]．もし地域にスマートサイトがない場合は，近くの専門の病院へ紹介する，あるいは盲学校などの電話番号を紹介するだけでも立派なロービジョンケアの始まりとなる．

文献は p.293 参照．

必要なのはロービジョンケアマインド

　眼科医が習得するべき学問は，解剖学・生理学・生化学・病理学や白内障・緑内障・網膜疾患など多岐にわたるものであるが，ロービジョンケアもそうしたなかの一つであり，眼科医であればだれしもが備えるべき素養の一つである（図4）．

　再度記述するが，ロービジョンケアとは，障害者自身に自己の潜

在能力を自覚させ，自らの可能性を主体的に追求できる手段を授ける過程である．眼科医療の原点が，"見えないけどできる"であるならば，ロービジョンケアという武器は，眼科医に欠かせない．眼科医療者に求められているのは，疾患の治療のみでなく，疾病や障害によって損なわれた人権の復権の手助けなのであるという"ロービジョンケアマインド"をもち合わせることである．自分ができなければ，できるところへ紹介するというのも患者にとっては有益な方法である．

まとめ

　"見えない"を"見える"にする眼科医が，"見えないけどできる"ようにすることができれば鬼に金棒である．ロービジョンケアは患者の可能性を広げる．自分ではできないという場合は，どこかに紹介するということもロービジョンケアの一歩である．さぁ，明日からロービジョンケアを始めてみよう．

（安藤伸朗）

2. ロービジョンケアにおける視機能評価

視力とその矯正

視力の尺度

　視力は形態を識別する鋭敏さととらえることができ，最小分離閾，最小視認閾，最小可読閾，最小識別閾に分類される．測定された視力値は視機能を代表する重要な値である．

最小分離閾：2点を2点として，あるいは二つの線を二つの線として分離することができる閾値で，眼科ではこれを視力としている．Landolt環はこれを測定するものである．

最小視認閾：単一の点，あるいは線を知覚できる閾値である．森実ドットカードはこれを測定している．

最小可読域：文字や絵を識別できる閾値である．知能を含めた心理的要因の関与が相対的に大きいといわれている．

最小識別閾：副尺視力ともいわれるもので，2本の線のずれを視認できる閾値である．これらのなかでは最小識別閾が最も鋭敏である．

　視力値はこれらの閾値を視角で測定し，それを何らかの規則に従って数値化したもので，国際的には分で表された視角の逆数をもって視力とされている．

視力の表記法と視標の種類

　視力には中心窩で固視したときの中心視力と，後述する中心窩以外の部位で得られる中心外視力がある．一般に視力は，中心視力を意味する．代表的な表示法を示す．

小数視力：最小分離閾を示す視角の逆数である．視角の単位は分を用いる．1909年の国際眼科学会にて統一基準として採用されたものである．小数視力値を測定する視標がLandolt環で，1.0視標を図1に示した．

分数視力：分数の形で表示したもので，分子は検査に用いた視標を識別できた距離，分母はその視標を視力1.0の眼がかろうじて識別できる距離である．分数値を小数値にすることで，小数視力値が得られる．Snellen表を用いて測定する．

2. ロービジョンケアにおける視機能評価　23

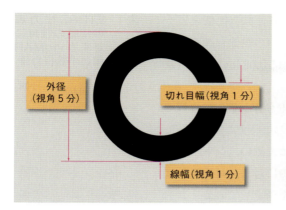

図1　視力1.0のLandolt環

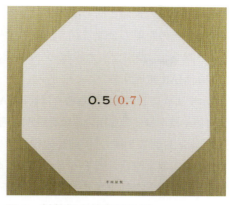

図2　対数視力値表示の例
小数視力値0.5の5m用単一視力表に赤字で記載された対数視力値（はんだや）．小数視力0.5を10倍し，対数値に変換している．

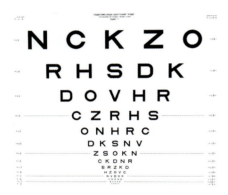

図3　ETDRS視力表（Precision Vision）
右眼視力測定用のチャート1を示す．

対数視力：小数視力値を常用対数値に変換した値である．小数視力値を10倍した値を変換することもあり，図2に示した単一視力表（はんだや）の裏面に赤文字で表示されている値はその例である．視角からみた小数視力値が順序尺度であるのに対し，対数視力値は間隔尺度に近似している．視力の算術平均値などを求める場合には対数視力値を用いる．

logMAR値：識別可能な最小視角の常用対数値である．小数視力から計算されたlogMAR値は対数視力と符号が異なるが絶対値は同じで，尺度としては対数視力と同等である．

図3に示したETDRS視力表[*1]は視標の視角を等比とし，その対数値が等間隔となるように作成された表である．視標は読みやすさが等しい10文字の"Sloan letter's"を用い，視角1分と10分の間を10の10乗根である1.259を公比とした視角に従って視標が作成されている．一段に5文字を配置し，視標間隔は視標と同じ視角，下

[*1] ETDRS
Early Treatment Diabetic Retinopathy Study

段との間隔は下段の視標と同じ間隔になっている．検査距離を短くする場合は，その距離も公比に従う．視力は一つの視標も識別できない段まで測定し，識別できた視標の一つ一つに0.02 logMARの値を与え，logMAR値とする．

表1に示すようにETDRS視力表ではlogMAR値が等間隔になっており，平均値や標準偏差値を用いる統計処理に適した尺度になっている．

対比視力（コントラスト視力）：前述の視力値は視標のコントラストが高いときの閾値を測定しているものであるのに対し，対比視力は視標のコントラストを低下させたときの閾値を測定している．コントラストの低下率は一律ではない．日常での見えかたを反映しやすいといわれている．

JIS（Japanese Industrial Standards；日本工業規格）では標準視力検査装置の視標として，8方向のLandolt環を用いること，公比1.2589である等比で配置すること，視力値の段階を0.05, 0.063, 0.08, 0.1, 0.125, 0.16, 0.2, 0.25, 0.32, 0.4, 0.5, 0.63, 0.7, 0.8, 1.0, 1.25, 1.6, 2.0とすること，0.05, 0.063, 0.08, 2.0は必要に応じて省略してよいこと，0.7は視標の配列に則っていないが国内法との関連で加えるのが望ましいことを示すとともに，視力値の段階に応じた視標間隔も規定している[*2]．

0.01未満の視力の測定法

0.01までの視力値については，一般的な視力検査の手順により測定されるが，それより低い視力については，一般に指数弁，手動弁，明暗弁という定性的な測定値で評価されることになる．

取扱説明書に記載されている数値に従えば，TAC（Teller Acuity Cards®）では0.0074までの視力値の測定が可能である．図4に示した縞視標を38 cmの距離で呈示したときの視力値である．

また，眼振ドラムを自作することで，理論的にはかなりの低視力値まで測定可能となる．図5は筆者が作製した眼振ドラムの一つであるが，検査距離30 cmにて0.0068の小数視力値に換算される．この眼振ドラムは，回転が滑らかで直径が大きいもののほうが眼振を誘発しやすい．一方，多種類の縞を用意することは必ずしも実際的でなく，眼科臨床においてはそれほど広く使われている方法ではない．

きわめて低い視力までを定量的に測定できる検査表として，BRVT（Berkeley Rudimentary Vision Test）がある．これは図6に示すSingle Tumbling E card pair（シングルタンブリングEカードペア），

表1 ETDRS視力表の視標の視角に対するlogMAR値と小数視力値

視角（分）	logMAR値	小数視力
1.000	0.0	1.00
1.259	0.1	0.79
1.585	0.2	0.63
1.995	0.3	0.50
2.512	0.4	0.40
3.162	0.5	0.32
3.981	0.6	0.25
5.012	0.7	0.20
6.310	0.8	0.16
7.943	0.9	0.13
10.000	1.0	0.10

公比1.259の視角で作成された視標のlogMAR値と，その視角から計算された小数視力値を示す．

[*2] 近距離視力の測定には，文字などの可読閾を知るという目的もあり，そのためにはLandolt環視標のみでなく，標準化された文字視標による測定も有用である．

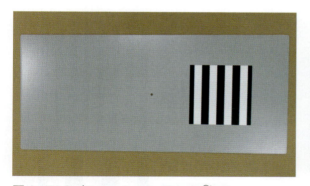

図4 TAC (Teller Acuity Cards®) II
TAC II (Stereo Optical) のうち 0.32 cy/cm のプレートで，これを 38 cm の距離で呈示したときの小数視力値は 0.0074 にあたる．

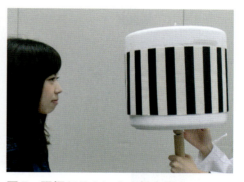

図5 眼振ドラムによる視力測定

Grating Acuity card pair（グレーティング・アキュイティカードペア），Basic Vision Function card pair（ベーシック・ビジョンファンクションカードペア）の3表から構成されており，3.5 logMAR（0.000316）までの視力値が測定できることになる．

　これまでも指数弁や手動弁として評価された視力を小数視力値で表現することがされてきたが，こうした検査表を用いることで，眼科臨床において 0.01 未満の視力値についても比較的容易に測定されることが予想される．

矯正視力とロービジョン者（児）における屈折矯正

　屈折矯正を行わずに測定された視力が裸眼視力であるのに対し，眼鏡あるいはコンタクトレンズを用いて屈折異常を矯正して測定された視力が，矯正視力である．矯正視力はその眼の解像力を評価する数値であり，ロービジョン者（児）においては各種拡大鏡の必要倍率を想定する数値となる．

　各種の光学的補助具を用いる際には，原則として屈折異常を矯正する．特に乱視は拡大鏡の光学系では補正することができないため，ごく軽度のものを除き矯正することが望ましい．しかし，実際のロービジョン者（児）の屈折矯正においては，日常あるいは作業時の視的環境や補助具の使用状況を検討し，生活と使用する光学的補助具の利便を考慮して適切な屈折矯正を行う必要がある．

　導入が容易で，幼少児や高齢者においても比較的使いやすいとされる卓上型拡大鏡は，対象とレンズとの距離が固定されているため，強度の屈折異常が未矯正のままである場合には，鮮明な光学像が網膜に結像しないこともある．

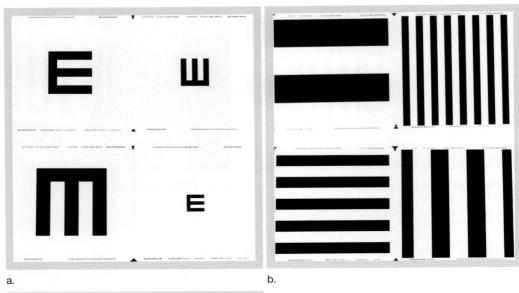

図6 BRVT（Precision Vision）
a. Single Tumbling E card pair（シングルタンブリングEカードペア）.
b. Grating Acuity card pair（グレーティング・アキュイティカードペア）.
c. Basic Vision Function card pair（ベーシック・ビジョンファンクションカードペア）.

　一方，強度近視眼を完全矯正した場合，遠見は良好な像が得られるが，近見時には強い調節を必要とし，さらに拡大鏡を眼前に保持して用いる際には，調節を行わないのであればその分強い度数のレンズを必要とする．低矯正の眼鏡を装用することで中間距離から近距離の対象が比較的鮮明に見えるとともに，近見時の調節が少なくなり，拡大鏡も表示倍率に近い拡大効果が得られる．

　手持ち型拡大鏡と単眼鏡では，未矯正の屈折異常があってもある範囲においては網膜に結像させることが可能である．手持ち型拡大鏡であれば対象とレンズの距離などを調整し，単眼鏡では鏡筒の位

置を変えることにより対応ができる．こうした場合は，補助具の表示倍率と実際に得られる拡大率が一致しないことに留意するとともに，これらを想定した倍率の選定を行う必要がある．

ロービジョン者（児）の視力評価

日常の視機能を推定したり，補助具の活用を含め見やすい環境を整えたりするために視力測定は重要である．最初に行うことは両眼視力の測定である．両眼の矯正視力値は日常視を推定すること以外に視覚障害児の教育措置を検討する際に必要である．両眼視力に加えて，潜伏眼振などが認められる場合は両眼開放視力の測定も必要である．

最大視認力は教育の分野で用いられている数値で，最小可読視標ともいわれ，眼科領域では最良読字力という呼称が提唱されている．これは視力値とは異なる値である．近見視力表を最も見やすい視距離で見せ，識別可能であった最小視標の表示値とそのときの視距離により表現される．

中心暗点などにより偏心視をしている場合には，偏心領域による中心外視力を測定する．偏心視が確立していない場合や，偏心領域を自覚していない場合には，その領域で対象をとらえることを指導することが必要である．偏心度10°で0.1から0.15の視力となる[*3]．

光学的補助具を指導した場合には，その補助具を用いた視力値を測定することが必要である．予測された視力値が得られているか否かにより，補助具が適切に活用されているかを評価することも可能である．筆者は単眼鏡のピント合わせが正しく行われているかの評価の一つに，この視力値を活用している[*4]．

生活場面で必要とされる視力

生活の場面により，必要とされる視力は一定でない．**表2**に作業内容とそれに必要とする視力の目安を示した．当然，細かくあいまいな対象を識別するには，より良好な視力を必要とする．筆者の経験では，視野障害を除外すれば，0.1程度の視力があれば，困難はあるが，屋内・屋外の移動はほぼ可能である．それに対し文字処理などには，対象により必要とされる視力は一様でない．さらに同じ視力値であっても識別できる文字の大きさには幅がある．補助具などの指導にあたっては，実際に用いる帳票類を用いて評価することが望ましい．接近視が安全でかつ可能であれば，最大視認力として得られた値を適用することも可能である．

[*3] 偏心視
eccentric viewing. 中心暗点により中心窩で視対象をとらえることが困難であるとき，その近傍で相対的に視力のよい部位を用いて視対象をとらえることをいい，主視方向は中心窩にある．斜視に起因する偏心固視（eccentric fixation）とは異なるものである．

[*4] 単眼鏡の焦点が合っているかを評価する方法として，同じ視距離の対象に繰り返し焦点を合わせたとき鏡筒の位置が一定の位置となること，単眼鏡使用眼と同じ屈折異常を模擬的につくりピントを確認すること，単眼鏡を使用して得られた視力値が理論値とおおむね一致していることなどがある．

表2 作業に必要な視力の目安

見る対象	必要とする視力の目安
新聞の番組欄	0.5〜0.6
文庫本	0.4〜0.5
小学校低学年の教科書本文	0.2程度

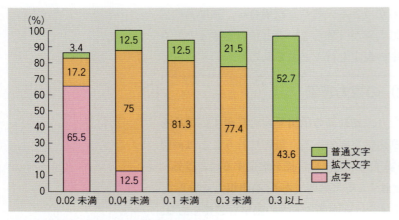

図7 視力段階別にみた使用文字の状況
全国の小・中学校弱視特別支援学級，および弱視通級指導教室に在籍する児童生徒を対象に行われた調査より作成した．文字指導の困難なもの，不明とされたものを除外しているため100％にならない区分がある．0.04未満でも文字使用者が多数であるが，拡大文字の利用が多く，視覚補助具の使用率も高いと思われる．普通文字が半数を超えるのは0.3以上の区分である．

　きわめて低い視力の場合，文字の使用が困難となり，点字や音声によることとなる．図7は視力と使用文字の関係を示したもので，柿澤らによる調査結果[1]より筆者が一部改変して作成した．おおむね0.02が文字と点字の分岐点となっている．筆者の経験では光学的補助具が広く利用される下限は，視力値で0.08から0.06である．それより低い視力の場合は，TV式拡大読書器の活用が必要となる．0.02以上で文字使用が中心となるが，拡大文字や視覚補助具の使用が必要である．実際の指導にあたっては，具体的な作業を行って選択を進めることが必要である．

文献はp.293参照．

（川瀬芳克，川嶋英嗣）

2. ロービジョンケアにおける視機能評価

読書視力

読書視力とその必要性

　ロービジョンによって起こる日常生活の困難のなかで，最も多くが直面するのが読み書き，特に文字情報の利用におけるものである．新聞や雑誌を読むという場面にとどまらず，選挙公報を見たり，食品の産地や賞味期限を調べたり，リモコンのボタンを確認したり，と生活の全般にかかわる．より日常的な読み書きの能力に近い視力を測定するために，英語で continuous text と呼ばれている，文章を使った視力検査が利用される[1]．その continuous text chart とか，reading card とか呼ばれる検査表で測定されたものが読書視力（reading acuity；RA）である．

　読書視力を測定する検査チャートは，意味のある文か，ランダムな単語の列が 0.1 対数ステップで次第に小さくなるように印字されている（図1）．患者は大きい文字の文から始めて，1 文字も読めな

文献は p.293 参照．

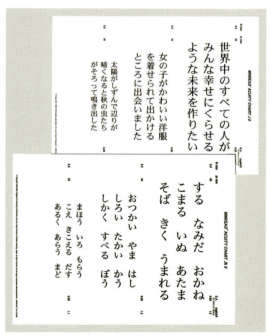

図1 縦書きの読書チャート **MNREAD-J**（上図）と **MNREAD-Jk**（下図）

くなるまで，できるだけ速く正確に読むよう指示される．普通の視力検査と違い，できるだけ速く読ませるのは，後述する読書スピードを測定するためである．

　読書視力は，通常の視力と同様，呈示された文字のうちの50％だけ読めるときの文字サイズ＝視力サイズから求める．MNREADなどでは，ETDRSチャートと同様に読めた文字数全部を使い，視力推定の精度を上げている．読書視力はlogMARの単位で表示されるのが普通で，視力サイズの文字の最小分離角を対数に変換したものが読書視力となる．文字の最小分離角については，アルファベットでは小文字の"x（エックス）"の高さの1/5の視角と決められている．日本語文字はアルファベットの小文字のおよそ倍の大きさになるので，日本語文字の高さのおよそ1/10の視角が最小分離角になると考えられる[2]．

読書スピードとその重要性

　いくつかの読書チャートでは，読書視力とは別の指標を測定できるように工夫されている．それが読書スピード[*1]である．通常の視力検査では患者が答えるのに要した時間の情報は用いない．読書評価では，それを大事な情報として利用する．患者が正しく読んだ文字数を，読むのに要した時間で割り，よりわかりやすい読書スピードに変換する．

$$\text{読書スピード（文字/分）} = \frac{\text{正しく読めた文字数}}{\text{読むのに要した時間（秒）}} \times 60$$

　この読書スピードを文字サイズごとにプロットすることによって，さらに，二つの重要な情報が得られる．それが，最大読書速度と臨界文字サイズである（図2）．これらは，通常の視力検査からは調べることができない指標であるだけでなく，ロービジョンの患者の読書困難を測定し，改善するための根拠として重要[3]である．

最大読書速度

　人間は一般に，文字サイズが十分であるときには，その人の読書能力が最大限発揮され，読書スピードは安定する（図2）[4]．このときの速度を最大読書速度（maximum reading speed；MRS）と呼ぶ．日本人青年のMRSは，だいたい300文字/分以上になる．子どもや高齢の人の場合には，青年に比べて読書速度は下がるのが普通であり，100文字/分程度であることもまれではない．また，個人差も大

[*1] 歴史
単独文字でなく文章を用いて読書スピードを測る方法は，1950年代にJohns Hopkins大学のSloanという眼科医が考案した．最近，臨床試験などで一般的になったETDRSチャートで使われているSloan（スローン）文字もSloanが考案したものである．

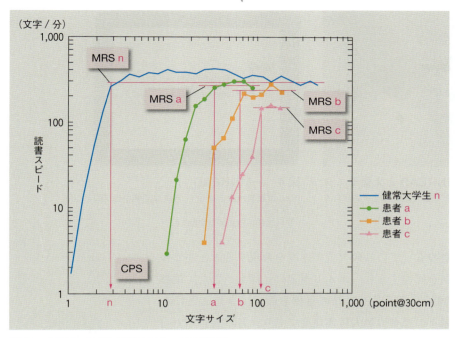

図2　文字サイズと読書スピードの関係
MRS：maximum reading speed（最大読書速度）
CPS：critical print size（臨界文字サイズ）

きく，大学生でも200〜600文字/分の開きがある．このような個人差は言語認知能力や発話能力に依存していると考えられる．

　ロービジョンの患者が読み困難を経験するのは，視覚機能に生じた問題によって，本来の最大読書速度が発揮できないからである．その視覚機能の低下をメガネやルーペや拡大読書器などのエイドで補って，最大読書速度が出るようにすることがロービジョンケアの一つのキーである．特に強力な要因は文字サイズである．文字サイズを最大読書速度が出る範囲のサイズに拡大することで，多くのロービジョンの患者の読み困難が解消することは驚くべきことである（図2）．

　読書チャートでは，さまざまな文字サイズで読書スピードを測定する．それによって最大読書速度が出る範囲の文字サイズを探すことができる[*2]．もし，最大読書速度が得られない場合には，読書チャートにもっと接近させたり大きなモニタに文字を出したりして測定し，本来の読書能力が発揮できるサイズを探さなければならない．40インチ程度の液晶モニタにPC版のMNREADを使うと，比較的容易に測定ができる（図3）．ロービジョンケアで注目されている，iPad自体で測定するアプリの開発も行われている（図4）．

[*2] **こだわり**
MNREAD-Jで使われている文は，実際の読書に近い形になるよう10文字3行である．読書スピードも一定になるように，30文字で完結する文で，漢字は教育漢字8個に固定されている．内容には特徴がなく，単語が2行にまたがらないよう配慮されている．

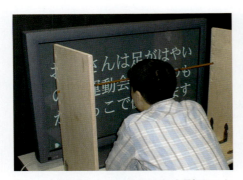

図3　PC版のMNREADと大型モニタ
これらを利用することで最大読書速度が得られる症例もある.

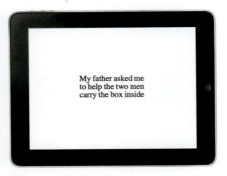

図4　e-MNREAD
iPad用読書検査アプリで,写真は開発中のプロトタイプ.
(写真提供:Legge GE 先生.)

　検査中に,患者のもっている最大読書速度を再現することができれば,患者は自信を回復するし,エイド選定の目標も,また,最終的に患者自身が到達しうるリハビリの目標も設定できたことになる.目標値は,個々の患者の最大読書速度であり,日本人青年で一般的な300文字/分ではない.

臨界文字サイズ

　最大読書速度を達成できる範囲がわかったら,エイドの選定に利用することができる[5].そのときに使う代表値が臨界文字サイズ(critical print size；CPS)[*3]である.CPSは,最大読書速度を達成できる文字サイズのなかで最も小さい値である.ここを超えると最大出力になる臨界というわけである.臨界文字サイズがわかれば,必要な拡大率が簡単に求められる.読もうとしている文字を臨界文字サイズまで拡大すればよいからである.日本版のMNREADでは,盤面に文字のポイント数が記載されているので,臨界文字サイズのポイント数を読みたい文字のポイント数で割って求めることができる.

$$必要な拡大率 = \frac{臨界文字サイズ}{読みたいものの文字サイズ}$$

　読書チャートは100%に近いコントラストで鮮明な印刷になっているが,一般社会にある文字はずっとかすれていてコントラストも低いので,この拡大率では足りない可能性は高い.しかし,患者に適したエイドの拡大率を決めるときの最初のスタート点として,臨界文字サイズが有効であることに違いはない.

[*3] 測定時の注意点
臨界文字サイズは,最大読書速度が正しく観察できて初めて推定できる.高止まりで安定した読書スピードから急激に速度が落ちるところが,臨界文字サイズだからである.連続して3点以上の最大読書速度が観察できるように,視距離を調整することが重要である.

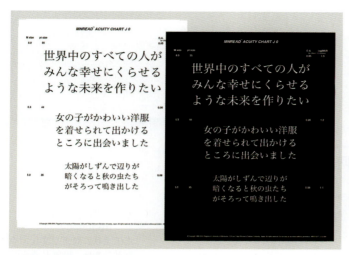

図5　横書きの読書チャート MNREAD-J（左図）とその反転版（右図）

読書検査でわかること

　白黒反転したチャートと通常のチャートの成績を比較（図5）することで，まぶしさの程度や反転の有効性を測定できる．視野障害のタイプや，読書習慣によって縦書き（図1）と横書き（図5）で読書スピードが有意に異なる場合がある．視力が変化していないのに患者が見えにくさを訴えているときには，読書スピードが出なくなっていることがある．文のどの部分を読み損じるかを観察すると，視覚探索や行たどりに困難があるというような問題を発見できる．このように，視力検査ではわからない多くのヒントを得ることができるのが，読書検査の利点といえる．

〈小田浩一〉

コントラスト感度

コントラスト感度関数とは何か

　コントラスト感度関数（contrast sensitivity function；CSF）とは，正弦波を用いたさまざまな縞幅の空間周波数[*1]別に，輝度コントラストの検出閾値を測定して，横軸を空間周波数，縦軸をコントラスト感度（コントラスト閾値の逆数）でプロットした感度曲線のことであり，見える領域と見えない領域の境界線を示している．ロービジョンケアにおけるコントラスト感度測定とは，何が見えて何が見えないか，さらに日常生活行動にどのような影響があるか調べることに主たる目的がある．

CSFと物体の視認性

　CSFと視対象の物理的特性との対応関係から，見えない視対象を見えるようにするための対処法として三通りの方法が示唆される（図1）．

[*1] **空間周波数（spatial frequency）**
正弦波状に輝度が変化する刺激であり，視角1°あたりの明暗の繰り返し数（周期数）で表される．単位はcycles/degree（サイクル数/度）である．低空間周波数（1周期の視角が大きい）はサイズの大きい物，高空間周波数（1周期の視角が小さい）は小さい物に相当する．

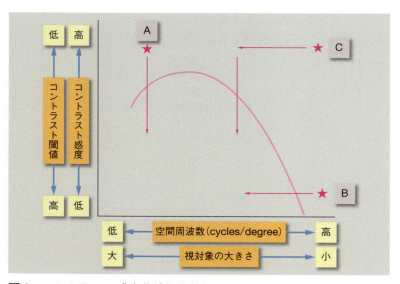

図1　コントラスト感度曲線と物体視認性の関係
見えない物体を見えるようにするために，どのように大きさとコントラストを操作すればよいかは，コントラスト感度曲線に対して物体がグラフ上のどこに位置しているかによって異なる．

1. 視対象は大きいがコントラストが低いため見えない場合は，物体のコントラストをコントラスト閾値よりも高めて見えるようにする（**図1のA**）．
2. コントラストは高いが小さいため見えない場合は，物体の大きさを拡大して見えるようにする（**図1のB**）．
3. コントラストが低く，さらに小さいため見えない場合は，コントラストをコントラスト閾値よりも高くすることと拡大の両方で見えるようにする（**図1のC**）．

なぜコントラスト感度測定には空間周波数が関係するのか

音は空気の疎密の振動による"波"である．これと同様にわれわれが見ている外界の視覚画像についても明るさ（輝度）の空間的変化を"波"で考えることができる．この"波"は複雑な波形をしているが，物理的に最も単純な正弦波成分に分解することができる．この場合の周波数は空間周波数と呼ばれている．たとえば物体のおおまかな形状には，低空間周波数の成分が関係している．夜間歩行において重要な手掛かりになる道路のライトも低空間周波数の好例である．道路標識，顔などの認識は6 cycles/degree以下の低〜中空間周波数のコントラスト感度と相関が高い[1]とされている．一方，小さく細かい物や物体の輪郭には高空間周波数が関係している．

さらに人間の視覚系には，空間周波数を基本単位として扱う仕組みがある可能性が指摘されている[2]．そこでCSFは，聴力検査におけるオージオグラムの視覚版にたとえることもできる．近年では，空間周波数刺激としてガボールパッチ*2と呼ばれる刺激（**図2**）が適切であるとされている．ガボールパッチで測定したCSFを基にコントラスト強調を顔画像に施してディスプレイに呈示することで，ロービジョン者の顔認知成績を向上させるという試みが行われている[3]．

文献はp.293参照．

[*2] **ガボールパッチ（Gábor patch）**
正弦波縞に2次元ガウス関数を掛けたもので，空間周波数刺激の物理特性を制御するのに適している．第一次視覚野の神経細胞のうち，単純型細胞の受容野構造を近似しているとされている．

CSFで重要とされる値（図3）

ピークコントラスト感度：CSFで最も高いコントラスト感度値のことであり，歩行能力と関連が高い[4]．段差のようなエッジにはディテールの高空間周波数成分だけでなく，大きい低空間周波数成分も含んだ幅広い空間周波数成分で構成されており，CSFのピークコントラスト感度を使ってエッジ検出を行っていると考えられている．

カットオフ周波数：CSFとx軸が交差するときの空間周波数値のこ

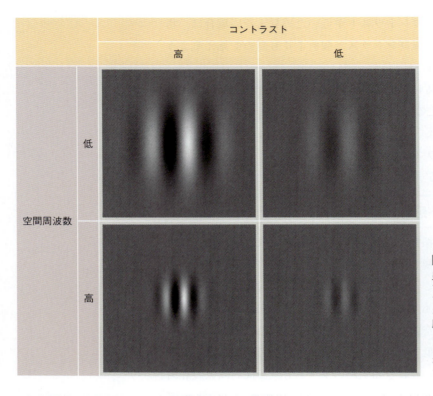

図2　ガボールパッチ
呈示される縞の数は一定であるため，高空間周波数ではその呈示領域は狭くなる．コントラストは空間周波数の振幅を操作することで変化する．平均輝度と最高（最低）輝度の違いが小さくなるほど，コントラストは低くなる．

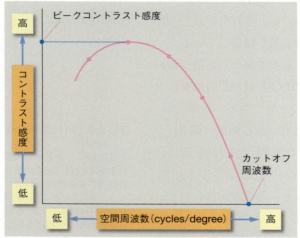

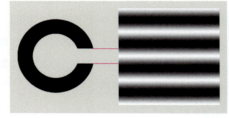

図4　Landolt 環の切れ目と空間周波数刺激の対応関係

図3　ピークコントラスト感度とカットオフ周波数
空間周波数別のコントラスト感度を線で結ぶことでコントラスト感度曲線が得られる．最も高い感度値をピークコントラスト感度，感度曲線を外挿して x 軸との交点の空間周波数値がカットオフ周波数である．

とである．高コントラストで高い空間周波数，すなわちくっきりした物でどれくらい細かい物を見ることができるかを表しており，視力に相当する．

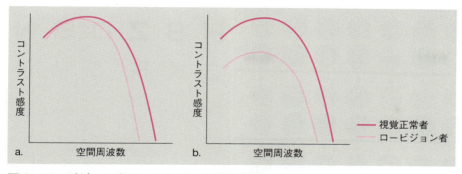

図5 ロービジョン者のコントラスト感度曲線
aは高空間周波数帯域のみでの低下，bは全空間周波数帯域にわたる低下がみられる．

空間周波数0.5周期の視角はLandolt環の切れ目の視角に相当する（図4）．空間周波数の値は視角1°あたりの周期数であるため，0.5周期分の視角（°）は，1/(2×空間周波数)で求めることができる．たとえば，30 cycles/degreeの場合，0.5周期は約0.016667°≒1分なので小数視力は1.0となる．カットオフ周波数の空間周波数から小数視力への換算は小数視力＝空間周波数/30で近似値を計算することもできる．

このほかに，CSFの囲み面積（積分コントラスト感度）も重要という説[5]もあり，日常用品の検出・同定と相関が高いことが報告されている．

ロービジョン者のCSF

コントラスト感度低下の傾向は2種類に大別できる．

高空間周波数帯域での感度低下（図5a）：高空間周波数帯域のみで感度低下が起こるが，低〜中空間周波数にかけては感度低下がみられない．この場合，カットオフ周波数は低くなるが，ピークコントラスト感度はあまり変化しない．小さく細かい物を見ることは困難になるが，物体のおおまかな形状を見ることに対し影響は小さいことが予想される．

全空間周波数帯域にわたる感度低下（図5b）：全空間周波数帯域にわたって感度低下が起こる．この場合，カットオフ周波数は低くなり，ピークコントラスト感度も低下する．小さく細かい物だけでなく，おおまかな物体の形状を見ることにも困難が生じることが予想される．

測定の実際

CSF全体を測定する：F.A.C.T.®（Functional Acuity Contrast Test〈Stereo Optical〉）とCSV-1000E（VectorVision，図6a）では，空間

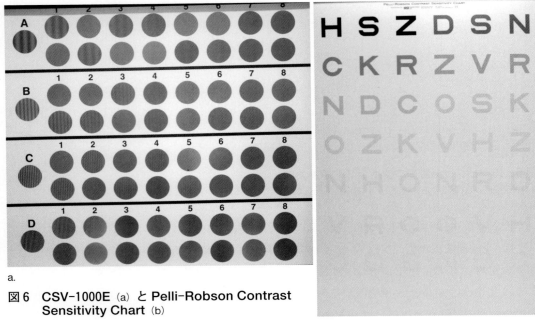

図6 CSV-1000E（a）と Pelli-Robson Contrast Sensitivity Chart（b）

周波数別にコントラスト感度を測定する．空間周波数のコントラストは Michelson コントラストで定義されている（**図7a**）．ピークコントラスト感度は測定したコントラスト感度のなかで最高値を採用する．F.A.C.T.® と CSV-1000E はともに 18 cycles/degree までしか測定できないため，これ以上の高空間周波数にも感度を有する場合のカットオフ周波数は感度曲線を外挿して数学的に推定する必要がある．

ピークコントラスト感度のみを測定する：Pelli-Robson Contrast Sensitivity Chart（**図6b**）では，検査距離 1 m で視角 2.8°の Sloan 文字が使われており，ピークのある低空間周波数帯域のコントラスト感度を測定していると考えられている．視標と背景のコントラストは Weber コントラストで定義されている（**図7b**）．このチャートでの成績が低下している患者では，階段の降下で困難を感じやすくなることが報告されている[6]．

このほかに，Pelli-Robson Contrast Sensitivity Chart のように一つの文字サイズでコントラスト感度を測定する Mars Letter Contrast Sensitivity Test はコンパクトにつくられており，視距離 50 cm で検査を行うことができる．また，ガボールパッチで CSF を測定し，ピークコントラスト感度とカットオフ周波数を数学的に推定してくれる iPad アプリの"Contrast Sensitivity Function"があるが，臨床ではいまだ普及していない．

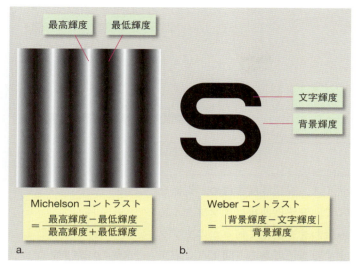

図7 空間周波数 (a) と Sloan 文字 (b) のコントラスト計算で使用される輝度と計算式

検出に必要な最低コントラストを求める

たとえばコントラスト感度[*3]が "2" という測定値から，背景と物体のコントラストは 50％（0.5）であれば検出できる，という情報が得られる．また一般的な屋内照明下で白い紙（80 cd/m²）にどれくらいの輝度（cd/m²）で塗られた物体であればよいかは，Michelson コントラストの場合，感度 2 では約 27 cd/m² 以下であれば検出ができると算出が可能である．

物体のコントラストは照明レベルを上げると高くなるのか

高くならない．日常生活場面で見ている大半の物体は反射面であり，明るさは光源の強さと反射率で決まるため，ある照明下でのコントラストは基本的に物体と背景の表面反射に依存し，照明レベルには左右されない[7]．物理的なコントラストを上げるためには，反射率を変える必要がある．

ちなみに視覚正常者では照度レベルを上げることによるコントラスト感度の上昇効果があり[2]，同様の効果をロービジョン者でも期待してよいが，羞明を有する場合は逆効果になる可能性があり，一律に決めることはできない．コントラスト感度が最良となる照度を個々で調べる必要がある．

（川嶋英嗣，川瀬芳克）

[*3] **コントラスト感度（contrast sensitivity）**
コントラスト閾値の逆数で算出される値であり，値が大きいほど低いコントラストでも検出できることを意味する．コントラスト感度値から逆算して検出に必要な最小コントラスト（コントラスト閾値）を求めるためには，
$$\text{コントラスト閾値} = \frac{1}{\text{コントラスト感度}}$$
で算出できる．

動的視野

動的視野検査とは

　一定の背景輝度において，視標サイズ，視標輝度を決め，視標を動かし測定し，同一感度の点を結んで，等感度曲線（イソプタ）を引き，視標サイズ，視標輝度の組み合わせを変えて何本かのイソプタを測定することにより視野を測定する方法である（図1)[1]．臨床では，もっぱらGoldmann視野計が使用されており，視野全体の形，周辺視野を把握するのに適している．また人が検査するため，被検者のペースに合わせて検査することができるので，人に優しい検査法である．一方，検者の熟練度に左右されてしまう欠点もある．

文献はp.294参照.

何のための視野検査か

　当たり前なことではあるが，ロービジョン者にとり，視力障害だけではなく視野障害も日常生活に大きな影響を及ぼす．中心視野は読み書きに影響を及ぼし，周辺視野は移動に影響を及ぼす．そのため，ロービジョンクリニックにおいて視野検査も重要な機能評価の一つである．しかし，ロービジョンクリニックにおける視野検査は，周辺はどこまで見えるのか，中心付近の視野はどうなっているのかなどを知りたいのであって，各部分の網膜感度を測定し，診断や進行の有無などをみるために検査するものではない．

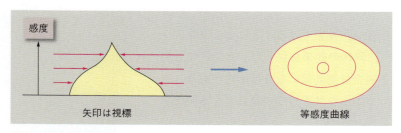

図1　動的量的視野
（友永正昭：動的量的視野．眼科学大系1眼科診断学・眼機能．東京：中山書店；1993. p.489-496.）

2. ロービジョンケアにおける視機能評価　41

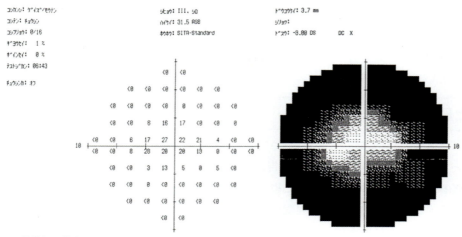

a. 静的視野検査

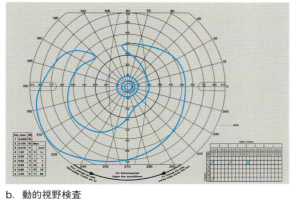

b. 動的視野検査

図2　網膜色素変性患者の視野検査結果
（左眼）

動的視野検査と静的視野検査，どちらで検査するか

　時代の趨勢は，視野検査といえば自動視野計による静的視野検査が主流となっているが，そもそも自動視野計は，高度の視野障害，周辺視野の評価，高齢者（応答が不安定な例を含む）には不適切である．一方，ロービジョン者は，高齢者が多く，視野障害が高度であることが多く，周辺視野の評価が必要であるので，まさに自動視野計による検査が不向きである代表例といえる．たとえ確実に測定が可能であっても，静的視野検査のほうが結果は悪くなることは広く知られるところである．

　64歳の網膜色素変性患者の例を示す．左眼のみを示すが，視力は矯正0.7，**図2a**に静的視野検査，**図2b**に動的視野検査を示す．両者を比較すると，明らかに静的視野検査のほうが中心視野は狭くなっており，静的視野検査の結果のみでは，読み書きがかなり制限さ

れると推測されてしまい，周辺視野の把握も困難である．少なくとも周辺視野は，動的視野のほうがわかりやすい．

以上のように，ロービジョン者の視野障害の評価としては，動的視野検査が適していると考えられる．

視野障害と日常生活動作

視野障害の程度と日常生活動作の関係については，アンケート調査やシミュレーション下での実験などでの報告があるが[2-5]，病状および状況の多様性，評価法の違いなどのため，一概にこうだということは困難であり，やはり視力障害の程度によるところが大きいようである．あえて大まかにいえば，周辺視野の障害は移動に関与し，おおむね40°以下になると何らかの障害が生じ，10〜15°以下になると移動が困難となる．

加齢黄斑変性のように中心視野が障害されれば，読み書きは困難となり，障害が大きくなれば，移動にも障害が生じる．特に下半分の視野は日常生活動作に大きな影響を与える．同名半盲では縦書きは読めるが，横書きは行頭に戻りにくく，読みに困難が生じることがある．

視野障害の実際

視力検査の段階で遭遇するが，高度の求心性狭窄や中心視野障害の場合，視標そのものを見つけるのが困難なことがあり，視力がうまく測定できないことがある．視野検査の結果が判明すれば，見やすい位置に視標を呈示して改めて視力検査を行うと，より正確な視力が測定できることがある．中心視野が障害され，偏心固視ができていない例では，視野検査の結果から偏心視を体得するように指導が必要となる．以下に，高度の視野障害をきたしていながらも，視力と補助具選定について対照的な2例を紹介する．

症例1：70歳，男性．両眼・網脈絡膜萎縮，視神経萎縮．VD＝0.06 (0.3)．VS＝光覚弁．視野は，**図3**のように高度の求心性狭窄であった．視力だけをみると，楽に近用補助具が使えるように思えるが，高度の求心性狭窄のため視野のなかに一文字が見えるか見えないかの状態のため読むのは困難であり，近用補助具の選定は不可能であった．有効視野が狭すぎるために，読みは困難であった例である．ただし，本例は"見える眼鏡がほしい"という漠然としたニーズがあり，特に何を読みたいとかのニーズがなかった例でもある．

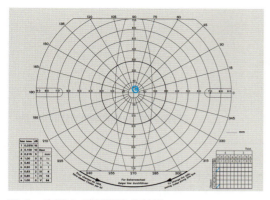 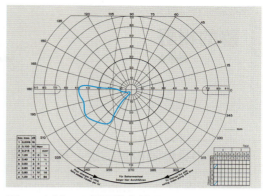

図3　症例1の視野検査結果(右眼)　　　図4　症例2の視野検査結果(左眼)

症例2：60歳，女性．網膜剝離術後．VD＝光覚（－），VS＝0.02（0.03×－3.5D）．視野は，**図4**に示すように中心視野はほとんどないが，幸い偏心視がある程度できている状態であった．視力，視野をみる限りでは，補助具の選定はとても困難が予想される状態であった．掛け眼鏡式の近用補助具を希望されたため，＋19.0Dを試したところ，新聞も横にして読むことが可能となった．偏心固視ではあるが，視野が横に広がりがあったために，読み進むことが可能であったと考えられた例である．また，本例は症例1とは異なり，読む意欲がたいへん強い例であったことも幸いしていた．

（髙相道彦）

静的視野

わが国の身体障害者認定と視野計測

　1995（平成7）年に改訂された，わが国の現行の身体障害者認定基準によれば，Goldmann視野計（Goldmann perimeter；GP）で周辺視野はI-4e，中心視野はI-2eで測る[1]．静的視野を使用する場合は，これに相応するもので，判定してよいとされている．この条件について，Humphrey自動視野計（Humphrey Field Analyzer；HFA）の輝度について，I-4eはIII-20dB，I-2eはIII-30dBと鈴村らは述べている[2,3]．

　これに従って，筆者が糖尿病網膜症で汎網膜光凝固を受けた，二次性視神経萎縮のある患者に対しHFA740で視野判定をしたところ，静的視野ではまったく見えないと反応した（図1）．この症例に対し，動的機能をもつHFA750で同一患者を測定したところ，十分有用な視野が存在した（図2）[4]．のちに何例か検討したところ，どの症例も静的視野で検査すると有意に悪い結果となり，級の判定にもほとんど常に関わることがわかった[5]．

　また，現行のわが国の正常の視野は大きすぎ，I-4eの面積がGP測定で13人の正常者（平均43歳）で66%[6]，HFA全視野135点で58%[7]となり，静的視野のベースとして問題がある．

　このように，わが国の基準で静的視野を用いると，正常の視野の広さの定義と動的視野との乖離が大きく，施設間，判定医間のばらつきが出るために，推奨できない．

自動視野計に搭載されているEstermanグリッド

　一方，欧米では身体障害者や運転免許の視野判定にGP III-4eまたはHFAのIII-10dBを用いるEstermanテスト[8-11]が使用されている．このグリッドは緑内障の専門家のアドバイスによってつくったために，水平部にグリッドが密集し，Bjerrum暗点を簡単に拾うように半径15°周囲にも多く点が配置されているが，下方に100%の加重を与え，上方にはグリッドが少ない．III-4eは閾値上刺激で

文献はp.294参照．

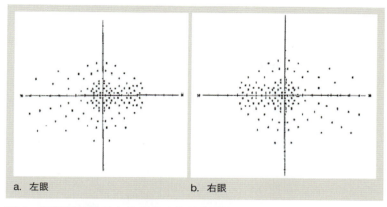

図1　視神経萎縮のある患者の静的視野計測
糖尿病網膜症で汎網膜光凝固を受け，二次性視神経萎縮のある症例．全視野 135 点で III-20 dB を視標として測定したが，全部視野は検出されなかった．

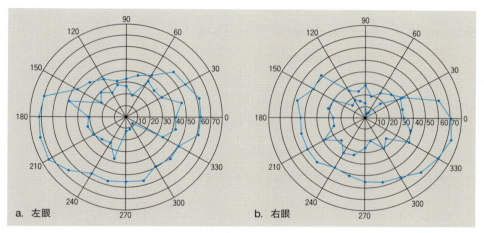

図2　図1と同一症例の同視野の動的視野計測
外側が I-4e, 内側が I-2e.

あるために，患者にとっては明るく大きな視標となり，検査は比較的ストレスが少ない．また，完全に一致はしなくとも判定には問題がないと報告されている[12]．万一，静的視野で疑義があった場合は，熟練した技師のいる施設で GP をとって確かめるシステムとなっている．

国際基準の Colenbrander グリッド

一方，Colenbrander は，視野中心に刺激点が欠ける Esterman テストは加齢黄斑変性が増加しつつある時代にそぐわないとして，半径 10°以内に 50 点（後頭葉視覚野の分布と一致），周辺 60°までに 50 点，上 40 点，下 60 点の加重を置いた視野判定のグリッドを考案

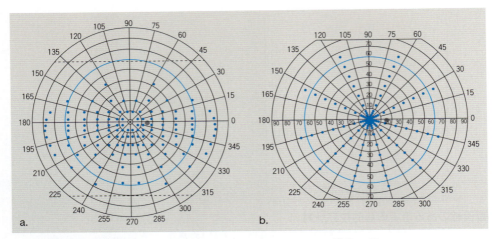

図3 両眼開放 Esterman グリッド (a), Colenbrander グリッド (b)
表1にそれぞれの特徴を示す.

表1 両眼 Esterman グリッドと Colenbrander グリッドの違い

両眼 Esterman グリッド	Colenbrander グリッド
水平部を強調	より均一
中心半径7°はなし	半径10°以内の強調（読書に必要）
下方に100％加重	下方に50％加重
一番底はカウントせず	一番底もカウントする（歩行に必要）
上方視野はカウントせず	上方視野をカウントする（信号を見るのに必要）

した．1993年に Vision 1993 で発表し[13]，1999年に International Society for Low Vision Research and Rehabilitation (ISLRR) で認められ，さらに2002年には World Ophthalmology Congress (WOC) 2002 Sydney の International Congress for Ophthalmology (ICO) でも認められた[14]．その後，American Medical Association (AMA) の身体障害者基準に載せられた[15]．さらに一般眼科誌にも掲載された[16]．

Esterman と Colenbrander グリッドの違いを図3と表1に示す．

すでに山縣ら[17]は現行の視野規定よりも，移動に関する独自のテストによい相関があったとして，Esterman テスト，あるいは Colenbrander によるグリッドによる判定のほうが，ability of daily life (ADL) に即しているとして，移行を奨めている．

静的視野計測における新しい試み

筆者らは Colenbrander グリッドを用いて，Goldmann III-4e と

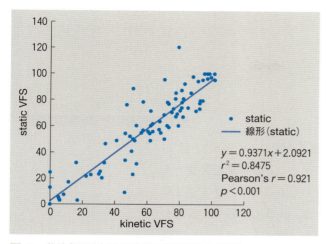

図4 動的視野計測と静的視野計測の相関
図2の症例のR+L VFSについて横軸に動的(kinetic) VFS, 縦軸に静的(static) VFSをプロットした. $y=0.9371x+2.0921$ が回帰直線となり, $r^2=0.8475$, Pearson's $r=0.921$, $p<0.001$ とよい相関を示した.
VFS：Visual Field Score

HFA III-10 dBがうまく相関するかを調べた[18]. 44例（緑内障14例, 糖尿病網膜症12例, 同名半盲6例, 加齢黄斑変性5例, 網膜色素変性4例, その他3例）でColenbranderグリッドを用いてカウントされるVisual Field Scoreに関して, 横軸に動的視野（Goldmann III-4e）, 縦軸に静的視野（HFA30-2, III-10 dBカスタムでColenbranderグリッドテスト）のそれぞれスコアをプロットすると, Pearsonで係数 $r=0.92$ と高い正の相関を示した（図4）. 両眼視を重視し, しかも片眼の欠損を無視しない（右眼20％＋左眼20％＋両眼60％の）加重平均から求められるFunctional Field Score（FFS）では $r=0.93$, 視力のスコアであるFunctional Acuity Score（FAS）と掛け合わせて100で割ってできるFunctional Vision Score（FVS）[*1]に至っては $r=0.97$ というたいへん高い正の相関が得られた.

この方法ならば, 静的視野しかない施設でも判定が可能であり, 視力値を入力して, 右, 左の視野を測り終えたところで, FVSが出るようなプログラムができれば, 忙しい臨床家の手間を経ることなく, 簡単に視機能判定ができる可能性が示唆されている. また, FFSは日本人でほぼ100になることも筆者らの研究でわかっている[19].

（加茂純子）

[*1] FVSについては, すでに『日本の眼科』(2011)での連載[20-24]がすみ, さらに"山梨県視覚障害を考える会"のサイトにリンクがある下記のURLで資料や実演ビデオの視聴が可能である.
http://mayeyeclinic.sharepoint.com/Pages/FunctionalVisionScore.aspx

マイクロペリメトリ

　微小視野計（マイクロペリメータ）である MP-1（ニデック，**図1**）は，眼底を観察しながら網膜感度を測定することが可能な装置である．眼底写真と視野検査の結果を重ね合わせることで，さまざまな疾患の網膜感度の分布を知ることができる．つまり，眼底の構造と機能を同時に把握することができる．また，オートトラッキング機能を備えており，視標呈示の際の固視ずれを感知し，呈示位置を補正する．そのため，黄斑疾患などでの固視不良の症例でも再現性が向上すると考えられる．MP-1 は微小視野の測定のみならず，固視検査，フィードバック検査を兼ね備えている．また，最近では新たな微小視野計として Macular Integrity Assessment（maia™，トプコン）があり，MP-1 との比較がなされている[1]．ここでは MP-1 について述べる．

文献は p.295 参照．

微小視野測定（microperimetry）

　MP-1 での微小視野測定について述べる．MP-1 の測定条件は最大測定範囲 40°，視標サイズは Goldmann I から V，白色の背景輝度は 4 asb[*1]，視標輝度は最大 400 asb から最小 4 asb までで，ダイナミックレンジは 0～20 dB[*2] である．最低感度 0 dB は最高輝度 400 asb で刺激して検出するが，MP-1 は視標の最高輝度が低いた

[*1] asb（apostilb；アポスティルブ）
反射率 100% の完全拡散面の照度が 1 lx（ルクス）のときの輝度．

[*2] 視野計の dB 値
網膜感度（dB）："$10 \times \log_{10}$（視野計の最高輝度/測定点での閾値輝度）" であるので，0 dB は "最高輝度＝閾値輝度" のときの網膜感度である．したがって，視野計で最高輝度は異なるため，dB 値も異なる．

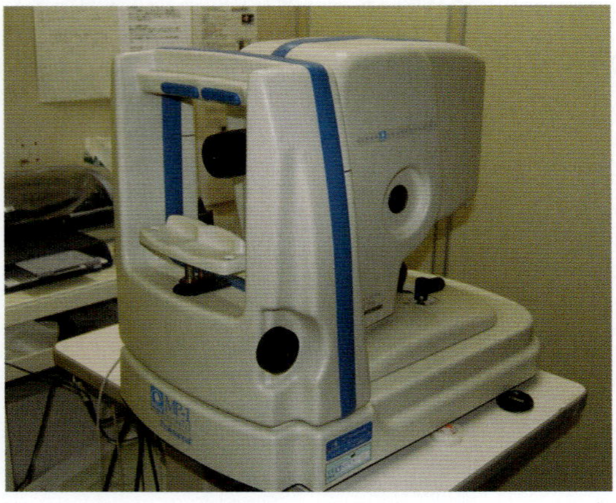

図1　MP-1（ニデック）

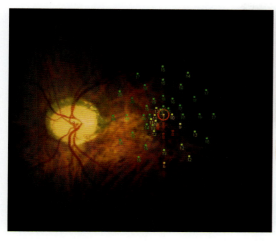
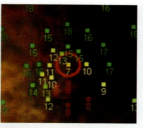

網膜感度カラースケール (dB)

図2 網膜閾値の測定結果
網膜感度が低感度の場合は赤などの暖色系，高感度の場合は緑などの寒色系の四角形で示される．

め，0 dBは必ずしも絶対暗点を意味していないので注意が必要である．たとえば，MP-1とSLO (scanning laser ophthalmoscope) で検出した暗点の大きさを比較すると，MP-1のほうが大きく評価されてしまう[2]．網膜感度が極端に下がっている場合も，スケールアウトしてしまい測定できない．新機種であるmaia™では視標輝度が最大1,000 asbから最小0.25 asb，ダイナミックレンジは0～36 dBとなっているため，より詳細な，また高い網膜感度の測定が可能となっている[1]．

　MP-1の測定結果は，検査開始時に撮影した眼底静止画像上に表示される．網膜感度が低感度の場合は赤などの暖色系，高感度の場合は緑などの寒色系の四角形で示される（**図2**）．測定した結果は眼底写真と重ね合わせて表示できるため，よりよく病態を把握できる．また，同一患者で同一条件での検査を繰り返すことができるfollow up機能があり，病態の経時的変化を追うこともできる．follow up機能では，前回の測定点と同じ場所を刺激できるだけでなく，前回の測定結果をもとに，予想される網膜感度で検査するため測定時間が短縮され，患者の負担が軽減される．

固視検査（fixation）

　検査開始時に赤外線カメラで撮影した眼底静止画像上に，検査中の被検者の固視点の動きを25回/秒の頻度でプロットしていくことで固視の安定性を検査する．眼底を観察しながら検査するので，おおよその固視位置を知ることもできる（**図3**）．固視の安定性の評価は，固視点軌跡の重心位置を中心として75％以上の固視点が直径

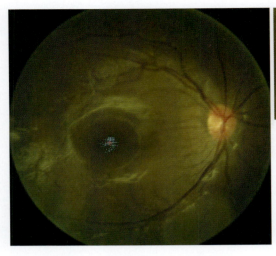
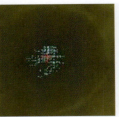

図3 固視検査の結果
固視点の軌跡が点で表示される．

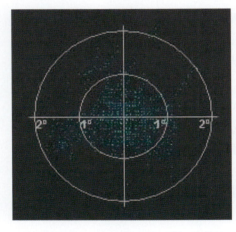

図4 固視の安定性
固視点の重心から，直径2°以内に固視点が
75％以上：stable
固視点の重心から，直径4°以内に固視点が
75％以上：relatively unstable
固視点の重心から，直径4°以内に固視点が
75％未満：unstable
図は"stable"の所見．

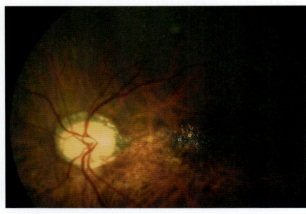
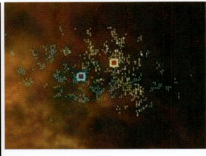

図5 偏心視訓練による固視位置の重心の移動
黄色：訓練前，青色：訓練後．

2°以内にあれば"stable"，直径2°以内にはないが4°以内にあれば"relatively unstable"，直径4°以内の固視点が75％未満であれば"unstable"，と評価する（図4）．前回の固視検査の結果と重ね合わ

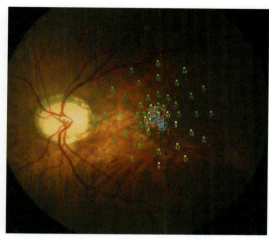
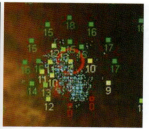

図6 網膜感度と固視状態
閾値測定結果と固視検査結果を重ね合わせることで，固視位置での網膜感度を知ることができる．

せることもでき（図5），偏心視訓練などの場合の固視位置の移動の評価をすることもできる．

フィードバック（feedback）検査

指定された固視目標位置へ被検者の固視点を誘導する訓練である．黄斑変性など後天的に中心窩外で固視しなければならなくなったときに，より網膜感度のよいところへ固視点を移動させるための偏心視訓練として行う．閾値測定結果と固視検査結果を重ね合わせることで，固視位置での網膜感度を知ることができる（図6）．そして網膜感度がより良好なところへ固視位置を誘導することができる．フィードバック検査時には，固視目標位置に近くなると断続音が連続音に近づき，被検者にもわかりやすくなっている．

まとめ

網膜の病態と機能を同時に把握できるMP-1などの眼底視野計は，加齢黄斑変性をはじめ，さまざまな黄斑疾患の視機能評価に用いられているが，ロービジョンケアにおける視機能評価や，視能訓練においても有用である．

（村木早苗）

視覚関連 QOL・ADL

QOL と ADL の概念

　クオリティ・オブ・ライフ（quality of life；QOL）は，"人生の質"や"生活の質"と訳される．人がどれだけ自分の人生に満足しているかを尺度としてとらえる概念であり，医療の分野でも QOL の改善が達成すべき目標となっている．一方，ADL（activities of daily living）は"日常生活動作"と訳され，人が生活を送るためのさまざまな基本的かつ具体的な活動を指す．もともとリハビリテーション分野における，患者の機能障害や効果測定のために開発された概念であるが，昨今では介護を必要とする高齢者の生活機能を評価する尺度として用いられることが多い．QOL と ADL の相違には議論があり，医療分野と介護やケアの分野とでは用語の使いかたが異なる場合もある．また，QOL を主観的 QOL と客観的 QOL に分け，主観的 QOL は主に精神面に焦点をあて，客観的 QOL は ADL を表す考えかたもある．しかし，QOL と ADL は互いに関連していることは明白で，実際に眼科領域で用いられる QOL 測定尺度には，両者の質問項目が混在しているのが現状である．一方で QOL 評価票と評されている測定尺度のなかに ADL のみを問う測定尺度も多い．本項では QOL と ADL を分けずに，QOL に ADL を含めて述べる．

ロービジョンケアにおける QOL

　世界保健機関（WHO）は，疾患がもたらす障害を機能障害（impairment），能力障害（disability），および社会的不利（handicap）に分類している．緑内障患者が被る障害を例にとると，機能障害は視野障害であり，能力障害は視野障害に伴う移動困難，handicap は就業困難などである．機能障害の程度は視野検査で測定でき，医師は"網膜感度の値"や"視野の広さ"で疾患の推移や治療効果を判定するが，能力障害や handicap を"網膜感度の値"から推測することは難しい．ロービジョンでは主に能力障害，handicap の評価が必要になるため，QOL はその測定尺度として不可欠である．

QOLの測定

　QOLは測定尺度（質問票）を用いて患者から直接回答を得，それを数値化して評価する．測定尺度は多数開発されているが，そのなかから測定の目的に合い，信頼性および妥当性が証明されている尺度を選ぶ．すなわち測定尺度は行動科学的手法に基づき，可能な限り客観的であること，分析可能で再現性があり統計的検討に耐えうるもの，だれにでも理解でき被検者に苦痛を与えないもの，個々の患者のQOLについて十分な情報が得られ，医療にフィードバックできるものでなければならない．信頼性と妥当性が十分検討されていない測定尺度では，別の機会に同じ質問をされたときと回答が異なる，得られた回答が見当違いなものを測定している，などの問題を生ずる．

　目的に合った測定尺度がない場合には，新しい測定尺度の開発が必要になる．しかし，測定尺度の開発は質問項目を関連文献から収集，または自身で考え出し，項目の候補を決定したのちグループディスカッションを行い，質問内容の妥当性を検討，回答方法を決めパイロットテストを施行した後に信頼性・妥当性の検証を行うなど，膨大な労力と時間を要する．できれば，あらかじめ信頼性と妥当性が証明されている既存の測定尺度を用いることが望ましい．測定尺度は論文から入手できるが，使用登録が必要な測定尺度が多いので確認が必要である．また，海外で用いられている測定尺度を日本語訳にして用いる場合も，著者の許可を得た後，国際的に標準とされている手続きに基づいて翻訳し，パイロットテストを行ったうえで信頼性と妥当性の検討が必要になる．

包括的尺度と疾患特異的尺度

　QOLの測定尺度には，包括的尺度と疾患特異的尺度とがある．包括的尺度はある疾患に限定した内容ではなく，万人に共通した概念のもとに構成されており，代表的な質問票にはSF-36（MOS 36-Item Short-Form Health Survey）[*1]や，SF-8（SF8 Health Survey）があり，さまざまな疾患の患者や，健常者のQOLを測定できる．包括的尺度は異なる疾患をもつ患者間でのQOLの比較や，患者の健康状態を健常者と比較することもできる．一方，疾患特異的尺度は，疾患特有の症状や日常生活行動にかかわる質問が主であるため，解釈がしやすく疾患の改善や悪化，治療やケアへの反応を鋭敏にとら

[*1] SF-36は，八つの健康概念（① 身体機能，② 日常役割機能〈身体〉，③ 体の痛み，④ 全体的健康感，⑤ 活力，⑥ 社会生活機能，⑦ 日常役割機能〈精神〉，⑧ 心の健康）を測定するための複数の質問項目から成り立っている．

えることができる．欠点は健康全般を網羅していないことや健常者を含む国民標準値を得ることができない，などである．

眼科領域の代表的な疾患特異的尺度

NEI VFQ-25（The 25-item National Eye Institute Visual Function Questionnaire）：視覚に関連したQOLを測定する尺度で，1998年に米国で開発されたNEI-VFQ（51項目）の短縮版である．NEI VFQ-25は，眼科疾患が日常生活に与える影響の評価，治療やケアの結果の評価に広く使用されており，日本語版は，信頼性・妥当性が証明されている[1]．質問内容は生活場面における視機能と，見えかたによる身体的・精神的・社会的な生活側面の制限の程度を測定する12の領域（下位尺度），計25個の質問項目から構成されている（表1, 2）．NEI VFQ-25には，14項目のオプション項目があり，ある領域をさらに詳細に検討したい場合，該当する領域のオプション項目を加えることによって，より信頼性や妥当性の高い得点を得ることができる．

文献はp.295参照．

VF-14：白内障患者に対する質問票として開発され，欧米をはじめとする諸外国で用いられている[2]．VF-14は，電話帳・本・新聞の活字を見る，他者の顔の判別，道路標識や店の看板を見る，スポーツ，調理，運転などの主に行動面を評価する尺度で，14個の質問から成る．現在のところ信頼性・妥当性が証明された日本語版がないため，結果の解釈には注意が必要である．

ロービジョンに関連する測定尺度

　ロービジョンは日常生活動作に支障がでるだけでなく精神面にも強く影響し，うつ病の発症リスクが通常より高い．精神面のQOLを知るための尺度も開発されており，利用が奨められる．

NAS-J（Nottingham Adjustment Scale Japanese version，表3, 4）：NAS-Jは視覚障害者の心理的適応を測定する尺度として1990年に英国で開発された．慢性疾患を抱えながらの生活を余儀なくされる状況を，患者自身が受け入れることがいかに難しいかは想像に難くない．心理的適応がうまくできていない場合，患者はあくまでも治療にこだわってしまう傾向にあり，ケアに対して消極的になる．自身の心理的適応の有無は第三者には判断が難しいため，このような尺度で得られた回答はケアを進める際に参考になる．NAS-J日本語版も視覚障害者向けとして開発され，信頼性・妥当性が証明

表1　NEI VFQ-25

下位尺度	質問項目数
全体的健康感	1
全体的見えかた	1
目の痛み	2
近見視力による行動	3
遠見視力による行動	3
見えかたによる社会生活機能	2
見えかたによる心の健康	4
見えかたによる役割制限	2
見えかたによる自立	3
運転	2
色覚	1
周辺視覚	1
（項目数計）	25

表2　NEI VFQ-25 の質問例

ものが見えにくいために，新聞の記事を読むのは，どのくらい難しいですか？（一番よくあてはまる番号に○をつけてください）	ものが見えにくいために，道路標識や商店の看板の文字を読むのは，どのくらい難しいですか？（一番よくあてはまる番号に○をつけてください）
まったく難しくない ……………… 1 あまり難しくない ……………… 2 難しい ……………………………… 3 とても難しい ……………………… 4 見えにくいので読むのをやめた … 5 別の理由で読むのをやめた，または，もともと読まない …… 6	まったく難しくない ……………… 1 あまり難しくない ……………… 2 難しい ……………………………… 3 とても難しい ……………………… 4 見えにくいので，するのをやめた … 5 別の理由で，するのをやめた，または，もともとしない ……… 6

表3　NAS-J

下位尺度	質問項目数
不安，うつ	6
自尊感情	4
態度	4
ローカス・オブ・コントロール	3
受容	6
自己効力感	4
（項目数計）	27

表4　NAS-J の質問例

	視覚障害者への態度	ローカス・オブ・コントロール	受容
質問例	ほとんどの視覚障害者は，多くの事柄を自分の胸にしまいこんでいる	今の状況のなかで，自分の将来をうまく生かせるようにするかどうかは，私にかかっている	視覚障害であっても，私はいろんなことを楽しんでいる
回答	とてもそう思う そう思う わからない あまりそう思わない まったくそう思わない	とてもあてはまる あてはまる わからない あてはまらない まったくあてはまらない	とてもあてはまる あてはまる わからない あてはまらない まったくあてはまらない

されている[3]．

うつ傾向の評価尺度：うつ傾向の評価尺度には CES-D (Center for Epidemiologic Studies Depression Scale)[4] や高齢者用うつ尺度短縮版日本版（Geriatric Depression Scale-Short Version-Japanese；GDS-S-J)[5] などがある（**表5**）．

表5　CES-Dの質問例

家族や友達からはげましてもらっても，気分が晴れない
ゆううつだ
なかなか眠れない
みんながよそよそしいと思う

QOLの測定方法

　QOL測定には，自記式回答，電話による回答，インタビューによる回答がある．方法の違いによって測定誤差が大きな場合もあるので，使用する測定尺度がそれぞれの手法で検証がなされているかどうかを確認したうえで行うことが望ましい．得られた回答の点数化もそれぞれの測定尺度の手法に従う．

疾患別のQOLと視機能との関連

　障害を受ける視機能は疾患によって異なり，さらに疾患の重症度によっても異なる．疾患ごとのQOLを知ることは，限られた時間内に効率よくロービジョンケアを行ううえで必要である．

緑内障：わが国における視覚障害者手帳取得に至った原因疾患第1位であり，有病率も高い．これまでに視野障害の程度とQOLとの関連をみた報告は多数あるが，視野がよいほうの眼の視野とQOLとのスコアの関連性が高いこと，両眼視野とQOLとの関連が高いことなどが主だった結果である．視野全体が障害されている場合にはQOLスコアもすべての下位尺度で低下し，下方視野障害をきたす症例では自立のスコアが低いなど，障害される領域とQOLとの関連をみた報告もある[6]．緑内障は，視野障害がみられる領域や網膜感度低下の程度によって差し障りがでる行動が異なるため，視野障害と行動との関連性について詳細な調査が必要である．また，日常生活は両眼開放で行われるので，両眼開放視野とQOLとの関連を評価することが望ましい．

加齢黄斑変性：主な症状は中心暗点と視力低下であるため，中心視野を用いる行動に支障が生じる．日常生活では主に読書と他者の顔や表情の認知が障害されることに加え，精神面のQOLが低下する[7]．多くの症例では，周辺視野が保たれるため周辺視野を用いる行動が障害されることは少ないが，患者の多くは外界の詳細な情報を得るのに必要な中心視野が障害されるために"何もできない"という思いにとらわれている．

網膜色素変性：主な症状は視野狭窄，夜盲，羞明であり，進行してくると視力低下や色覚異常が出現する．網膜色素変性で障害される視機能とQOLとの関連では，周辺視野狭窄の程度とQOLスコアとの関連などが報告されている[8]．また，うつ症状の有無とQOLとの関連では，うつ症状がある群のQOLが有意に低いことが報告され

ている[9]．網膜色素変性は進行性の疾患で失明の可能性もあること，遺伝性であり子孫に発症する恐れがあることなど悩みや不安感は大きく，疾患の告知もQOLに大きな影響を与える．しかし，網膜色素変性のQOLの報告は少ない．治療の開発と並行してQOLに関する知見の集積が必要である．

糖尿病網膜症：視力の程度にかかわらず，すべての項目でQOLが低下し，糖尿病のステージが進行するにつれさらにQOLが損なわれる．しかし，加齢黄斑変性患者にみられる読書困難や顔の判別困難，網膜色素変性にみられる移動困難など，疾患によって予測される行動困難の傾向が糖尿病網膜症では明らかにされていない．これは糖尿病網膜症の視機能が個々の症例によりさまざまであり，加えて全身状態もQOLに影響するためである．したがって，糖尿病網膜症のロービジョンケアでは，個々の症例ごとにQOLを詳細に調査することが必要である．また，糖尿病患者は日常生活行動だけでなく心理面も損なわれ，うつ傾向が強い．糖尿病と診断され，まず直面するのはカロリー制限など，糖尿病治療に伴う苦痛と不安によるストレスである．また定期的な通院の必要性，合併症がある場合の身体的な症状に対する不安がストレスを増幅させる．それらのストレスによって血糖コントロールが乱れ，不眠症など身体症状が出現するようになる．うつ症状を合併した糖尿病患者では，糖尿病網膜症が悪化する傾向にあることが報告されており[10]，精神面への配慮が必要である．

今後の課題

　QOLに対する関心が高まっているが，そのとらえかたや評価方法には専門家間でもいまだ議論がなされているところである．また，個人の性格や家庭環境に左右されるQOLを定型化された測定尺度で評価することに対する批判も聞かれる．しかし，ロービジョンケアのさらなる普及，よりよいケアの提供にはQOLという指標は不可欠である．今後は日本人のライフスタイルに即した測定尺度の開発や，視機能とQOLとの関連性のさらなる検討，行われたロービジョンケアの検証など，QOLを基盤としたアウトカムの蓄積が必要である．

〔藤田京子〕

視覚電気生理（網膜電図，視覚誘発電位）

　ロービジョンに至る疾患は，視覚電気生理検査の結果が診断の根拠となるものが少なくない．他覚的な機能検査であるという特徴から，必ずしも患者の自覚症状を代弁しないが，視覚電気生理による視機能評価は，診断に役立つだけでなく病態を理解することにつながり，患者の視覚的問題を把握する助けとなる．

網膜電図（ERG）とは

　網膜電図（electroretinogram；ERG）は，光刺激によって誘発される網膜の電位変化を経時的に記録したものである．この電位変化は，刺激光の条件や周囲の明るさによって異なり，その意味も異なる．臨床で用いられるERGは，いろいろな条件の波形のうち，記録しやすく評価しやすいものが選択されている．

光刺激による網膜の電位変化

　暗所では視細胞に沿って内側から外側に向かう電流（暗電流）があり，硝子体側陽性の電位，すなわち角膜側陽性の電位を与えている．光刺激を与えると，暗電流は遮断される．これは，光刺激によって細胞内cGMPの減少が惹起され，cGMP依存性Naチャネルが閉じることで生じる．暗電流が遮断されると，角膜側の電位は陰性に傾くことになり，ERGでは下向きのa波として観察される（図1）．

　視細胞の過分極によって，ON型双極細胞などは脱分極し，K^+を放出する．これを受けて，Müller細胞はK^+を細胞内にとり込む．Müller細胞は感覚網膜の全層を貫く大きな細胞であり，とり込まれたK^+は細胞内を通って，多くは硝子体側に排出される．このイオンの動きは硝子体側陽性の電位をもたらし，ERGでは上向きのb波として観察される（図2）．

　律動様小波は網膜内層の内網状層から発生し，アマクリン細胞あるいは双極細胞に起源をもつと考えられている．網膜内層は網膜血管系に酸素供給・栄養・代謝を依存している．糖尿病網膜症など網膜内層に低酸素状態をもたらす疾患では，律動様小波が選択的に減

2. ロービジョンケアにおける視機能評価　59

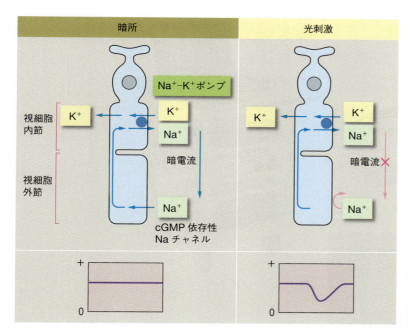

図1　光刺激によるa波発生のメカニズム

暗電流の遮断でa波が発生.
(本田孔士ら編：眼科診療プラクティス17　眼科診療に必要な生理学. 東京：文光堂；1995. p.111.)

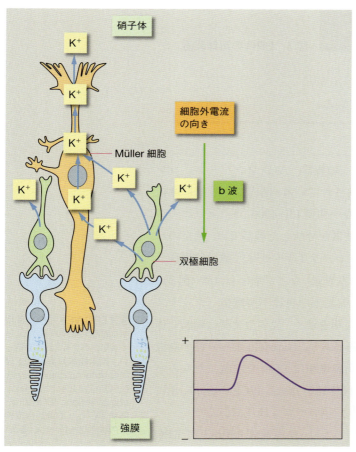

図2　光刺激による上向きのb波発生のメカニズム

双極細胞とMüller細胞の働きでイオンの濃度勾配が生じ，b波を発生する.
(篠田　啓：全視野 ERG：記録方法と正常波形. 専門医のための眼科診療クオリファイ14 網膜機能検査 A to Z. 東京：中山書店；2012. p.142 より改変.)

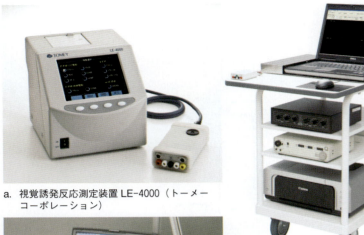

a. 視覚誘発反応測定装置 LE-4000（トーメーコーポレーション）

c. ピュレック（メイヨー）

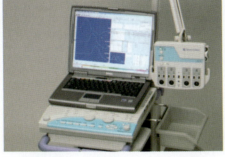

b. MEB-9400 シリーズ ニューロパック S1（日本光電）

図3　ERG の記録装置

弱ないし消失することが知られている．

ERG の記録方法

　ERG の記録装置は光刺激装置，増幅器，A/D コンバータ，コンピュータ，電極などによって構成されている．国内で一般的に選択される機器としては，コンパクトな一体型 LE-4000（トーメーコーポレーション），記録装置と光刺激装置が分離した製品では，独自のハムノイズ除去機能を搭載したピュレック（メイヨー），他の診療科とも共有可能なニューロパック（日本光電）などが挙げられる（**図3**）．

　電極は角膜電極（プラス極），前額部中央に不関電極（マイナス極），左右どちらかの耳朶に接地電極を置く．光刺激装置は網膜全体が均一に刺激されるものが理想的であり，Ganzfeld ドーム型の刺激が最適とされてきた．近年は，角膜電極に LED を内蔵したものが国内では普及している（**図4a**）．国際標準である ISCEV standard に準拠した条件で記録が可能であり，扱いやすく簡便である[*1]．

　角膜に電極を接触させたくないときは，皮膚電極を使用して ERG を記録する手法がある．ノイズの混入や基線の動揺の影響を受けや

[*1] ERG，VEP ともに，使用する機器や施設の違いによって波形が異なると比較が難しい．国際臨床視覚電気生理学会（International Society for Clinical Electrophysiology of Vision；ISCEV）は，臨床で行われる電気生理検査の標準化を行っている[1]．

文献は p.296 参照．

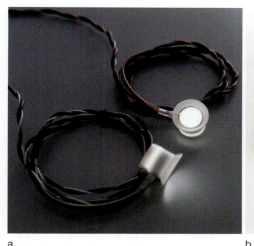 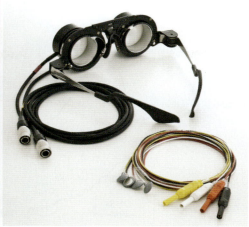

a. b.

図4 LED内蔵型角膜電極（a）と眼鏡枠にLED光源が内蔵された皮膚電極ERG用光刺激装置（b）

すく，ERGの振幅も小さいという問題があったが，近年，記録装置のノイズ除去機能が改良され，実用的な記録が得られるようになった．皮膚電極による記録では角膜電極は用いないため，LED内蔵電極とは別の光源を用意する必要がある．LE-4000では検眼試験枠にフラッシュ発光部をとりつけたものが用意されている（**図4b**）．下眼瞼に皮膚電極（皿電極）を設置して，それがプラス極となる．小児の検査，角膜に障害のある症例，感染性疾患の患者，術後早期の症例，スクリーニング検査などで有用である．

ERGの刺激条件と基本波形

ERGは，以下の五つの波形を記録するのが基本である（**表1**）．散瞳と最低20分の暗順応を行ってから，以下の順に記録する．

1. rod response（杆体応答）：暗順応後，錐体が反応しないような弱い光で杆体を刺激して記録する．杆体系の応答である．

2. maximal or standard combined rod-cone response（最大応答またはフラッシュERG）：暗順応下で十分に強い光刺激を用いて錐体および杆体が混合した応答を記録する．日常最もよく用いられるERGであり，かつてシングルフラッシュERGと呼ばれていた反応とほぼ同じものである．

3. oscillatory potentials（律動様小波）：律動様小波はフラッシュERG（最大応答）のb波の上行脚にみられるが，律動様小波の周波数に合わせてバンドパスフィルタを設定して記録すると波形が明瞭になる．

表1　ERG波形と記録条件

名称（ISCEV名）	ERG波形	記録条件	備考
rod response 杆体応答 （dark-adapted 0.01 ERG）		暗順応下で記録 刺激光：0.01 cd·s·m^{-2}	20分以上の暗順応後，弱い光刺激で測定 b波は杆体機能を反映 夜盲性疾患では著しく減弱
maximal or standard combined rod-cone response 最大応答またはフラッシュERG （dark-adapted 3.0 ERG）		暗順応下で記録 刺激光：3.0 cd·s·m^{-2}	杆体および錐体系が混合したERGの基本波形 a波は視細胞に由来 b波はMüller細胞と双極細胞に由来 刺激光減弱（散瞳不良，中間透光体混濁）でb/a比が上昇 b/a比が1以下の陰性型ERGは特異な疾患のみ
oscillatory potentials 律動様小波 （dark-adapted 3.0 oscillatory potentials）		暗順応下で記録 刺激光：3.0 cd·s·m^{-2} バンドパスフィルタ （75-100から300 Hz）	アマクリン細胞を含む網膜内層に由来 網膜内層の循環障害などで減弱 糖尿病網膜症で障害
single flash cone response 錐体応答 （light-adapted 3.0 ERG）		明順応下（30 cd·m^{-2}）で記録 刺激光：3.0 cd·s·m^{-2}	最低10分間の明順応後に測定 錐体機能を反映する 錐体ジストロフィでは著しく減弱
30Hz flicker 30Hzフリッカ ERG （light-adapted 3.0 flicker ERG）		明順応下（30 cd·m^{-2}）で記録 刺激光：3.0 cd·s·m^{-2}，30 Hz	杆体系が追従できない高頻度反復刺激 錐体機能を反映する

4. **single flash cone response（錐体応答）**：最低10分間の明順応を行い，杆体の応答を抑制した状態で記録する錐体系の応答である．

5. **30 Hz flicker（30 Hzフリッカ ERG）**：杆体系が追従できない高頻度反復刺激を用いることで，錐体系の応答を記録する．通常は30 Hzの頻度で反復光刺激を行う．

ERGの臨床

　ERGの目的には，網膜疾患の診断，視神経疾患と網膜疾患との鑑別，黄斑部疾患の鑑別，中間透光体混濁時の網膜機能の判定，網膜の障害程度の判定などが挙げられる．網膜変性疾患では特異なERG所見が得られ，診断的価値が非常に高い[2]．代表的な疾患の特徴は，以下のようになる．

網膜色素変性：フラッシュ ERG は著しく低下し，杆体応答は non-recordable となる．錐体機能が残存していれば，錐体応答およびフリッカ ERG は記録可能である．これらの応答の残存の程度は，視機能の経過観察に有用である．

錐体ジストロフィ：錐体応答とフリッカ ERG は著しく減弱するが，フラッシュ ERG および杆体応答は正常あるいは軽度の減弱程度にとどまる．

X 染色体性若年網膜分離症：フラッシュ ERG で b 波が減弱した陰性型を示す疾患である．杆体および錐体応答も軽度減弱する．

杆体 1 色覚（全色盲）：杆体応答は正常に保たれ，フラッシュ ERG でもほぼ正常となる．錐体応答は著しく減弱する．

網膜剥離：剥離した網膜からは ERG は得られない．応答の減弱は剥離の範囲に対応し，全剥離ではいずれの応答も non-recordable となる．

ERG のよみかた

ISCEV standard 以外にもさまざまな条件の ERG があるが，診断的価値と検査時間のバランスから，標準 5 波形を過不足なく記録するのが臨床的に優れる．設備の制約から 5 波形の記録に対応しない施設ではフラッシュ ERG のみ施行して，応答の大きい小さいを評価するだけでも十分に意義がある．

フラッシュ ERG の応答は，大きく分けると 5 型に分類できる（表 2）．視細胞由来の a 波が減弱すると，通常は b 波もあわせて減弱する．その程度によって正常型，準正常型，消失型と変化する．a 波と b 波の振幅低下が乖離して b 波の振幅が a 波より小さくなる陰性型を示すものは，特異な疾患だけである*2．

旧型や簡易な ERG 機器であってもフラッシュ ERG に加えてフリッカ ERG を測定できるものが多い．フラッシュ ERG の振幅は錐体系より杆体系が強く影響するので，錐体系の応答であるフリッカ ERG をあわせて評価することで，ある程度，錐体と杆体の障害を鑑別することができる．

多局所 ERG

ERG の基本波形は全視野刺激であり，狭い範囲の網膜障害は波形に反映されない*3．網膜局所の応答を記録するには，多局所 ERG や黄斑局所 ERG を用いる必要がある．多局所 ERG は，Sutter が 1989 年に開発した多数の局所 ERG を一挙に記録する手法で[3)]，この装置は

*2 白内障や小瞳孔によって網膜に達する光量が減少した場合，ERG の b/a 比が大きくなることがあるが，陰性型になることはない．暗順応が不足している場合は，b 波の立ち上がりが悪く，陰性型となることがあるので注意が必要である．

*3 緑内障や視神経疾患でも ERG の基本波形は異常を示さない．錐体応答の b 波の後にみられる陰性波 photopic negative response (PhNR) は網膜神経節細胞由来の電位が含まれるとされ，緑内障研究に利用されている．

表2 フラッシュERGの波形型

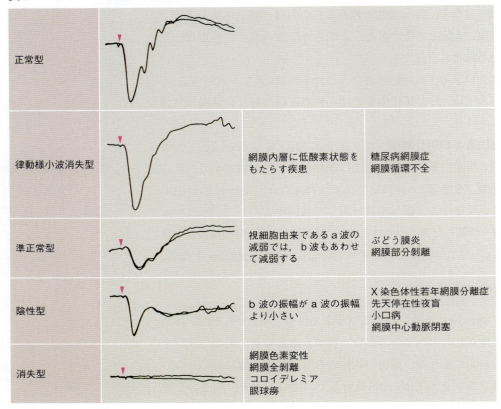

正常型			
律動様小波消失型		網膜内層に低酸素状態をもたらす疾患	糖尿病網膜症 網膜循環不全
準正常型		視細胞由来であるa波の減弱では，b波もあわせて減弱する	ぶどう膜炎 網膜部分剝離
陰性型		b波の振幅がa波の振幅より小さい	X染色体性若年網膜分離症 先天停在性夜盲 小口病 網膜中心動脈閉塞
消失型			網膜色素変性 網膜全剝離 コロイデレミア 眼球癆

VERIS™として市販された．現在は多局所ERGが記録可能な製品はVERIS™だけではなく，前述したLE-4000ではオプションで多局所ERG機能を付加することができる．

多局所ERGの光刺激にはモニターが使われ，呈示された多数の六角形がそれぞれ擬似ランダムに発光する．六角形の数は103個，61個，37個のどれかが使われることが多いが，刺激エレメント数が増えると刺激面積が小さくなり相対的にノイズが増える．多局所ERGはすべての局所応答を同時記録することで，それぞれの局所応答の測定間にばらつきがないことが利点であり，周りと比較して振幅が小さい領域があれば，そこの網膜機能に異常があるとわかる（図5）．多局所ERGの波形は，通常の錐体応答の波形と似ているが，刺激方法が大きく異なるのでa波，b波とは呼ばずにN1波，P1波という名称を用いる（図6）．

視覚誘発電位（VEP）とは

視覚誘発電位（visual evoked potentials；VEP）は，視覚刺激に対

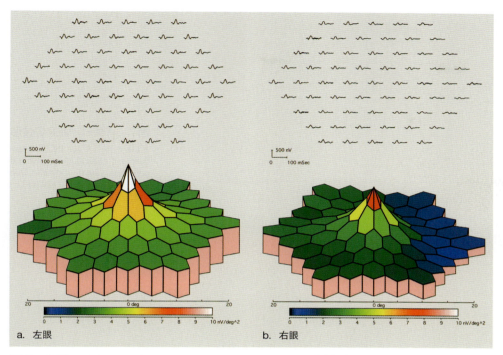

図5 右眼 acute zonal occult outer retinopathy の多局所 ERG
上段は多局所 ERG それぞれの波形，下段はそれらの振幅の 3D 表示．右眼鼻側の網膜機能異常が明瞭に描出されている．

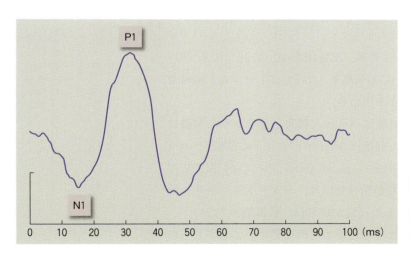

図6 多局所 ERG の応答波形
全視野刺激の錐体応答に似ているが，a 波，b 波とは呼ばずに N1 波，P1 波という名称を用いる．

して誘発される大脳視覚皮質の活動電位を，後頭葉の頭皮上から記録するものである．網膜以降の視路系の情報を総括的にとらえたものであり，視路全体の機能を他覚的に評価する．

VEP の記録方法

電極は，脳波用の皿電極を用いる．これにペーストをつけ，頭皮

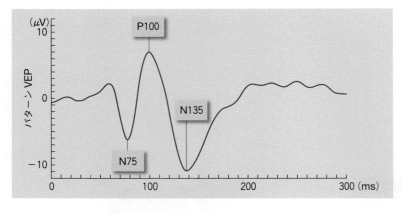

図7　パターン VEP の波形
(Odom JV, et al：ISCEV standard for clinical visual evoked potentials〈2009 update〉. Doc Ophthalmol 2010；120：111-119.)

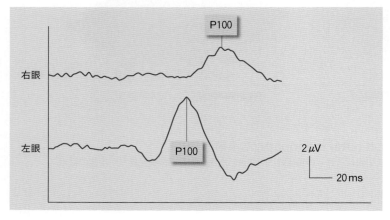

図8　右眼視神経炎のパターン VEP
右眼の P100 頂点潜時が著しく延長する.

に固定する．電極をつける位置は，拡張国際 10-20 法[4]に基づき，Oz に関電極（プラス），Fz に基準電極（マイナス）とする．接地電極は Cz や前額部，耳朶などを用いる．

　VEP で用いられる視覚刺激はパターン刺激とフラッシュ刺激に大きく分けられる．パターン刺激はさらに，パターンの反転（リバーサル）とパターンの出現と消失（onset/offset）の二つが ISCEV の標準記録である[5]．一般的な臨床使用では，パターンリバーサル刺激が最も推奨される．安定した反応が得られ，個体差が少ない．

　パターンリバーサル VEP では白黒の市松模様をディスプレイに呈示し，一定の間隔で白と黒を反転させる刺激を用いる．基準となる応答は，パターンの反転から 75 ms 前後に現れる陰性波（N75），100 ms 前後の陽性波（P100），135 ms 前後の陰性波（N135）である（図7）．通常は P100 を主な評価の対象とする．P100 頂点潜時は個人差が少なく，再現性が高い．振幅は個人差が大きいので，被検者間の比較は難しい．左右の応答の違いなどを比較するのに用いる．

VEPの臨床

　視神経疾患で，VEPは特に障害される．脱髄性疾患である多発性硬化症では，潜時の延長が著しく，視力回復後も潜時の延長が残存することが多い（**図8**）．虚血性視神経症や鼻性視神経症では振幅の低下が主な所見であり，頂点潜時の遅れもみられるが，視神経炎の場合ほど顕著ではない．心因性視力障害では，基本的にVEPは正常範囲となる．詐病の場合，固視が悪い症例もあり，その際は振幅の低下がみられるが，頂点潜時はあまり影響されない．パターンVEPで用いる視標サイズと自覚的視力はよく相関することから，パターンVEPを乳幼児や精神発達遅滞児における他覚的視力測定として応用することもできる．

カコモン読解 第19回 一般問題43

ERGが診断に有用なのはどれか．2つ選べ．
a Coats病　　b Stargardt病　　c 若年網膜分離症
d 無色素網膜色素変性　　e 卵黄状黄斑ジストロフィ

解説　a．Coats病では広範囲に網膜剥離が生じればERGが減弱するが，Coats病の診断に有用であるとはいえない．
b．Stargardt病ではERG所見は病変の広がりによって変化する．初期には正常な杆体および錐体応答を示し，その後，錐体応答に異常がみられ，進行したものでは，杆体応答も減弱する．鑑別や程度判定には有用であるが，診断に有用であるとはいえない．
c．若年網膜分離症（先天網膜分離症）は，早期からERGのb波が減弱し，陰性型ERGを呈する代表的な疾患の一つである．
d．無色素網膜色素変性では定型例と比較して眼底所見に乏しいが，ERGは著しく減弱している．ERGが診断に重要である．
e．卵黄状黄斑ジストロフィ（Best病）では，早期からEOG（electro-oculogram；眼球電図）が減弱しているのが特徴である．ERGは正常であることが多い．

模範解答　c, d

（佐藤栄寿）

3. 眼科でできるロービジョンケア

屈折矯正

ロービジョンケアにおける屈折矯正の位置づけ

"ロービジョン＝低視力"というイメージから，視力に着目されがちであるが，屈折矯正はケアの実際において基本的な事項である．特に，どのような屈折矯正下で拡大鏡などの光学的補助具を使用しているかは，網膜像の拡大に大きく関与する．

視機能の活用と屈折矯正：ロービジョンケアでは，視機能の限界を評価し目的の作業に要求される視機能とのギャップを小さくすることが求められる．そのためには，まず適切な屈折矯正を行い，できるだけ明瞭な網膜像を得ることが必要となる．十分な屈折矯正が行われていない場合には，どの程度の視機能が本当に活用可能であるかわからないままケアが進められ，患者の視機能の活用能力を過小評価する結果になる（図1）．

網膜像の拡大と屈折矯正：光学的補助具の処方に必要な網膜像の拡大には，眼球光学系の屈折とその矯正が大きく関係している．しかし，拡大鏡の表示倍率[*1]のように3倍，5倍という倍率の考えかたで拡大を考える方法は，網膜像の拡大と屈折矯正を同時に検討することが難しい．3倍，5倍といった表現は任意の視距離における網膜像が基準となっているため，基準となる視距離が変われば同じ5倍で表される網膜像の大きさが異なってしまう．Baileyら[1]は拡大や

[*1] **表示倍率**
拡大鏡メーカーが表示している倍率で，視距離25cmにおける網膜像を基準（1倍）とした倍率になっている．また，メーカーごとに採用している計算式が違うため，同じ屈折力の拡大鏡でも表示倍率が異なる．

文献は p.296 参照.

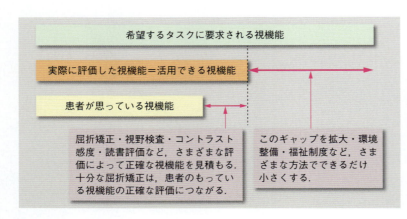

図1 ロービジョンケアで求められる視機能の評価の意味

希望するタスク（たとえば読書など）を行うために必要となる視機能と，もっている視機能のギャップを，さまざまな方法で小さくすることがロービジョンケアでは求められる．屈折矯正は，このギャップを埋めるために患者の視機能を正確に評価し，最大に活用できるようにするために実施する必要がある．

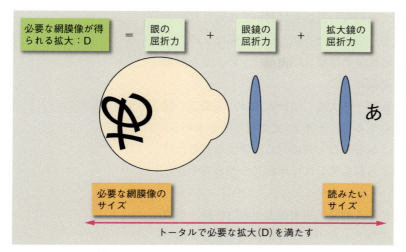

図2 拡大に必要な屈折力と屈折矯正の関係
拡大に必要な屈折力は，眼の屈折値と眼鏡の屈折力による矯正，拡大鏡などの屈折力の総和になる．屈折矯正がどの程度行われているか（完全矯正か低矯正かなど）によって得られる拡大＝網膜像のサイズが変わってくる．したがって，眼の屈折値をできるだけ正確に求めることが必要になる．

一般的な拡大鏡メーカーの表示倍率についての考えかたの問題点を指摘し，その過程で，等価屈折力（equivalent viewing power；EVP）[*2]，等価視距離（equivalent viewing distance；EVD）[*3] という屈折力（diopter；ジオプトリー）で網膜像の拡大を考えることを推奨している[1,2]．この考えかたでは，拡大に必要な屈折力は，眼球の光学系とそれを補正している眼鏡やコンタクトレンズ，拡大鏡などの光学的補助具のすべての光学系を合計して計算される（図2）[1]．こうした拡大を屈折力で考える利点は，患者がある視覚作業（文字を読むなど）を行うために必要とする網膜像を距離に依存せずに表現できること，屈折矯正の状態や非光学的補助具による拡大を考慮して光学的補助具を検討できることである．たとえば，遠視の未矯正がある場合には，未矯正分を考慮しないで拡大鏡を選択すると拡大不足になる．高度近視などでは低矯正眼鏡を装用している場合と裸眼で拡大鏡を使用する場合には，選択する光学的補助具の屈折力が変化する．したがって，眼球の光学系＝屈折と屈折矯正がどの程度行われているかを把握しないと，患者が必要とする適切な網膜像の拡大を得ることができないことになる（表1）．

屈折矯正の実際

屈折矯正の状態の把握：ロービジョンケアの実施開始時に，患者がすでにもっているすべての眼鏡と拡大鏡の屈折力，使用目的を調べ，

[*2] **等価屈折力（EVP）**
拡大に使っている光学系（眼の屈折，眼鏡，拡大鏡など）が1枚の薄いレンズと直接等価であり，この薄いレンズの物側焦点の位置に見ている対象があるという考えかた．

[*3] **等価視距離（EVD）**
任意の等価屈折力の光学系は，その焦点距離から対象物を見ているのと等しいという考えかたで，等価視距離5cmの等価屈折力は＋20Dとなる．したがって，任意の距離における拡大率がわかり，その拡大率を得るためにどのくらい接近すればよいかを考えれば，等価屈折力が求められることになる．

表1 屈折矯正の状態と拡大の関係

未矯正の屈折異常	拡大に与える影響
遠視	拡大不足
近視	拡大超過*

屈折異常がある場合，眼鏡を常用するか，眼鏡を装用しない，あるいは低矯正の眼鏡を使用して拡大鏡を使用するなどの条件によって，得られる拡大は変わってくる．特に，遠視の矯正をしていない場合には，拡大不足になる可能性があることに留意する．
*拡大超過の場合，拡大鏡の視野内に入る文字数が減少して使用しにくくなるなどの問題があるが，未矯正の近視がある場合，低倍率の拡大鏡を選択し，レンズの収差などの影響を受けにくくするという工夫もできる．

それらが使用目的に合致して適切な屈折矯正において使用されているかを検討する．そのうえで，患者の屈折値と読書評価などのデータから，患者が現状の眼鏡と光学的補助具の使用にどのような問題や不満をかかえているかを把握する．

ロービジョンの屈折矯正と眼鏡・拡大鏡：屈折矯正は，未矯正の屈折異常は光学的補助具に関係することを考え，完全矯正値を求める．また，ダウン症[2]や糖尿病，無虹彩など調節力に影響する疾患だけでなく，調節力の低下が考えられる場合には年齢にかかわらず近見の屈折矯正も実施する．

オートレフラクトメータによる他覚的屈折検査が眼球振盪，角膜混濁，中心暗点による偏心視などの理由で十分に実施できない場合には，検影法が勧められる．Jacksonらは，混濁や強度屈折異常で反射光が暗い場合などに，接近して行う radical retinoscopy を推奨している[3]．

自覚的屈折検査では，最高視力を得るときの屈折矯正値を求めるが，ロービジョンは視力が低いため"どの視力が最高視力か"という判断がしにくくなる．また，像のぼけの違いを患者が知覚することが困難になる．その結果"どれが適正な屈折値であるか"の判断が難しくなるという問題がある．過去の他覚的・自覚的屈折値の経過，屈折に影響するような黄斑浮腫・角膜浮腫の有無などを考慮して妥当性のあるデータを求める．患者の応答の安定度によっては，レンズ交換を行いながら視力を測るなどの工夫が必要である．また，オートレフラクトメータに頼らず，レンズ交換法だけで適切な屈折値が出せるような技術も必要となる．レンズ交換は 0.25 D, 0.5 D ステップでは変化の自覚が得にくくなるため，患者が明確に答えられるように，1.0 D ステップや場合によっては 2.0 D, 5.0 D などのステップで検査をスタートし屈折値の傾向を調べる．また，過去のデータで見逃されている強度屈折異常がないか，10.0 D, 20.0 D のレンズで確認することも有効である．

眼鏡処方：ロービジョンの場合，矯正しても高い視力が得られないため眼鏡処方の必要性を検討しない場合があるが，眼鏡矯正を行ったほうが日常生活や移動・歩行に自覚的な効果が得られる場合がある．屈折異常に左右差がある場合には，屈折値や視力だけでなく，視野やコントラスト感度など，ほかの視機能とあわせて検討し，主に使用している眼を中心に眼鏡を調整する．近用眼鏡だけでは文字が読めない場合でも，近方の視認性（食事の配膳，調理など近見作

業）の改善があれば処方を検討する．この場合，作業距離にあわせて加入度数を決めていく工夫が必要である．また，読書に必要な拡大が5〜6Dの場合には，患者の許容範囲であれば遠見屈折矯正値に加入して読書用眼鏡として処方することも一つの方法である（ハイパワープラスレンズ，眼鏡型拡大鏡などといわれる）．この場合，焦点距離が短くなるため長時間の装用テスト，あるいはテストレンズとフレームを使用して貸し出しを行い，患者の希望する作業が実現できるかどうか十分に試用を行う．輻湊による瞳孔間距離や加入の限界に注意し，単眼での使用の検討が必要である．

疾患と屈折矯正

臨床では，疾患や病態によって屈折値の変化に一定の傾向がある経験をするが，研究報告は少ない．糖尿病網膜症における血糖値の急激なコントロールは，屈折値の変化をもたらすことがわかっているが，遠視・近視側の両方に変化するという報告がある[4,5]．透析による屈折値の変化も報告されている[6]．シリコーンオイル眼の場合には，水晶体や眼内レンズの有無によって視線方向によって屈折値が変化するため，下方視の作業や読書時の屈折値は遠見屈折矯正値に対する単純な加入で矯正できない場合がある[7]．また，皮質性視覚障害やダウン症に強度な屈折異常の傾向があることがいわれている．

カコモン読解　第24回 臨床実地問題5

72歳の男性．白内障術後の眼内レンズ挿入眼でほぼ正視眼であるが，網膜疾患のため視力が両眼とも0.5に低下している．もう少し矯正視力を上げたいと訴えて来院した．眼鏡とコンタクトレンズの像倍率を図に示す．試してみる方法はどれか．

a プラス度数の眼鏡レンズ
b プラス度数のコンタクトレンズ
c プラス度数のコンタクトレンズとプラス度数の眼鏡の同時使用
d プラス度数のコンタクトレンズとマイナス度数の眼鏡の同時使用
e マイナス度数のコンタクトレンズとプラス度数の眼鏡レンズの同時使用

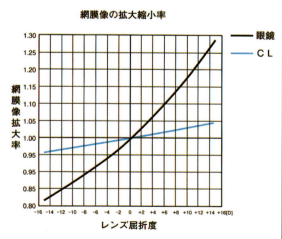

[解説] 凹レンズと凸レンズによる拡大縮小効果を利用して，屈折矯正値を変えずに網膜像を拡大し，見かけ上の視力を高くすることを狙った問題であると考えられる．絶対値が同じ屈折度の凸レンズと凹レンズでレンズの屈折力を相殺する場合，図から網膜像拡大率がプラスになるのは e の組み合わせであることがわかる．しかし，この理論で得られる拡大は，コンタクトレンズと眼鏡の角膜頂点距離による屈折度数の違いを考慮して計算してもごくわずかである．ロービジョンケアでは，視力値の向上よりも網膜像の拡大を検討し，この問題で設定された方法では光学的な網膜像の拡大は行わない．遠方視では望遠鏡を使用し，近方視では凸レンズによる網膜像の拡大を得る．凸レンズは焦点距離に対象物がある場合には，眼とレンズの距離にかかわらず網膜像が一定になる．対象物とレンズの距離が焦点距離より短い場合には，その距離によって虚像の位置が異なり，虚像と眼の距離に対応した調節力が必要になる．置き型拡大鏡の高さは焦点距離より短い設計であるため，調節力がない場合には虚像の位置に対応した近見加入が必要になる．

[模範解答] e

（新井千賀子）

読書補助具

　近年,健常人においても情報収得の場としてテレビやラジオが大きなウエイトを占めており,新聞や本を購入する人も少なくなった.さらに,コンピュータやタブレット端末,スマートフォンの普及により,文字による情報も音声変換されるようになっている.

　そのような状況で,視覚障害者にとって文字から情報を得る必要性は低下していると考えられる.しかし,コンピュータやスマートフォンが使用できない高齢者では,まだ新聞での情報が第一である.また,わが国では特に電子書籍の普及が遅く,好きな書籍が電子書籍として発売されるには時間がかかる.さらに,個人情報である手紙や銀行の通帳などのように他人に見られたくない文字も少なくない.このような場合,拡大鏡を使用した文字の認識と文字の記入が必要となる.

視機能評価

　まず,患者の視機能評価が大切である.ロービジョンケアを行うにあたり,遠見視力や広範囲の視野だけで判断することは難しい.

近見視力:基本は視距離 30 cm の近見視力測定である.これをもとに患者が読みたいと希望する読書材料を読むために必要とされる視力(**表1**)と,患者の視力の比から倍率を算出する.たとえば近見視力が 0.1 の患者が新聞を読むためには,0.5/0.1＝5 倍の拡大が必

表1　読書材料を読むために必要な視力

印刷物	活字の大きさ	必要な視力	
		仮名	漢字
教科書	3号	0.1	0.2
	5号	0.2	0.3
新聞や書籍	9ポイント	0.3	0.4
	8ポイント	0.4	0.5
辞書	6ポイント	0.5	0.6

(湖崎　克:弱視レンズの処方と使用法.眼科 1965;7:893-909.)

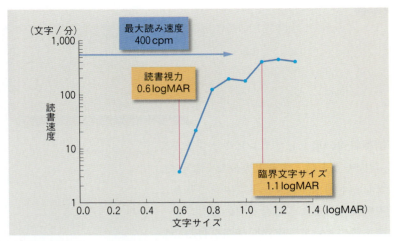

図1 MNREADにおける最大読み速度, 臨界文字サイズ, 読書視力の関係
(小田浩一:MNREAD-J, Jkチャートマニュアル. 2002.
http://www.cis.twcu.ac.jp/~k-oda/MNREAD-J/MNREAD-J-JkMan020518.pdf)

要となる.しかし,近見視力が0.05の場合には0.5/0.05＝10倍となり,市販のルーペの最大倍率に達する.拡大が大きいとレンズ面に入る文字数が少なくなるため,距離を近くして倍率を下げることも検討する必要がある.

中心視野：視野障害の部位や範囲により,拡大や改行が難しい場合がある.静的視野計で10°の中心視野を測定して,障害部位を確認する.中心視野が狭い場合には,拡大しすぎても見にくい.また,進行方向に視野障害がある場合は,行替えが難しくなる.

視機能評価

最小分離閾：視力検査表による遠距離視力,近距離視力,最大視認力を測定し,遠用・近用眼鏡や過矯正近用眼鏡およびプラスレンズ用可読最小文字倍率を算定する.

読み能力：読書評価用チャートであるMNREAD-J[*1]を使用して,最大読み速度(文字が最適な場合に読める最大速度),臨界文字サイズ(最大読書速度で読める最小文字サイズ),読書視力(何とかぎりぎり読むことのできる文字サイズ)の測定を行う.臨界文字サイズは,最大読書速度で読める最小の文字サイズであり,読書に最も適した文字サイズと考えられている.

単眼視：両眼視が困難な場合は,使用しやすい眼や優位な眼を使用する.左右どちらの眼を使用するかについては,視力だけで判断できないことも多いので注意が必要である.MNREADなどの読書評価チャートを利用して,読書速度の速いほうの眼を利用することが

[*1] **MNREAD-J**
ミネソタ大学ロービジョン研究室が開発した,読書視力チャートを小田が日本語版にしたもので,漢字版のMNREAD-Jと平仮名版のMNREAD-Jkがある.最大読み速度,臨界文字サイズ,読書視力の測定を行うことができる(図1).

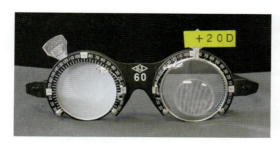

図2　プラスレンズ（ユニ・ビジョン）

望ましい．片眼で見る場合や複視がある場合は，遮閉レンズで他眼を遮閉することにより疲労を軽減できる場合もある．
羞明：羞明を訴える場合は，近用眼鏡であっても薄い色の遮光眼鏡用レンズを使用するとよい．同時にタイポスコープの使用を紹介する．

読書用補助具とは

　眼科医が行うロービジョンケアにおいて読書用補助具は，文字を読み書きするための補助を行うものである．光学的なものとして，過矯正の近用眼鏡，プラスレンズ，拡大鏡や拡大読書器さらには携帯電話やスマートフォンがある．また，非光学的なものとして，書見台やタイポスコープがある．どれも，現状の視力をもとに文字が読めるまで拡大を行い，そのために生じる視距離の短縮や行の追従，および行替えなどの問題点をクリアしていくために補助具を使用するものである．

読書用補助具（1）光学的補助具[1]

過矯正近用眼鏡：まず，近用眼鏡を適切に使用しているかを確認する．視覚障害者の場合，近用眼鏡を使用していないことも少なくない．さらに，健常人と同じ眼前 30 cm での近見用に処方されていると見えるものも見えないことになる．この近用眼鏡に必要倍率[*2]のプラスレンズ（図2）を加入し，焦点距離を短くして使用する．両眼に加入する場合には，さらにプリズム付加を考慮する．眼鏡式でとり扱いが簡単なことから普及しているが，欠点としては度数が高くなるとレンズの収差のため周辺のゆがみが強い，眼をかなり対象物に近づけなければならず長時間の近業には向かない，などがある．眼と紙面の距離の点から考えると，読書の場合は必要倍率が2倍までの症例に適している．

拡大鏡：拡大鏡に表示されている倍率は視距離 25 cm で見た場合の網膜像を基準にしているので，30 cm の視距離で求めた必要倍率よ

文献は p.296 参照．

[*2] **必要倍率**
ユニ・ビジョンの近見倍率チェックチャートをもとに，可読最小文字倍率（判読できた文字の倍率）を測定して計算する．
必要倍率＝
可読最小文字倍率（判読できた文字の倍率）×25（cm）/ 視距離（チャートと眼の距離，cm）

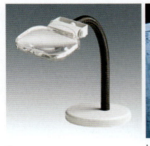 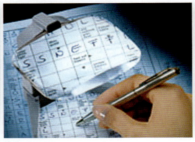 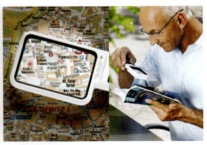

a.
b.
c.

図3 拡大鏡（ESCHENBACH）
a. スタンド型ルーペ
b. LEDライト付き置き型ルーペ
c. LEDライト付き手持ち型ルーペ

り高い倍率になることがある．また，拡大鏡の倍率表示は各メーカーによって計算方法が異なるため，拡大鏡のレンズ度数（diopter；D）を調べて倍率を計算することが望ましい．8Dの拡大鏡の場合，視距離25cmを基準にすれば8D/4D＝2倍，30cmを基準にすれば8D/3.3D＝2.4倍となる．読書検査の視力により，必要倍率がx倍であった場合，

　　x倍×3.3Dまたは4D（視距離による）＝拡大鏡のdiopter

となる．

　拡大鏡には，**図3**に示すようにスタンド型，置き型と手持ち型があり，それぞれにライト付きのものがある．LEDライト付きのものは軽量小型で，乾電池の入れ替えという煩雑な作業の頻度が少なくてすむ．このことからロービジョン患者には，より適していると考えられる．また，充電式のライト付き拡大鏡も市販されている．

　使用する際のポイントは焦点合わせと拡大鏡の保持である．焦点合わせは，紙面上に置いた拡大鏡を手前に近づけながら最も拡大が得られる焦点距離を探す．次いで眼と拡大鏡の距離を調節する．それぞれの製品によって，眼と拡大鏡の間の適切な距離は異なるので，使用前に確認する必要がある．

近見用単眼鏡：近見用単眼鏡は遠見用単眼鏡キャップをつけたものである（図4）．至近距離眼鏡に比較して，眼と紙面の距離が長くとれる利点がある．一方で欠点としては，① 重い，② 焦点合わせが難しい，③ 高倍率になるほど得られる視野が狭くなる，などがある．

拡大読書器：卓上型と携帯型に大別される．機能や性能は急速に進歩しており，機種の選定にあたっては，最新情報を把握したうえで患者の視機能，使用目的，使用したい場所に合わせる．

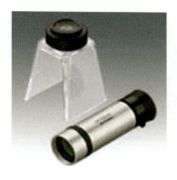

図4 遠近両用手持ち式ルーペ

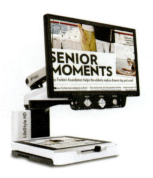

図5 卓上型拡大読書器
（タイムズコーポレーション）
22インチの大型モデルで，操作が簡単．

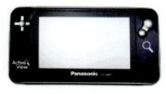

図6 携帯型拡大読書器
（タイムズコーポレーション）
4.3型ワイド液晶モニターを使用し，遠方から手元までオートフォーカス可能，読みたいものを静止画で保存することにより，ぶれのない画像を見ることができる．

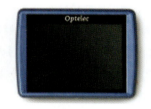

図7 携帯型電子ルーペ
（タイムズコーポレーション）
軽量・コンパクトで安価であるにもかかわらず，倍率変更や白黒反転，LEDライト付き，スタンド内蔵で，かつ充電式．

卓上型（**図5**）：卓上型にはモニターとカメラが一体になっている一体式と，別々になっている分離式がある．最近のモデルはモニターが大きくなり，16～22インチが主流になっている．モニターが大きくなると文字の拡大も大きくなるため読みやすいが，価格が高くなる．使用に関しては，近用眼鏡を使用して可動テーブル上で文字を探し，改行する一連の動作を練習する必要がある．また，卓上型は稼働テーブル（XYテーブル）の可動域・動きかた・操作性を把握するために，実際に使用して機種選定を行う．ただし，高機能になると日常生活用具の給付額を超えるものもあり，注意が必要である．

携帯型（**図6**）：画面の大きさは3.4～6.5インチと幅があり，多機能カメラにより画像を保存して，ぶれのない状態で拡大やスクロール，さらには自動的に改行を行うことができるものから，カメラ機能のない操作が簡単なものまでさまざまである．画面の大きさと機能により価格も幅があるが，日常生活用具の給付限度額の198,000円のものが多く，卓上型と両方購入するのは難しい．

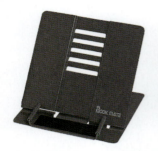

図8　書見台（レイメイ藤井）

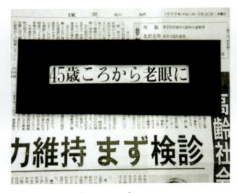

図9　タイポスコープ
黒い厚紙を切り抜いたもの.

電子ルーペ（図7）：拡大読書器は日常生活用具の給付が可能であるが，電子ルーペは自費購入となる．その代わり，コンパクト・軽量・簡単操作で安価のため，身体障害者に該当しない場合や2台目の購入として有用である．画像の保存はできないが，キャプチャーして倍率の変更や白黒反転が可能なものもあり，ルーペよりもフレキシブルな対応が可能である．

読書用補助具（2）非光学的補助具

書見台（図8）：特に倍率の高い拡大鏡の場合，単に拡大鏡を使用するだけでなく，読書の姿勢も重要なポイントであり，最良の状態が保てるように，書見台の併用も大切である．

タイポスコープ（図9）：タイポスコープは，周囲の光の反射を抑えまぶしさを軽減してコントラストを向上することにより文字を見やすくするとともに，改行の助けにもなる．黒い厚紙を切り抜くだけで簡単に作成できるため，読みたいものに合わせて数種類を作成するとよい．

照明：視覚障害者の読書には，適切な方向からの適度な明るさを必要とする．照明の種類も蛍光灯ではなく，ちらつきの少ないLEDライトやハロゲンライトを用意する．さらに，右手でルーペを保持する場合は，左側から照明して明るさを調光ダイアルか距離で調節する．

（川瀬和秀）

遮光眼鏡

羞明，グレアとは

ロービジョン者は疾患にかかわらず，まぶしさで困っている例が多い．「建物の壁に光が反射し眼が開けられない」，「白っぽく霧がかかるように見える」など訴えもさまざまである．光が強くて開瞼が困難になったり，見えにくい状態になったりするまぶしいという感覚を，羞明（photophobia）またはグレア（glare）と表現する．グレアは主に頭痛や眼精疲労の原因となる不快グレアと，コントラスト感度の低下などを引き起こし視機能に影響を与える障害グレアに分けられる[*1]．

グレアと遮光眼鏡

可視光のなかで波長が短い青色光は散乱しやすい．蛍光灯は青色光を多く含むためグレアを生じやすい．遮光眼鏡は短波長領域の青色光線をカットするため，グレアの軽減に有効であると考えられている．

遮光眼鏡の定義

明確な遮光眼鏡の定義はないが，日本ロービジョン学会のガイドラインによれば，遮光眼鏡は"グレアの軽減，コントラストの改善，暗順応の補助等を目的として装用する光吸収フィルターを用いた眼鏡"とされる．しかし2010年4月1日より，視覚障害者用補装具としての遮光眼鏡の支給基準が変わり，これまで対象者の眼疾患が網膜色素変性，錐体杆体ジストロフィ，白子症，先天無虹彩の4疾患に限定されていたが，この疾患限定が撤廃された．それに伴い，遮光眼鏡の定義が"羞明の軽減を目的として，可視光のうちの一部の透過を抑制するものであって，分光透過率曲線が公表されているもの"と，明記された．

[*1] 不快グレアと障害グレア
強い光にさらされると，反射的に縮瞳が起こり，眼内に入る光の量が調節される．しかし，光の輝度が背景の3倍以上に達すると，対応しきれず不快グレアとなる．不快グレアは晴眼者であっても起こりうるが，視覚障害者のなかでは，中間透光体の混濁（角膜混濁や白内障など）や白子症，無虹彩などの眼病変により眼内で光が乱反射する場合に多く生じやすい．一方，障害グレアは視機能低下を引き起こすもので，網膜色素変性や糖尿病網膜症などの網膜疾患によるコントラスト感度の低下や作業能力の低下の原因となる．視覚障害者においては，不快グレアと障害グレアの両者が混在することが多い．

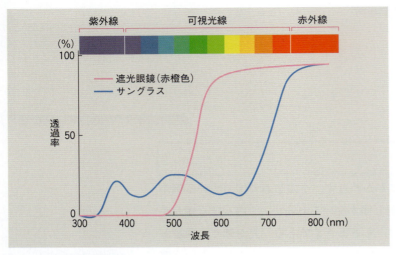

図1　分光透過率曲線
グレーのサングラスは，380〜480 nm のまぶしいと感じる青色の光のみならず，555 nm 付近の明るさを感じさせる光も一律に遮断する．一方，赤橙色の遮光眼鏡は 500 nm 以下の青色光を完全に遮断しつつ 555 nm 以上の光線をよく透過するため，暗くなりにくいとされる．

サングラスとの違い―なぜまぶしくないのか？　なぜ暗くなりにくいのか？

　可視光線領域を一律にカットするサングラスと異なり，遮光眼鏡はまぶしさの要因となる短波長光（500 nm 以下）を選択的に抑制し，明順応時に感度が高い波長領域（555 nm 付近）を透過させることで，必要以上に暗くしなくても明るいところでまぶしさをとることが可能である[1,2]．また短波長は，ほかの波長に比べて先に散乱（レイリー〈Rayleigh〉散乱）するため見づらい光でもあるが，この領域を抑制し，ほかの領域の光を透過させることによりコントラスト向上効果があるとされる（図1）．

文献は p.296 参照．

遮光眼鏡の種類

カラー：遮光眼鏡は，以前はオレンジ系3種類であった．現在は東海光学，ニコン，HOYA などが緑系や茶系など多種類のカラーレンズを提供し，選択の幅が広がっている（図2）．
フレームデザイン：製作できる型として，一般の眼鏡フレームにレンズを組み込むタイプのほか，着脱式クリップオンのタイプ（図3），また，フレームの両側にも遮光が入るもの（Vergine〈ヴェルジネ〉®，図4），オーバーグラスタイプ（Viewnal〈ビューナル〉®，図5）の

3．眼科でできるロービジョンケア　83

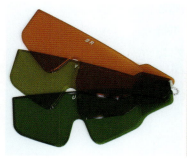

a.

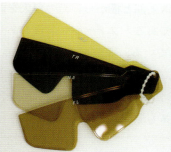

b.

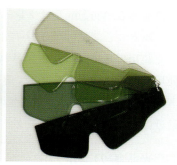

c.

図2　カラーバリエーションの一例
CCP，CCP400シリーズ（東海光学）の一例．
a．上からBR，YG，UG．
b．上からAC，TR，NA，FL．
c．上からSA，SC，NL，FR．

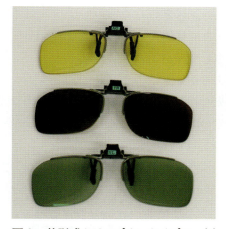

図3　着脱式クリップオンタイプの一例
CCP400シリーズ（東海光学）．上からAC，TR，NL．

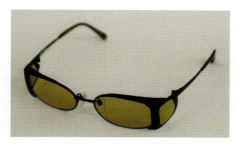

図4　遮光効果の高いフレームの一例
（Vergine〈ヴェルジネ〉®）
側方にも遮光レンズが組み込まれている．上方からの光線も入りにくいデザインになっている．

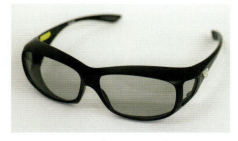

図5　オーバーグラスタイプの一例
（Viewnal〈ビューナル〉®）
屈折の度数が入っていないため，比較的安価である．手もちの眼鏡の上からも装用可能である．

ものが挙げられる．それぞれ特徴があり，クリップオンタイプのものは所持眼鏡にとりつけが可能である．場面に応じて濃さや色の違う遮光眼鏡を掛け替える例では，複数個の眼鏡をつくる必要がなく経済的である．しかし，レンズを2枚重ねて使用するため重くなる

不便もある．Vergine®はフレーム上部と横からの光の侵入を弱めるシールドつきで度付対応が可能である．ファッション性もあり抵抗なく装用できるように工夫されている．オーバーグラスタイプは，使用中の眼鏡の上から装用でき，比較的安価である．トップとサイドにシールドがついており，光の侵入を抑えるつくりになっている．最近は，小児用のオーバーグラスも発売された．

遮光眼鏡の選定方法

1. **遠見矯正**：遮光眼鏡はまぶしさの軽減のみならず，コントラストの改善による見えかたの質の向上も期待できるため，屈折異常がある場合は眼鏡矯正が必要である．室内用に用いる場合は近見矯正も必要に応じて行う．
2. **屋外に出掛ける**：晴天時，実際に屋外に出掛けて遮光レンズを試す．その際，まぶしくないかをたずねるだけでなく，より具体的な問い掛けが重要である．晴れた日の屋外でレンズをかざして光が反射している建物の壁を見る際，窓の格子がはっきり見えるか，道路の段差などがわかりやすくなるかなどを質問する．小児などの場合は細めていた眼が開けやすくなるなど表情の変化も選定の際の参考になる[3]．小児を除いて，レンズカラー選択の際は患者の主観で決められる．疾患別のカラー選択の傾向も今のところ明らかにされていないため，屋外で実際に複数のカラーを試すことが重要である[*2]．
3. **レンズの貸し出し**：有効なレンズが決まったら，クリップオンのタイプなどを数週間貸し出して，さまざまな環境において実際に使用してもらうことが望ましい．トライアル時の天候以外での見えかたや，実際の生活環境で効果を確認できるためである．また，長時間の装用ができるため疲労感がないか，色の見えかたに違和感がないか体験できる利点もある．レンズの種類によっては食材の色が違って見える場合もあるので，注意が必要である．
4. **処方**：貸し出したトライアルレンズの感想を聞く．まぶしさやコントラストが改善されたか否か，曇りの日はどうか，室内ではどうかなど包括的に判断しカラーを選択する[4,5]．必要に応じて矯正度数を記入し，処方せんの摘要欄に遮光レンズの種類（例：CCP400 NLなど）を記入する．

視覚障害者用補装具の申請

2010年4月1日より，視覚障害者用補装具として認可されている

[*2] さまざまな色調のレンズを眼前にかざして見てもらうが，すべてのレンズを試すのは不可能である．効果のある色調に疾患別の傾向もないため，たとえば東京医科大学病院眼科ではまず初めに中等度の濃さのレンズで緑系，茶系，グレー系など色系統別に試し，緑系がよさそうであれば次に緑系のなかのより濃いレンズと薄いレンズを試して，効果のあるレンズを選択している．自覚的に一番見やすいレンズとその次に見やすいレンズなどを貸し出している．

表1 遮光眼鏡の新しい支給要件(以下の要件を満たす者)

1. 視覚障害により，身体障害者手帳を取得していること．
2. 羞明をきたしていること．
3. 羞明の軽減に，遮光眼鏡の装用より優先される治療法がないこと．
4. 補装具費支給事務取扱指針に定める眼科医による選定，処方であること．

※この際，下記項目を参照のうえ，遮光眼鏡の装用効果を確認すること（意思表示できない場合，表情，行動の変化などから総合的に判断すること）．
・まぶしさや白んだ感じが軽減する．
・文字や物などが見やすくなる．
・羞明によって生じる流涙などの不快感が軽減する．
・暗転時に遮光眼鏡をはずすと暗順応が早くなる．

遮光眼鏡の支給基準が変わり，支給要件が表1のようになった[6]．これにより，視覚障害者手帳の取得者は，疾患にかかわらず遮光眼鏡を補装具として申請可能となった．補装具の購入に要した額（基準額30,000円，前掛け式21,500円，2013〈平成25〉年現在）から利用者負担額（原則1割）を除いた額が公費負担となる．また，障害者本人または世帯員のいずれかが一定所得以上の場合は，支給対象外となるため注意が必要である．その他，自治体により対応が異なる場合もあり，申請の際は患者の住民票がある自治体へ確認することが望ましい．また，一度申請が通ると耐用年数は4年と決められており，この間は同じ種目のものを購入する際，補助を受けられない．そのため，安易に選んであとで後悔しないように，選択の際は十分配慮する必要がある．

遮光眼鏡以外の選択肢

遮光眼鏡は，視覚障害者用補装具として以前より申請が容易になったが，ほかの選択肢も忘れてはならない．有色レンズの眼鏡を掛けることに外見上の抵抗感をいだく患者も少なくない．帽子や日傘，サンバイザーなどは屋外の日差しを手軽に軽減できる．偏光眼鏡やスポーツサングラスも安価に改善できる手段のひとつである．また，無虹彩症の患者には虹彩つきコンタクトレンズも有効である．

症例紹介

症例1：52歳，女性．黄斑ジストロフィ．矯正視力：右0.01，左0.3．屋外の羞明感に加え，テレビの画面がまぶしくて見づらいなど室内でも不自由があった．CCP400FL（東海光学）の遠用矯正遮光眼鏡の処方により，屋外の羞明感が軽減し，テレビの番組表の画面などが見やすくなった．テレビの画面の白っぽい感じが抑えられ，満足

を得られた.

症例2:75歳,男性.両眼の加齢黄斑変性.矯正視力:右0.3,左0.01.公園の清掃の仕事をしている.暗所から明所に移動するときに特に羞明感が強い.また,ビルの陰に入ると急に暗くなり見づらさを訴えた.CCP400AC(東海光学)のクリップオンタイプの処方により羞明感の改善が得られ,歩きやすくなったと喜んでいる.

症例3:58歳,男性.網膜色素変性.矯正視力:右0.5,左0.0,光覚(−).4年前にレチネックスOB(HOYA)を作製し使用しているが,屋外の薄暗い場所では暗くなるためCCP UG(東海光学)を再処方.明るさを保つことができ,歩行が楽になると満足を得られた.

(野田知子)

謝辞
本原稿の作成にあたり,助言をいただいた国立障害者リハビリテーションセンター病院眼科の西田朋美先生に深謝する.

偏心視訓練

偏心視とは

　"偏心視"とは中心窩以外の網膜を使って視対象をとらえることをいう．中心窩または中心窩近傍の機能に障害をきたした場合に観察される．そして，偏心視に使用されている網膜あるいは視野の領域を"偏心視域（preferred retinal locus；PRL）"という．偏心視（eccentric viewing）は中心窩を正面と自覚しているが，中心暗点などで中心窩以外の網膜部位でやむなく固視している状態をいい，斜視における"偏心固視（中心外固視）[*1]"とは異なるものであり，混同しないように注意しなければならない[1)]．

偏心視訓練とその適応疾患

　中心窩もしくはその近傍の障害により中心暗点をきたした症例に対して，中心窩以外の場所で見る，すなわち"偏心視"ができるようにする訓練である．中心暗点の出現速度が遅かったり，中心暗点の出現から時間が経過しているような場合は，患者自身がすでに"偏心視"を獲得している場合が多い．そのような場合は偏心視訓練は必要ないが，なかには患者が獲得している"偏心視"が，最も適した網膜位置で確立していない場合もある．そういった場合も含めて，よりよい偏心視の獲得に向けて偏心視訓練を行う．訓練の対象になる疾患は，中心に暗点をきたす疾患，すなわち加齢黄斑変性，錐体ジストロフィ，緑内障などである．

偏心視域に適している網膜部位はどこか

　より高感度の網膜領域が適している．しかも，視野を確保するためにはある程度の大きさが必要である．また，視対象により適した偏心視域が異なる．たとえば，読む文字の大きさ，横書きか縦書きか，どの距離で読むかなどである．

　網膜上での偏心視域の決定は，走査レーザー検眼鏡（scanning laser ophthalmoscope；SLO）[*2]やマイクロペリメータ MP-1（ニデック）

[*1] **偏心固視（中心外固視，eccentric fixation）**
中心窩以外の網膜部位を正面と自覚し，主要な視方向になっていること．一般的には斜視が原因で中心固視できない場合に生じる．

文献は p.297 参照．

[*2] **SLO（scanning laser ophthalmoscope）**
走査レーザー検眼鏡．レーザー光を高速移動させながら眼底に照射し，その反射光を再構築して全体像を得る装置である．眼底検査，蛍光眼底造影検査が可能であるほかに，微小視野測定や固視検査もできる．

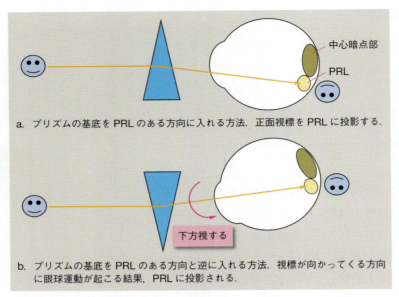

a. プリズムの基底を PRL のある方向に入れる方法．正面視標を PRL に投影する．

b. プリズムの基底を PRL のある方向と逆に入れる方法．視標が向かってくる方向に眼球運動が起こる結果，PRL に投影される．

図1 プリズムを用いた偏心視訓練（PRL が中心暗点部より下方にある場合）

などの微小視野測定装置を用いて行うことができる．しかし，これらはどの施設でも備えている装置ではない．たとえば視力検査時に，呈示された視標を探すそぶりがあれば，まだ偏心視を獲得していないということである．その場合は，視標を動かすことによって，患者が見やすくなる視標の位置を探す．もしくは，視標を固定したままで患者の眼を動かしてもらい，見やすくなる眼の位置を探す．優位眼を訓練に用いることが多いが，視対象の大きさや種類などで左右眼を使い分ける場合もある．

偏心視訓練の方法

患者が視線をずらして見やすい位置で視対象をとらえることができるように訓練する．検者は，偏心視に最も適した位置に患者の固視を誘導する．

プリズムを用いた方法：視標をプリズムによって，より感度の高い網膜領域に誘導する方法である．プリズムの基底を PRL のある方向に入れる方法[2]と，逆方向に入れる方法[3,4]がある（**図1**）．前者は正面視標をそのまま PRL に投影させる方法である．後者は正面視標の方向を変えることで眼球運動を促し，その結果 PRL に投影させるものである．プリズムを用いると頭位異常の改善も期待できる．

拡大読書器を用いた方法[5]：訓練時の視対象に拡大読書器を用いる方法である．拡大読書器を用いる利点は，モニター上の視標サイズ

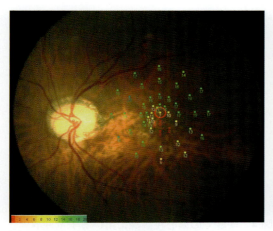

図2 MP-1による網膜感度の分布
中心20°の閾値が呈示される．暖色系は感度が低いことを示す．赤い丸は固視目標である．

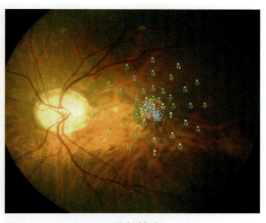

図3 MP-1による固視検査
青の点群は，30秒間の固視点の軌跡である．

を患者の視機能に合わせて調整ができること，視標の白黒反転ができ患者の見やすい環境をつくれること，暗点部分の箇所を患者と検者が一緒に確認できることである．

まず，拡大読書器のモニター上で偏心視の方向を確認する．モニター中央部に呈示した視標が，暗点が邪魔して見えない場合，視線をどこにずらすと見やすくなるかを確認する．そして，このときに画面上で暗点により消えている部分にマークをつける．そのマークが消える位置に視線をもってくるように訓練を行う．日常生活では両眼を使用するので，両眼開放視下で行う．視標の距離により，患者の視線を動かす距離も異なってくるので指導の際に注意が必要である．

マイクロペリメータ（MP-1）を用いた方法[6]：MP-1は，眼底写真と視野検査の結果を重ね合わせることで，網膜感度の分布を知ることができる（**図2**）．オートトラッキング機能を備えており，視標呈示の際の固視ずれを感知し，呈示位置を補正してくれるため，黄斑疾患などでの固視不良の症例でも再現性が向上すると考えられる．この機能を利用し，網膜上での最適な偏心視域を検討できる．さらに，固視検査と組み合わせることで，現在の固視位置が網膜のどこにあるかを知ることができる（**図3**）．現在の固視位置が最適でない場合は，よりよい偏心視域で固視できるようにフィードバック検査を用いて偏心視訓練を行う．このフィードバック検査では，患者の固視位置を感知し，設定した偏心視域に近づくと，断続音が連続音に近づき，患者も耳で聞きながら訓練することができる．

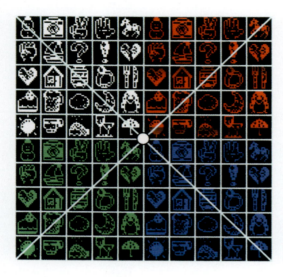

図4　家庭での偏心視訓練に用いるチャート
約10 cm四方のチャートで，自作のものである．中心を見るために視線をずらす方向を色と図形で指示する．

チャートを用いた方法：偏心視訓練は，病院だけではなく患者が家庭でも行うことができる．拡大読書器やマイクロペリメータが備わっている施設は多くないと思われる．その場合，簡単なチャート（図4）を用いることで家庭でも訓練できる．チャートは各施設で自由に作成可能である．中央の視標を見るために，どの方向の図形に視線をずらすのかを患者と確認する．

まとめ

　偏心視訓練は，よりよい偏心視域に患者の偏心視を誘導するものである．実際は大掛かりな器械がなくとも，患者が見やすい位置を自覚できれば，あとはその場所に誘導するだけである．ただ，患者の見たいという気力がなければなかなか実現しにくい．医療側も患者の負担にならないように留意しつつ，励ますことが大切である．

（村木早苗）

非光学的補助具による日常生活訓練

非光学的補助具とは

　ロービジョンケアにおいて非光学的補助具とは，補助具[*1]のうち光学系を用いないものの総称で[*2]，その使用により見えかたの質を向上させ視覚からの情報入手を補助するもの，あるいは視覚以外の方法で視覚障害による日常生活の不便さを軽減するのに役立つ道具のことである．一言で補助具といっても，障害者総合支援法による日常生活用具から，100円ショップなどで購入できる便利グッズなどまで多種多様であり，その効果は使用する本人の意欲や工夫によるところが大きい．そのため一つの補助具がすべてのロービジョン者に有効とは限らない．ロービジョン者の視機能や年齢，能力，生活環境，価値観などにより選択する補助具も変わる．

眼科でできる日常生活訓練とは

　眼科がメインに行う訓練といえば，やはり読み書きに関する訓練であろう．読み書きに関しては屈折矯正が基本である．ロービジョン者の視機能や使用目的にあった拡大鏡（光学的補助具），拡大読書器を選定し必要に応じてタイポスコープや書見台，適切な照明などを用いて使用訓練を行う．中心固視不良や視野障害のあるロービジョン者には，偏心視訓練や眼球運動訓練を行い，どのようにすれば保有視野を活用できるか知ってもらうことも大切である．詳細は本巻"読書補助具（p.75）"，"偏心視訓練（p.87）"の項を参照されたい．

　眼科でできる読み書き以外の日常生活訓練には，どのようなものがあるだろうか．多くの眼科でロービジョンケアに携わっているスタッフは，眼科医や視能訓練士，看護師である．よって，より専門性の高い，歩行・音声パソコン・点字・日常生活動作訓練などは他施設との連携で行うことになる．眼科でできるのは，補助具を使用すれば日常生活の不便さが軽減することをロービジョン者に助言することである．視機能が低下し，できないことが増える不安感を，

[*1] **補助具**
身体機能の障害を補い，日常生活または社会生活を容易にし，自立と社会参加を可能とするための道具や手段等の総称[1]．

文献は p.297 参照．

[*2] 機構として光学系を含む補助具であっても，その光学系の光軸が視軸と一致しないもの（例：拡大読書器，集光レンズつきライト）は光学的補助具ではなく，非光学的補助具に分類する[1]．

見えにくくても補助具を使えばできるという前向きな気持ちに変化できれば，ロービジョン者は自ら工夫し補助具を使用することが可能となる．そしてそのことが，より専門性の高い訓練施設での技術習得意欲へとつながるきっかけにもなる．このように，眼科で補助具の紹介や使用訓練をするにあたって一番重要なことは，視覚障害があっても補助具を使用すれば不便さが軽減できるということの"動機づけ"である．

非光学的補助具の種類

整理整頓を利用した補助具：日常生活をより快適に送るための手始めは，整理整頓である[*3]．特に独居ロービジョン者は片づけが苦手で，家のなかも乱雑なことが多い．整理整頓の基本は，使わないものは処分し使うものだけを置くことである．補助具といえども使用しないものは不要である．必要とする道具が必ず定位置にあり，必要なときに使える状態にしておくことが重要である（図1）．

コントラストを利用した補助具：コントラストが高い組み合わせは境界がわかりやすい．たとえば，白いまな板上に白い大根はわかりにくいが，黒いまな板上に白い大根は見やすい．このようなコントラストの利用は，日常のさまざまな場面で応用できる（図2）．読字や書字の補助にはタイポスコープが便利である（図3）．タイポスコープを利用する際，ガイドする指の使いかたについては，たとえば横書きプレートの場合，左手人さし指のみを枠の上端に当てる方法（爪先は用紙右端向き）や，書いた文字を人さし指で隠すように移動させる方法（爪先は用紙上端向き）など，その人が書きやすい使いかたを工夫するとよい[2]．

拡大を利用した補助具：見えにくければ拡大する，これは基本である．非光学的補助具を使用した網膜像の拡大方法は，見ようとする文字そのものを拡大する相対的文字拡大法と，拡大読書器のように拡大した文字をモニターに投影する投影式拡大法とがある．相対的文字拡大法を利用した補助具には，拡大教科書や拡大図書（大活字），拡大玩具（トランプの文字拡大など），拡大コピーなどがある．文字を読む際は，書見台や適度な照明を併用することにより，楽な姿勢でより快適に作業することができる．罫線が太いロービジョン用ノート（図4）もある．

音声や触覚を利用した補助具：視覚だけでなく，聴覚や触覚の利用も大切である．音声時計や触読時計（図5），そのほか音声で知らせ

[*3] 100円ショップは整理整頓グッズの宝庫である．さまざまな形の収納ケースや，それを分別するための凸シールなど，品数や種類も豊富である．キッチンまわりの小物も多数ある．どの道具が用途に合うか，工夫しながら選ぶことがポイントである．

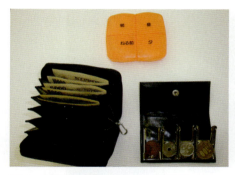

図1　整理整頓を利用した補助具
紙幣や小銭を分別し取り出しやすい財布，内服薬分別ケース．

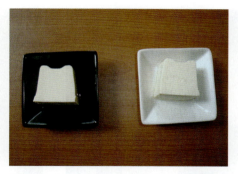

図2　コントラストを利用した食器選び
白い皿に白い食材は見えにくいが，黒い皿上の白い食材は見やすい．

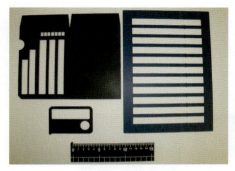

図3　タイポスコープと見やすい定規
タイポスコープは黒画用紙を利用して自由な形につくることができる．

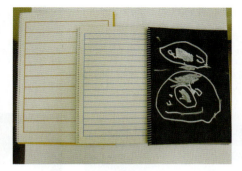

図4　ロービジョン用ノート

る体温計・血圧計・体重計などがある．音声ICタグレコーダーは，知りたいものに対して付属のシールやタグをとりつけ，その名称や内容を音声で登録し，本体をシールやタグに近づけることにより音声で登録内容を確認できる（**図6**）．その他，類似した容器の確認方法としては，凸シール・点字シールの貼りつけや輪ゴムで止めて区別する方法もある（**図7**）．視覚障害者用ポータブルレコーダー（CD読書器）はDAISY図書[*4]やCDの再生に使用する（**図8**）．その他の補助具として音声対応ソフト，音声メモ，点字器，点字ディスプレイ，活字文字読み上げ装置，テレビの地上波デジタル放送の音声を受信する地デジ対応ラジオなどがある．これらの補助具は市町村によっては日常生活用具給付等事業の対象になっていることがあり，行政相談窓口への確認が必要である．

移動のための補助具：白杖や超音波式視覚障害者用歩行補助具[*5]，盲導犬などがあるが，これらを適切に使用するには専門施設での訓練が必要である．白杖は，視覚障害があることを周囲に知らせるた

[*4] **DAISY図書**
DAISY（Digital Accessible Information System）という国際標準規格を用いたデジタル録音図書．音声に画像と文字を同期できるマルチメディアDAISY図書は，視覚障害者のみならず，読字障害（ディスレクシア；dyslexia）や知的障害など，ほかの障害者にも利用が広がっている．

[*5] **超音波式視覚障害者用歩行補助具**
白杖とは反対の手にもち，白杖歩行の補助として使用する．超音波が出てものに当たると本体が振動するので，障害物を避けて安全に歩行することができる．

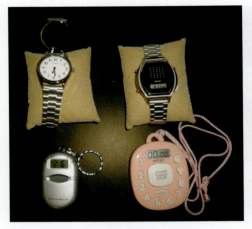

図5　触読時計，音声時計，音声タイマー
左上：ザ・シチズンクオーツ（触読時計）
右上：音声デジタルウオッチ（セイコーウオッチ）
左下：キーホルダー時計"おしらせくんII"
右下：セイコーキッチンタイマー
触読時計は，蓋を開いて文字盤と針を触って時刻を知ることができる．

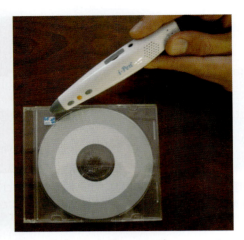

図6　音声ICタグレコーダー（i-Pen®〈アイペン〉）

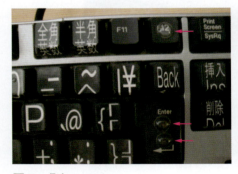

図7　凸シール
キーボード上に凸シールを貼ることにより，位置を確認しやすい．

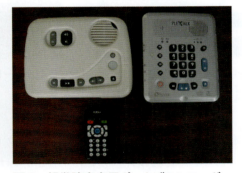

図8　視覚障害者用ポータブルレコーダー
左上：プレスクトーク PTN2
右上：プレスクトーク・ポータブルレコーダー PTR2
下：プレスクトークポケット PTP1
目次から検索して読みたい部分を読んだり読みとばしたり，一般の本のような読みかたができる．

めのシンボルケーンとして使用する場合と，歩行用として使用する場合で長さや重さも変わる．使用者の体形と用途に適した白杖を選定する必要があるため，可能であれば白杖購入前からの歩行訓練士介入が望ましい．夜道の歩行には懐中電灯も携帯したい．

今後の課題

　意欲あるロービジョン者が補助具を使用し始めたとき，世間の目が最初の壁になることがある．特に白杖はその対象になりやすい．

白杖は全盲の人がもつものと理解している人が多いためである．視覚障害には視力障害と視野障害があり，視野障害者もまた移動困難をきたすということを知っている一般人はまだまだ少ない．白杖を携帯している視力1.0，視野10°以内の求心性視野狭窄があるロービジョン者が，携帯電話やスマートフォンを使用している姿を理解できる人がどれほどいるだろうか．おそらく多数の人が"見えているのに白杖を使っている"と不審に思うだろう．ほかに"障害年金を受給している視覚障害者が運動会で子どものビデオ撮影をしている"と，近隣住人とトラブルになった事例もある．当事者はビデオの拡大機能を使って娘の演技を観覧していただけであるが，事情を知らない隣人は"ビデオ撮影ができるぐらい視力がよい"と感じたのであろう．

このような事態を少しでも減らすために，社会に対して視覚障害者の見えかたや有効な補助具の存在などについて，以下のような啓発が必要であると思われる．

1. 視力がよくても，視野が狭いと足元が見えないので歩行時に白杖が有用である．
2. 視力が悪くても，文字を拡大したりコントラストを高くしたりすることで見やすくなる．
3. 就労に際しては，拡大鏡や拡大読書器，音声パソコンなどの使用訓練によりデスクワークを継続することができる．

幸い眼科医は，これらのことを啓発できる立場にある．眼の構造を理解し，病気やその症状について熟知している眼科医だからこそできることである．特に3については，産業医研修会などでも話題にしたい内容である．補助具を使用すれば就労継続が可能であることを産業医に周知することは，事業主の視覚障害者に対する理解促進に役立つ．これらの啓発活動を行うことにより，眼科医は身体障害者福祉法第三条2にある"国民の責務"[*6]を果たせるのではないだろうか．

（星川じゅん）

[*6] 国民の責務
身体障害者福祉法 第三条2
"国民は，社会連帯の理念に基づき，身体障害者がその障害を克服し，社会経済活動に参加しようとする努力に対し，協力するように努めなければならない[3]．"

ロービジョンケアにおける心理的ケア

視覚喪失による心理的変化についてはさまざまなモデルがあるが、キューブラー・ロス・モデル[1]によれば、人は大切なものを失った後に、①否認（denial）、②怒り（anger）、③取り引き（bargaining）、④抑うつ（depression）、⑤受容（acceptance）の5段階をたどるとされている。患者はその個性によって、これらの段階を異なった速度で、異なった強度で進むわけであるが、ロービジョンケアにおいては、これらの心理反応を避けて通ることはできない。医療従事者は心理的ケアの専門家ではなくとも、患者の心理的問題に気づき、それに対処する基本的な技術を身につけておくことが望ましい。それは3段階に分けられる。最初のステップは傾聴を主体としたカウンセリングである。患者の話を聞いていると、必ず患者の抑うつ感情に直面する。その際は、うつ病の精神療法として定評のある認知療法の技術が有用である。これが第二のステップである。カウンセリング、認知療法はともに患者の自発的な気づきを期待して行うものであるが、やがて患者に具体的な行動を促す必要が生じてくる。これが第三のステップである。その際は行動を重視した精神療法である"森田療法"の手法が役立つ。以下、それぞれのステップについて概説する。

文献は p.297 参照.

ステップ（1）カウンセリング

カウンセリングを行うには、医学的診断は必ずしも必要ではない。なぜなら、その基本的な関係性は医師・患者関係ではなく、対等な人間同士の関係だからである。よって、その基本を身につければ、だれもが、どのような患者に対しても試みることができる。

1. カウンセリングの三つのキーワード：カウンセリングのパイオニアであるカール・R・ロジャーズ（Carl R Rogers, 1902-1987）の主著『クライアント中心療法』（原題："Client-Centered Therapy, Implications, and Theory"）[2]から、傾聴、共感、非指示という三つのキーワードを選び、それぞれについて解説する。

傾聴：カウンセリングの基本技術である。ただ、受動的に聴いてい

るだけでは傾聴とはいえない．「確かに聴きましたよ」というメッセージが伝わってはじめて，「ああ，聴いてもらえた」という実感が話し手側に生まれる．そのためにフィードバックという技法を使う．患者の語りには，感情部分と思考部分がある．それぞれが聴き手に伝わったことを話し手にフィードバックする技術には，感情反映と言い換えがある．

感情反映（reflection of feeling）：患者が「苦しい」と言ったとき，「そうですか，苦しいのですね」などとフィードバックすることによって，患者は自分の感情が伝わったことを実感する．

言い換え（paraphrase）：患者が一連の考えを述べたとき，「そうですか，あなたはかくかくしかじかのことがご心配なのですね」などと言い換えてフィードバックする．これによって，患者は自分の思考内容が伝わったことを実感する．

共感：傾聴の目的は情報の収集だけではなく，共感を伝えることである．完全に相手を理解することは不可能であるが，できるだけ患者の身になって考える努力をすることによって，共感的態度が生まれる．それは言葉だけではなく，声の調子，表情，姿勢などにも現れる．共感的態度は暖かい雰囲気をつくりだし，信頼関係の基盤となる．

非指示：まだ真相のみえない心理的な問題には，非指示の態度を貫くことも大切である．ロジャーズのカウンセリング理論では，徹底的な非指示の姿勢が強調される．そこには患者自身の問題解決能力に対する深い信頼がある．真摯で共感的な傾聴は，患者自身の問題解決装置を必ず作動させるという考えである．ロービジョンケアにおいては，補助具，社会的資源，視覚障害者の経験談など，専門的な情報を提供することがカウンセリングに組み入れられる．患者は指示を与えられなくとも，カウンセリングを契機に，自己の再編成が起こり，問題解決へ近づいていくのである．よって，カウンセリングの結果責任はあくまで患者側にあり，これがロジャーズのいうクライアント中心療法の真髄である．

2. ロービジョンケアにおいてカウンセリングが効果を示した症例

23歳，男性．Leber病によって両眼の視力が急速に低下し，1年の間に視力が両眼とも0.02となり，仕事の継続が困難となった．日常生活は自立可能だったが，患者は目が見えていた過去の自分と，視覚を喪失した新しい自分とが分裂していて，どちらが本物の自分かわからなくて恐ろしいと訴えた．急速に視覚を失った場合，患者は

新旧の自分をすぐには同化できない．その状態は強い不安を引き起こす．カウンセリングはこの不安を軽減し，古い自分と新しい自分との同化を促進する．本症例も定期的な診察とカウンセリングによって新旧の自分の再構築が進み，それに伴って不安が軽快し，新しい自分には何が必要かを自覚できるようになった．

ステップ（2）認知療法

　認知療法はうつ病の精神療法として知られている．構造化された本格的な認知療法は精神科の領域であるが，その基本な考えかたと技法は，ロービジョンケアに有用である．特に，抑うつ状態にある患者に向き合う際は，必須の心理学的知識といえる．抑うつは，誤った悲観的な思い込みによって増幅されている可能性がある．その修正を試みるのが認知療法である．

1. 認知心理学とは，感情，行動の発生過程を研究する学問である：認知療法の基盤となる認知心理学とは，感情，行動といった人間の反応は，出来事の直接反応ではなく，出来事に対する心的表象を介して生じるとする立場である．その表象の代表が自動思考（automatic thought）であり，これは認知療法のキーワードのなかで最も重要なものの一つである．

2. 自動思考とは，出来事の直後にその人が無意識でよく使う思考・判断のパターンである：一般に，出来事の結果として感情が生じると考えられているが，認知心理学ではそこに自動思考という，もう一つの段階を想定する．"出来事→感情"ではなく，"出来事→自動思考→感情"となるのである．自動思考は，出来事に際し，その人が無意識のうちに，瞬間的によく使う思考・判断のパターンで，その人特有の考えかたのくせともいえる．ロービジョンケアにおいても，不安の内容は自動思考の影響を強く受けるので，それを探ることによって，患者の不安により適切に対処することができる．

3. うつ病では，非現実的な自動思考が発現している：認知療法の先駆者の一人であるアーロン・T・ベック（Aaron T Beck, 1921-）は，その主著『認知療法』（"Cognitive Therapy and the Emotional Disorders"）[3]のなかで，うつ病患者には非現実的で否定的な自動思考が発現している，と述べている．それは認知の歪みとも呼ばれ，"過度の一般化"（例：一つがだめだとすべてがだめだと思ってしまう），"選択的抽出"（例：物事の否定的側面だけに注目する），"恣意的推論"（例：十分な根拠がないのに自分の人生は失敗だと思い込

む), "破局視"(例:複数の展開のうち最悪のものを想定して疑わない) などがその代表的パターンである. その認知の歪みを修正すれば, それに引き続いて生じる否定的な感情を緩和することができ, 抑うつ状態を治療できるとするのが認知療法である.

4. **認知の歪みを検出する質問を用意しておく**:患者が抑うつ状態にあるとき, そこに非現実的な自動思考, すなわち認知の歪みが隠れていないかを探る質問を用意しておくと有用である. その代表が,「そのとき, あなたの頭には何が浮かんできましたか?」,「不安が強いとき, あなたはどんなことが心配になりますか?」,「あなたが想定する最悪の展開はどのようなものですか?」などである.

5. **患者が認知の歪みのもとで苦しんでいることがわかったら, 修正を試みる**:認知の歪みの修正法には, 直接法と間接法がある. 患者が医学的に誤った思い込みをしている場合は直接その誤りを指摘してもよいが, 治療者が詳しく知らない患者の個人生活に関するもの(例:家族は自分を迷惑がる, 自分は解雇される, 自分の人生はおしまいだ, など)には, 間接法が無難である. 間接法は"ソクラテス式質問法"とも呼ばれ, 治療者が患者に異議を唱えたり, 治療者の視点をとり入れるように患者を説得するのではなく, 質問を重ねるなかで, 患者が自ら気づいたり発見したりするように仕向ける質問法である.「そう考える根拠は?」,「ほかの考えかたは思いつきませんか?」,「あなたの友達がこうなったら, どんなふうにアドバイスしてあげられますか?」などがその代表である[4].

6. **精神科へのコンサルトのタイミング**:ロービジョン患者の抑うつ感情は, 重要なものを喪失したことに対する当然の反応として, 必ずしも病的なものとはいえない. キューブラー＝ロス (Elisabeth Kübler-Ross, 1926-2004) は, "抑うつは受容への重要な準備期間でもあるので, 決して患者に「悲しむな」と言ってはならない"と述べている[1]. 激しい焦燥感, 自殺念慮, 顕著な不眠, 急激な体重減少をみたら, 精神科受診を奨めるタイミングと考えるべきである.

7. **ロービジョンケアにおいて認知療法が効果を示した症例**:40歳, 男性. 20代に遭遇した交通事故により右眼は眼球破裂で失明, 左眼は強角膜裂傷で無虹彩となり, 引き続いて受けた外傷性白内障手術にて無水晶体眼となった. 虹彩つきハードコンタクトレンズで視力は (1.0) 出ていたが, コンタクトレンズが調達不能となってから矯正視力は (0.1) にとどまり, 身体障害者手帳を取得. 受傷10年後から虹彩根部癒着による続発緑内障が併発し, 視野の欠損も徐々に

進行してきた．薬物治療にもかかわらず，眼圧が 25 mmHg を超える際は極度の不安状態となり，慢性の抑うつ状態に陥った．そこで，不安が強いときの自動思考の妥当性を自分で評価できるようにソクラテス式質問を繰り返したところ，不安時には恣意的推論，破局視といった認知の歪みが出現していることに気づき，それを自分で修正することによって，次第に不安をコントロールできるようになった．

ステップ（3）森田療法

森田療法は，森田正馬（1874-1938）によって創始された，いわゆる神経症に対する精神療法である．本来は入院療法であるが，外来森田療法のガイドラインも作成されている[5]．その適用範囲は医療現場に限らず，職場や学校の相談業務にまで広がっている．ロービジョンケアにおいてもそのエッセンスを身につけることは，リハビリテーションの幅を広げるうえで有用と思われる．ロービジョンケアに即して森田療法のキーワードを抽出してみると，精神交互作用，あるがまま，行動への焦点化，生の欲望の四つが挙げられる．

精神交互作用（とらわれの機制）：森田は身体症状にとらわれる機制を，精神交互作用の説を用いて説明した．まず，自身の身体的変調に気づく．次に，その変調に注意を集中する．すると，感覚が鋭敏になり，意識も狭窄してくる．意識が狭窄すると，さらに注意の集中が起こり，感覚もさらに鋭敏になり，意識もさらに狭窄する．この悪循環にとらわれた状態が神経症である．この悪循環は神経症のみならず，一般の身体疾患，各種の障害でも起こり得る．視覚障害は深刻な問題であるが，そこにとらわれの機制が加わって，さらなる深刻化をきたす可能性がある．

あるがまま：森田療法は，"あるがまま療法"とも呼ばれる．ただ，それは何もしなくてよいという意味ではない．症状はとりあえずあるがままに受け入れ，それをとり除こうと焦らず，必要なこと，やりたいことを行動本位でやっていこう，という意味である．症状を消そうすれば，そこに注意の集中が起こり，再び悪循環のなかにとらわれてしまうからである．症状を障害に置き換えれば，これはリハビリテーションにも応用できる考えかたである．"あるがまま"は"受容"とは異なる．"あるがまま"は障害を受容できなくとも，障害はとりあえずそのままにしておいて，注意を行動へ移していこうという意味なのである．

行動への焦点化：症状あるいは障害に当てていた注意を行動へ移す

ことである．森田療法では徒然草第百五十七段の"外相もし背かざれば，内証必ず熟す"がよく引用される．これは外面と内面は別物ではないので，内面を整えたければ外面を整えればよい，という意味である．この考えかたは，健康な心をとり戻したければ，健康人らしく行動すればよい，という森田療法の治療理念と一致する．徒然草のこの段は，"筆を取ればもの書かれ，楽器を取れば音を立てむと思ふ"という出だしで始まる．段全体が"心は事物によって触発される"ことを表現している．心が向かないために行動へ踏み出せない場合は，心はそのままにしておいて，とりあえず事物に触れてみることによって，心が触発されるのを期待する．悲しみ，不安，抑うつが強くて障害を受容できない場合，受容を待ってリハビリテーションを開始するのではなく，まずは事物に触れ，行動することによって内面が変化していくのを期待する．

生の欲望：森田は，すべての人に以下のような生の欲望があると考えた[6]．
1. 病気になりたくない，死にたくない，生きたい．
2. よりよく生きたい，人に軽蔑されたくない．
3. 知りたい，勉強したい．
4. 偉くなりたい，幸福になりたい．
5. 向上発展したい．

生の欲望と絶望は別物ではなく，原点は同じであるが，外界に開かれているのが生の欲望で，内向きに閉ざされているのが絶望ともいえる．森田療法は，内に向いたエネルギーを外に向かせるための方法論でもある．受容に基づくリハビリテーションという立場は理想であるが，このほかに森田療法的リハビリテーション，すなわち生の欲望に基づくリハビリテーションという観点を加えることによって，ロービジョンケアの幅は広がると思われる．鈴鴨[7]による視覚障害への心理的適応の研究によれば，価値観の変化を伴う障害受容は社会統合の必須条件ではなく，自分の状況に対して何らかの行動を起こし，コントロール感が高まることによって自己価値が高まり，心理的適応も高められるという結果が報告されている．森田療法的リハビリテーションの理念と通じるものがあり，興味深い．

ロービジョンケアにおいて森田療法が効果を示した症例：63歳，男性．定年を迎える頃から急速に加齢黄斑変性が進行し，治療にもかかわらず視力が両眼とも手動弁まで低下した．定年後の計画が無に帰したことで怒り，抑うつが顕著となり，精神科医も介入し，抗不

安薬，睡眠薬が処方された．視覚障害へのとらわれが強く，意識が狭窄して悪循環に陥っているのがみてとれた．患者は生の欲望が強く，絶望の深さはその裏返しと判断されたので，歩行訓練，パソコン訓練を早期に導入した．家族の協力もあって患者は積極的にとり組み，半年後には次のように述べるに至った．「見えないのはじっとしていても，行動しても同じだ．ただ，行動すると，いろいろな壁にぶつかり，ああ，見えないとはこういうことなのだ，と実感する．と同時に，見えなくてもできることがあることも実感する．そうしているうちに，受容的な気持ちになってきた．じっとしているよりも，行動したほうがあきらめもつくことがわかった」．行動が受容を促進することを示した一例である．

物語りに基づくロービジョンケア

ロービジョンケアにおける心理的ケアのスキルの最後に，NBM（narrative-based medicine；物語りに基づく医療）について述べる．NBM はイギリスの家庭医のなかから出てきた運動で，EBM（evidence-based medicine；根拠に基づく医療）の推進者であったトリシャ・グリーンハル（Trisha Greenhalgh）ら[8]によって概念化された．NBM の目標は，病気や障害を患者自身が自分の物語りのなかに，意味ある形で組み入れるのを援助することである．科学技術的な治療で治癒する可能性がある疾患においては，医師による生物医学的な物語りが主役を担うが，長期間あるいは一生病気または障害と共生していかなくてはならない場合は，患者の主観を"尊重"した長編物語りが主役となる．この場合の"尊重"とは，患者の物語りに医療従事者がそのまま添うということではなく，十分な対話を行ったうえで，患者が適切な方針を決定できるように援助するという意味である．治療的な専門医療が限界に達した後のロービジョンケアにおいては，NBM が重要な役割を担うと考えられる[9]．

NBM における対話の基本的な技術はカウンセリングと同じく，傾聴，共感，情報提供である．医療従事者は患者との対話を継続することによって，障害の物語りを患者の人生の物語りに同化し，組み入れようとするのである．すなわち，患者自身の無意識において半ば書きかけられている個人的な物語を，患者自身が意識的に再構築していく作業を助けるのである．

実際に臨床を行っていると，すべての人が最終的に障害の受容に至るとは限らない，ということを実感する．機能的，能力的，社会

的ケアを受け，その課題を達成した後でも，障害を受容できずに煩悶を抱えている人はまれではない．NBM の目標は障害を患者自身が自分の物語りのなかに意味ある形で組み入れるのを援助することであると述べたが，その最終目標は意味の獲得だけではないだろう．意味を見いだそうとしても見いだせない状況であっても，それもまた一つの物語りであり，それに対して共感的な存在であることが大切であると思われる．専門知識をもった医療従事者は唯一無二の患者の物語りの証人の役割を果たせる可能性がある[10]．視覚障害を負った存在の意味を医療従事者と患者がともに対話し，問い続ける行為が，物語りに基づくロービジョンケアであると思われる．それは対話する対等な人間同士に同質の意味を付与するものと思われる．

まとめ

　ロービジョンケアにおける心理的ケアについて解説した．今回提出したモデルは，カウンセリング，認知療法，森田療法のエッセンスを適宜組み合わせて対応していくというものである．また，NBM の手法を用いて，視覚障害の意味を問い続ける作業を，"物語りに基づくロービジョンケア" と呼ぶことも提案した[11]．

〔気賀沢一輝〕

視覚障害判定（欧米との違い）

現行の身体障害者福祉法の問題点

現行（1995年改定）の身体障害者福祉法[1]での視覚障害の等級については，**表1**のような指摘がなされている[2-4]．障害者手帳をもらっても，ロービジョンケアに結びついていないことも指摘されている．

一方，国際的にはColenbranderが発案したFunctional Vision Score（FVS）がWHOの定義に基づいているとされている．World Ophthalmology Congress（2002, Sydney）では国際的基準として採択された[5]．米国のAmerican Medical Association（AMA）は，いち早くこの国際標準法をとり入れた[6]．

山縣らは，わが国の問題の解決法として，特に視野に関してEsterman ScoreまたはColenbranderによるFunctional Fields ScoreとFVSを推奨している[7,8]．宇田川ら[9]はわが国で最初にFVSで視機能の計算をして，緑内障におけるVisual Field Indexとよく相関があることを述べた．

これらを踏まえて，WHOの定義に基づいた米国の方法（FVS）を基準に，日本，英国，オランダにつき，さまざまな観点から視覚障害の判定を比較した（**表2**）[10-15]．

文献はp.298参照．

英国（スコットランド）の方法

"盲"と"部分的視覚喪失"に分けられ，それぞれ定義がある．

表1 わが国の視覚障害の等級判定における問題点

静的視野と動的視野の乖離の存在
正常の視野が大きすぎることによって生じる矛盾
半盲と10°以内の求心性狭窄の間の評価の不統一
視力を左右の和で評価することへの疑問
神経眼科的問題：代償されない複視や動揺視で，一瞬の視力は両眼ともよい場合はどう扱うのか？[2]
手術やボトックス®でも治らない眼瞼下垂や眼瞼けいれんで苦しむ患者に対する対応がない[4]

表2 各国の視覚障害判定と申請の比較

	日本	英国	オランダ	米国(FVS)	WHOの定義に基づいた米国の方法を中心にしたコメント
簡単さ	△	○	◎	△	AMAの方法：FVS=FAS×FFS/100, FAS＝(VAS_{OD}＋VAS_{OS}＋3×VAS_{OU})/5, FFS＝(VFS_{OD}＋VFS_{OS}＋3×VFS_{OU})と2眼を一つの器官として統合するために，ステップがある[11-13].
判定医間，判定医内に差がない	×	×	○	◎	FVSには判定医間，判定医内のクラス相関はそれぞれ0.94と0.96と非常によい[16]. これは眼科に限らず他の科であっても重要なことである[17].
国際標準である	×	×	×	○	AMAは，いち早く国際標準法をとり入れた[5,6].
視野半径10°に50点	×	×	×	○	網膜の中心半径10°以内の領域は後頭葉の50%を占めるという脳科学にも基づく[23].
静的視野と動的視野の乖離が少ない	×	○	×	○	Goldmann III-4e と Humphrey Field Analyzer (HFA) の III 10dB は，あってもわずかの乖離である[18,19]. 筆者らの研究[20]でもHFAカスタムプログラム Colenbrander グリッドテストとGP III-4eとVFSはR＝0.92と高い正の相関がある.
"Impairment"で評価	○	×	○	○	英国は適応されれば，支給しない場合ある．("disability"で評価する場合がある.)
Quality of lifeとの相関がある	△	△	△	○	FVSはVFQ25に相関することがFuhrら[24]，Seo[25]，筆者ら[26]により確かめられている．さらに柳澤ら(第64回臨床眼科学会)や筆者ら(WOC2014)の発表でも現行のわが国の法律より，よい相関が確かめられている.
神経学的問題への配慮	△	○	×	○	FVSではオプションとして15点引くことができる．複視や眼瞼けいれん[6,10]で失職するようなら，両眼単一視の視野を両眼視野としてスコアリングする方法もある．世界のどこにもないが，一瞬の測定でない時空的視機能評価を考えていく必要がある.
ロービジョンケアへの結びつけ	△	◎	◎	○	英国は申請と同時にスタッフに聞きとらせ，行政サービスに結びつける．『The Royal College of Ophthalmologists』(http://www.rcophth.ac.uk/CVI)の"For the Profession"の"CVI"を参照されたい．オランダは，紹介状で，軽度の症例は地域のオプトメトリストで，補装具を無料でもらうことができ，より高度な相談は50km圏内にある多機能視覚リハビリテーション施設で受ける.
原因疾患の統計	△	◎	×	○	英国は中央でまとめて，予防できる疾患予防に役立てている．ICDコードを用いて全国的統計をとることができる.
個人情報への配慮	○	◎	△	○	英国では行政サービスと統計へ結びつけるために，患者にサインを求める欄がある.

FAS：Functional Acuity Score
FFS：Functional Field Score
FVS：Functional Vision Score
ICD：International Classification of Disease
VAS：Visual Acuity Score
VFS：Visual Field Score
◎：大変よくあてはまる.
○：よくあてはまる.
△：まあ，あてはまる.
×：あてはまらない.

"盲"の定義：非常に見えないので，視力が必要などんな仕事も遂行不能である．これを考慮して，注意すべき以下の2点がある．①テストは，彼の普段の仕事やある特定の職業の遂行ができないかどうかということではなく，とても見えないために，彼の視力では，重要などんな仕事をも遂行できないかどうか調べる．②眼の状態のみを考慮に入れて，ほかの体や精神障害は考慮に入れない．

"盲"とされる視力：最良矯正視力であり，各眼が独立に，または存在すれば両眼一緒に測定される．Snellen 視力表で，正しく矯正してから検査する．検査された人は以下の三つのグループに分けられる．

1. グループ1：3/60（0.05）未満．一般に 0.05 未満の視力の人は盲とみなされる．
2. グループ2：3/60（0.05）以上 6/60（0.1）未満．視野が非常に制限されていれば，盲とみなされるが，視覚障害が長く続いており，視野が狭窄していない場合には盲とみなされない．すなわち，先天性の眼振，アルビニズム，近視などである．
3. グループ3：6/60（0.1）以上

Snellen 視力表の 6/60 以上の視力の人は盲とはされない．視野の大部分が狭窄しているような場合，とくに狭窄が視野の下にある場合に盲とみなされる．しかし，同名半盲や両耳側半盲で，中心視力が 6/18 以上の場合には，盲とみなされない．

"部分的視覚喪失"の定義：規則では決められていない．しかし，スコットランドの行政官は盲ではない人も，実質的に永久に先天的視力の欠損または，病気やけがで実質的に永久にハンディキャップを起こすような視力障害があれば，福祉サービスの対象になり，地方の行政は盲人と同様の供給の権限を与える．しかし，これは盲人が享受しているほかの特典，たとえば社会保障ベネフィットや税金の控除などは適応にはならない．

（一般的なガイドとして部分的視覚障害とされる視力）
1. 3/60（0.05）から 6/60（0.1）で視野が完全な人．
2. 6/24（0.25）未満で視野の狭窄がある，透光体の混濁や無水晶体．
3. 6/18（0.33）以上であるが，大きな視野欠損のある，すなわち半盲，または著明な視野欠損，網膜色素変性や緑内障など．

オランダ方式

オランダでのロービジョンの定義は簡単で，視力は 0.3 未満，視野が半径 30°未満となれば，ロービジョンと認められる．眼科医が Visio*1 の紹介状を書けば，患者は町のオプトメトリスト*2 を訪ね，適当な補装具を選ぶことができる．この費用は国から支給される．さらに，歩行，料理のしかた，心理的ケア，または就労などの相談が必要な人のためには，半径 50 km 以内に多機能視覚リハビリテーション施設が配置されている．これらの施設はもともとは盲学校だったところであるが，少子高齢化に伴い，視覚リハビリテーショ

*1 Visio
オランダにあるロービジョン者のケアシステム．ここへの紹介状はごく短時間で書くことができ，以下のリンクから翻訳版をダウンロードできる．http://mayeyeclinic.sharepoint.com/Pages/linkbetweenophthalmologyandrehabilitation.aspx

*2 オプトメトリスト
マレーシア，シンガポール，カナダ，オーストラリア，ニュージーランドなどの英連邦の国々などのメガネ店にいる専門職．6年制大学において眼科と眼鏡についての課程があり，眼鏡から前眼部，眼底の検査，視野検査まででき，視機能に熟知しているため，ロービジョン者にも適切な拡大鏡や拡大読書器を紹介できる．

ンセンターに変革された．ここも無料で使うことができる．

米国ではSmartSight™ で，近くの視覚リハビリ施設を紹介されるが，これには費用がかかり，私的保険に加入している人でないとサービスが受けられない．この点，欧州の制度にならったほうが，あまねく視覚で困っている人にサービスが行き渡ることになる．

FVS のメリット[10-15]

1. 国際標準法である．Functional Vision Score（FVS）は Weber-Fechner の法則[*3]に基づく．視力（Functional Acuity Score〈FAS〉，できればETDRSまたはColenbrander 1 m 視力表を用いる）も視野（Functional Field Score；FFS）も対数スケールを用いる[21,22]（表 3, 4）．FVS は簡単ではないが，判定医間，判定医内で差がでない．
2. FVS は眼に関連する QOL との相関が確かめられている．だから，ロービジョンケアの目安ともなる．
3. FVS の視野部分である FFS は静的・動的の乖離が少ない．自動視野計に視力を入力さえすれば，視野を測り終わったとたんに，FVS がわかる利便性がある．
4. WHO の定義に基づく国際基準であること，原因疾病の統計，失明予防に役立てることができる．
5. ロービジョンケアに結びつける書式であること．（行政と共同で取り組む，あるいはケアをできる限り探す．）

まとめ

すべての欧米の国々を網羅したわけではないが，代表的なところを比較した．

英国：障害に適応してしまえば，級が変わる．すなわち"impairment"でなく"disability"で判定する．FVS は障害に適応してしまっても"impairment"はそのままであるので，"disability"に関わらず，評価される．なぜなら，"disability"を克服した人であっても，見えないことは見えないと評価しなければならない．そうしないと視覚を失った人がリハビリテーションを受けるモチベーションを失うからである．また，英国では，眼科医を通らずとも，自己申請で視覚障害があると，行政のサービスを受けることも可能である．

米国：SmartSight™ でリハビリに結びつける．視覚のリハビリは私的保険の対象となる．しかし，私的保険に入ることができない人に

[*3] **Weber-Fechner の法則**

Weber の法則に基づいた Fechner の法則は，物理的刺激強度の関数としての感覚強度を示したものである．Weber は，知覚における最小の感覚的変化を引き起こすのに必要な刺激強度の最小変化が，刺激強度に比例することを観測した．S を感覚の強度，I を物理刺激の強度とすると，Fechner により一般化された Weber の実験心理物理学的法則は，次のように表される．

S（感覚）
$= \log I$（刺激強度）$+ C$（定数）

この式は，現在 Fechner の法則と呼ばれている．FVS の計算において用いられている視力や視野の評価方法は，刺激に対しての感覚を対数で表されるものが採用されている．

表3 視力障害分類とできるロービジョンケア

インペアメント範囲（ICD-10-CM）		視力		視力スコア	障害率	見積もられる読書能力
		小数視力	1mの記載法			
ほとんど正常の視覚	正常視覚	1.6	1/0.63	110	—	正常の読書スピード，正常の読書距離，小さな活字への予備能力
		1.2	1/0.8	105	—	
		1.0	1/1	100	0	
		0.8	1/1.25	95	5	
	ほとんど正常	0.62	1/1.6	90	10	正常の読書スピード 読書距離が近くなる．小さな活字への予備能力はなくなる
		0.5	1/2	85	15	
		0.4	1/2.5	80	20	
		0.31	1/3.2	75	25	
ロービジョン(low vision)	中等度のロービジョン	0.25	1/4	70	30	読書補助具でほとんど正常．低拡大鏡または大活字を用いる
		0.20	1/5	65	35	
		0.16	1/6.3	60	40	
		0.13	1/8	55	45	
	重度のロービジョン	0.1	1/10	50	50	読書補助具を用いて普通よりゆっくり読む．高倍率拡大鏡を用いる
		0.08	1/12.5	45	55	
		0.06	1/16	40	60	
		0.05	1/20	35	65	
盲(blindness)	盲	0.04	1/25	30	70	読書補助具を用いてどうにかこうにか読む．部分的に拡大鏡を使うが，録音されたものを好む
		0.03	1/32	25	75	
		0.025	1/40	20	80	
		0.02	1/50	15	85	
	盲	0.016	1/63	10	90	
		0.0125	1/80	5	95	
		0.01以下	1/100	0	—	視覚的な読書はない．録音されたものに頼る．点字または非視覚的な情報
			or less		100	
全盲(total blindness)	盲	光覚なし(no light perception)		0	100	

は，この恩恵が受けられない場合がある．

オランダ：方法はたいへん簡単で，どの眼科医でも判定可能であるが，範囲が広いので，財源が必要と思われる．オランダでは，少子化に伴い盲の子どもが減っているなか，高齢者の視覚障害が増えていることから，盲学校などを改革して，視覚リハビリテーションセンターとして各県に配置し，眼科医，視能訓練士，職業訓練士，心理療法士，ソーシャルワーカーも配置して，ロービジョンケアにも

表4 視野障害とできるロービジョンケア（WHO）

障害の等級 (ICD-10-CM に基づく)	特殊な条件		平均半径 (もし喪失が 狭窄性のもの であれば)	視野スコア (能力)	障害率 (％能力 喪失)	視覚のオリエンテーションと 移動の評価される能力 (O＋M tasks, O：orientation, M：mobility)
正常（に近い）視覚	正常視覚の範囲		60°	110 105 100 95	0 5	正常の視覚オリエンテーション 正常の移動スキル
	正常に近い視覚	片眼を喪失	50°	90 85	10 15	正常　O＋M スキャニングをもっと必要 横からのイベントに時々驚く
			40°	80 75	20 25	
ロービジョン	軽度ロービジョン	上半分の視野喪失	30°	70 65	30 35	ほとんど正常のパフォーマンス 物を見つけるのにスキャニングを要する
			20°	60 55	40 45	
	中等度のロービジョン	半盲	10°	50 45	50 55	視覚による動きが正常より遅い．常にスキャニングが必要．杖が補助として必要かもしれない
		下半分の視野喪失	8°	40 35	60 65	
（ほとんど）盲	重症のロービジョン		6°	30 25	70 75	長い杖が物を探すのに必要．同定するのに視覚を使うかもしれない
			4°	20 15	80 85	
	盲に近い		2°	10 5 0	90 95 100	視覚によるオリエンテーションは信頼できない．長い杖か音，盲導犬，また他の盲の移動スキルに依存
全盲	視野がない					

結びつけた．

わが国の問題点：視力のみならず，眼底観察や視野も測ることができるメガネ店も，またそこに勤務するオプトメトリストもいないわが国において，眼科医から最初に紹介されるメガネ店がロービジョンケアができるかどうかが問題となる．また，疾患名を登録し，一元管理するようにすれば，予防できる失明疾患について，国としての対策を立てることができる．FVS は，WHO の定義に基づくゴールドスタンダードである．Functional Field Score を静的視野計で評価できれば，だれでも判定が簡単になる可能性がある．各国のよいところをとったシステムが一日も早く，わが国に確立されることを願ってやまない．

（加茂純子）

遺伝相談

ロービジョンケアにおける遺伝相談（遺伝カウンセリング）の役割

遺伝性眼疾患は多岐にわたり，ほとんどの一般外来や専門外来でも対象疾患は多い．したがって遺伝専門外来だけでなく，すべての眼科診療，特に視覚障害の原因となる多くの遺伝性疾患を対象とするロービジョンケアにおいて，遺伝相談は重要である．

だれが眼疾患の遺伝相談を担うのか？

遺伝子についての情報はさまざまなメディアを通じて一般にも広まっており，インターネットで種々の遺伝子検査が販売されているなど，急速に遺伝医学の環境に変化がみられている．日本医学会の『医療における遺伝的検査・診断に関するガイドライン』では，成人の発症者の遺伝学的検査に関する遺伝カウンセリングは，主治医が行うことが望ましいとされている[1]．認定遺伝カウンセラーなど，遺伝医療にかかわるコメディカルの育成も行われているが，まだ一部の医療機関に在籍する程度である．すなわち，眼科における遺伝相談はもはや専門家のみによる特殊な医療ではなく，すべての眼科医師が担うべき医療技術の一部となっている．

文献は p.299 参照．

遺伝診療をとりまく環境の変化

現在，技術的には全遺伝子配列の検査が可能であるが，検出された遺伝子変異の意味や疾患との関連性を確定することは必ずしも容易ではない．しかし，いまや個人が遺伝子検査をネットで購入し，キットに入っている綿棒で口腔内をこすり，送付するだけで結果を受けとることのできる時代になっている．それぞれの企業の広告によると，特定の遺伝性疾患に関する遺伝子，薬に対する反応にかかわる遺伝子，運動などの身体能力に関係するとされる遺伝子，肥満などの体質に関係するとされる遺伝子など，さまざまな検査項目が商業的に提供されている．国民の安全を守るために，医療機関以外

の遺伝子検査に法規制が必要という意見が多数ある一方，今から法規制をするにはすでに遅く，随時運用面の規定で対応することになるともいわれている．

多くの疾患が遺伝子変異と関連づけられ，臨床的にはできなかった確定診断が遺伝子検査で可能になる例も増加している．未発症の疾患の遺伝子診断について注目が集まったことも，記憶に新しい[*1]．その他，一部の出生前診断が妊婦の採血のみで行われるなど，技術の変化が著しい[3]．

遺伝子診断を行ったときの遺伝カウンセリング料が一部保険収載されるようになったが，眼科が主になる疾患は現時点で含まれていない．また現在，先進医療で遺伝子検査を行っている眼疾患は，角膜ジストロフィと網膜芽細胞腫に限られる．網膜色素変性など有料での検査手段もあるが（オーファンネット・ジャパン），遺伝子検査についてはほとんどが研究費により行われているので一定でないことが多い．今後これらの状況も変わっていくと考えられる．眼科領域以外の医学情報関連の情報にも目を向ける必要があるといえる．

眼科医による遺伝相談における注意点

遺伝相談は遺伝医学的な分析だけではないが，それらを根拠に行わなくてはならず，理解不足や医師の主観による説明のために患者に不利益を与えることのないように努めなくてはならない[*2]．ここでは，遺伝の専門でない眼科医が遺伝相談を行う際に，筆者がアドバイスした経験を中心にポイントを挙げる[4]．

眼科医としての自分の役割が大きいことを認識する：患者には自分の目のことをよく理解してくれるのは眼科主治医であるという期待がある．だからこそ疾患と病状の説明，治療やロービジョンケア，主治医としての心理的サポートと同様に遺伝相談を行うと，遺伝の専門家でなくても相談の意義を実感できる．相談したくても「医師が忙しそうで聞けなかった」，「そんな倫理的に不謹慎なことを考えているのか，と怒られるような気がして躊躇した」という患者もいる．本当に聞きたい遺伝のことを質問できずに何年もたっている例もあるので，病院でも診療所でも，どの医師や医療者も，遺伝について専門でなくても向き合い，質問がしやすい対応を心掛ける．

主訴や初めの質問に対して説明にすぐ入らない：たとえば遺伝子検査希望で来院しても，何が当人にとって問題なのか整理がついていないことも少なくない．遺伝について気になっているということを

[*1] 米国の女優が遺伝性乳癌遺伝子の変異をもっていることが判明したため，予防的乳房摘出術を受けたと公表したことがきっかけだった．例としてNHK時事公論『遺伝子検査と私たちの未来』のなかでとりあげられた[2]．

[*2] 常染色体劣性遺伝形式の疾患の原因となる変異を，どの人も数個はもっていると考えられている．遺伝性疾患は特別な家系に起こることではなく，どの人も無縁ではないということを認識する必要があるし，伝える必要がある．また，疾患によっては遺伝子の突然変異が起こることにより，突然ある世代から遺伝性疾患がみられることが少なくないことも忘れてはならない．この場合は，その世代以降，遺伝子変異は引き継がれることになる．

受け止めながら聴いているうちに問題の本質が主訴と異なることが判明することは珍しくない．このような場合，すぐに主訴に対する説明を行うと本質的な回答にならない．たとえば子供の遺伝を気にしていても，本人の疾患の受け止めやケアに関する検討は不可欠である．

個人的な意見で当事者の受け止めかたを決めつけない：50％を高い確率だと感じる人もいるし，"100％でない"と受けとる人もいる．1％はある人にとっては低い確率だが高いと感じる人もいるし，低いから安心するとは限らない．また，発症の確率が低いから産むとか確率が高いと感じるから産まないとは限らない．高いから伝えにくい情報とか，低いから伝えても問題ないとか，医師の感覚や倫理観に偏らず情報は正しく伝え，当人が正しく理解しているか，どのように受け止めたかなどを確認しながら理解や決定をサポートする必要がある．

面談の設定などの工夫：あわただしいなか，電話対応や時計を気にしながら話すのでは充実した相談になりにくい．集中して話せる環境をつくるために予約時刻と長さを設定するなどの工夫をする．また，限界があることをよく理解したうえであれば，受診間隔があく場合の連絡や，理解を助けるために，補助として電子メールが有用なことがある．

結論をもち越すことを苦にしない：遺伝医学的には患者の質問に正しく答えても，本人の課題への答えにならないことがある．また，本人が悩んで方向性が見いだせないこともあるが，時間をかけて相談を継続することで本人が自分の選択肢を見つけていくことがある．急を要する場合を除いて，結論を急がず相談を継続することも大切な要素になる．

本人中心が原則だが家族それぞれのサポートが重要になることもある：家族から本人の同意なく相談が寄せられることもあり，注意が必要である．また，信頼し合い仲がよくても考えていることは同じではなく，気遣っているからこそ同席では思いを語れないこともあるので個々に話を聴く時間が必要なこともある．周囲が熱心なときは本人が蚊帳の外にならないように注意が必要である．一方で家族をサポートすることが本人のサポートのために重要なこともある．これらを忘れず，どのような状況か見きわめることが大切である．

遺伝の課題は継続している：何年も経過してから新たな相談が出てくることもあるので，それを見越した対応が必要である．年齢，環

境，家族の変化などから何年もたってから相談が再開されることはまれではない．遺伝の相談がなくても，たとえば思春期であれば「将来のこと，結婚など，何でもいつでも相談して」と伝えることは効果がある．

専門医へ紹介する前に：紹介が必要な場合には検査結果や家族歴などとともに，可能な限りどのような目的の相談か，相談の背景などは事前に聴いて予約をとることが望ましいと考えられる．患者にも紹介の目的や紹介先へ連絡をとることなどを伝え，主治医としてできることをしたうえで紹介し，紹介先との連携ができれば，患者も安心して主治医のもとでの通常の診療を継続しやすくなる．

基本知識

紙面の関係で詳細な遺伝学の基本的知識を述べることは困難であるし，詳細な遺伝情報の多くは絶えずアップデートされる（表1）．また，疾患の原因遺伝子とされた変異が，後に実は原因ではなかったと訂正されることもあるので，注意を要する．ここでは概略を述べる．

家系図：記載の原則は，縦方向に新しい世代を下に，同世代を横一列に記載する．また，男性は四角，女性は丸で示し，健常者は中抜き，罹患者は塗りつぶしで表す．主な記号を表2，3に示す[5]．

遺伝形式（1）常染色体優性遺伝：対になっている常染色体上の遺伝子の片方に変異があるだけで，疾患が発症するタイプを常染色体優性遺伝形式という．Marfan症候群，先天無虹彩，常染色体優性視神経萎縮，網膜芽細胞腫[6]*3 などがある．上記疾患などは診断によって常染色体優性遺伝が確定することもあるが，そうではない場合には，三世代続けて罹患者がみられるときに推定され，男女の差がないことも特徴である．浸透率が100％でない不完全浸透だと，遺伝子変異をもっていても発症しない場合があること，同一家系でも症状の程度が異なることなどにも注意が必要である．

遺伝形式（2）常染色体劣性遺伝：常染色体劣性遺伝形式では，常染色体の対の遺伝子二つともに遺伝子変異があって発症し，どちらか一つだけの変異では発症しない．多くの代謝疾患，Usher症候群*4，クリスタリン網膜症などがある．

主に同胞に罹患者がいるが，両親は罹患していないときに考えられ，男女差はない．罹患者の両親はともに変異をもっていると推定され，保因者と呼ばれる．この場合，両親が同じ変異をもっていることもあるが，異なる変異をもっていることもある．近親婚では同

表1　遺伝カウンセリングに関する主な情報源

GENETOPIA（信州大学医学部附属病院遺伝子診療部）
http://www.shinshu-u.ac.jp/hp/bumon/gene/genetopia/index.htm

いでんネット（臨床遺伝医学情報網）
http://idennet.jp/

OMIM
http://www.omim.org/

Gene Tests
http://www.genetests.org/

Genetics Home Reference
http://ghr.nlm.nih.gov/

*3 網膜芽細胞腫は両方の遺伝子が変異をもつことで発症するが，遺伝性の場合，常染色体優性遺伝形式で，もともと片方の遺伝子が変異をもっており，もう片方の遺伝子変異は細胞が分裂する過程で起こる（two hit theory）．遺伝性の場合はすべての細胞が一つの突然変異のみで発症する素地があり，非遺伝性の場合は変異が同じ細胞で二つ（1対）起こることによって発症する．以下に述べる常染色体劣性遺伝形式と混同されていることがあるので，注意が必要である．

*4 Usher症候群は，網膜色素変性と難聴を合併する疾患の代表である．前庭神経障害を伴うType 1，伴わないType 2，発症がやや遅く難聴が進行性のType 3のそれぞれ複数の原因遺伝子のうち，部分的に判明している．一つの遺伝子の変化が複数の種類の細胞（網膜と内耳）に影響をもたらすために目と耳の症状が同時に起こる．（染色体上で隣接している複数の遺伝子の微細な欠失や重複のために，複数の症状が現れる隣接遺伝子症候群とは異なる．）

表2 家系図の記号（1）

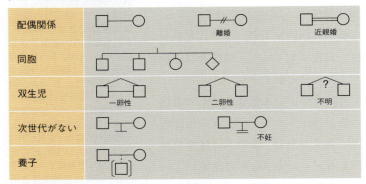

表3 家系図の記号（2）

意図を理解してもらうようにしてから，上から下へ，世代をそろえて書く．記号の断り書きを添える．記入日，記入者と，誰による口述をまとめたものかも記載し，適時追加，訂正．

じ変異をもっている確率が高くなるため（ホモ接合体），近親婚の両親の子どもは常染色体劣性遺伝の疾患の確率が高まる．しかし，常染色体劣性遺伝だからといって二つの変異が同じ起源とはいえず（複合ヘテロ接合体），また近親婚だけを理由に常染色体劣性遺伝とは断定できないので，注意が必要である．

遺伝形式 (3) X連鎖性遺伝：性染色体のX染色体連鎖性で劣性の場合，罹患者は男性が多い．先天色覚異常やコロイデレミア，若年網膜分離症などがある．男性は各細胞の核にX染色体を一つしかもっていないため，変異があれば発症する．女性は一つ変異をもっていても保因者となり発症しないことが多いが，網膜色素変性などで

は軽度の所見や症状がみられる場合と，症状がはっきり出る場合もあるため，女性に症状があってもX連鎖性の否定は慎重にする必要がある．コロイデレミアの保因者の眼底は特徴的で，診断に有用である．また，色素失調症はX連鎖優性遺伝で，男児はほとんどが胎生致死となるため，患者はほとんどすべて女性である．

遺伝形式の推定

　遺伝子診断が有用な場合は遺伝子検査を考慮するが，現時点では不確実なことも多く，その場合は確率の推定を行う．

核DNAに基づくメンデル遺伝形式：疾患によっては，診断がついた時点で遺伝形式が確定できる場合がある．たとえば，コロイデレミアや若年網膜分離症がX連鎖性遺伝形式であることや，クリスタリン網膜症が常染色体劣性遺伝形式であることなどである．その場合は，保因者が推定でき，知りたい対象疾患の罹患の確率を推定することができる．しかし，網膜色素変性や錐体ジストロフィのように，複数の遺伝形式がみられることが少なくない．このときは家系に複数の罹患者がいる場合には，それぞれの遺伝形式にあてはまるどうかを確認する．

　発症の確率の推定は疾患の診断と家系図をもとに，上記の遺伝形式にあてはまるかどうかを確認し，あてはまる場合に計算する[5]．網膜色素変性の孤発例では，統計から導いた経験的な確率[*5]を参考にする．

ミトコンドリア遺伝：上記の核DNAに基づくメンデル遺伝形式以外に，細胞質のミトコンドリアDNA遺伝がある．Leber家族性視神経症が代表的な疾患である．受精の際，精子の細胞質は卵子に入らず，受精卵には母親由来のミトコンドリアDNAが受け継がれる．したがって男性が罹患者の場合，子孫には受け継がれないことになる．

多因子遺伝：多くの疾患は，上記のような単一遺伝子による遺伝ではなく，複数の遺伝子や環境要因などによって発症する多因子遺伝と考えられている．緑内障や加齢黄斑変性などの原因解明が期待されている．

（岩田文乃）

[*5] 孤発例患者の子どもの発症は約1%[7]，あるいは患者が男性なら2%，女性なら5%[8]という報告がある．

クリニカル・クエスチョン

最新デジタル機器は，ロービジョンケアに使えますか？

　ロービジョンケアにおけるデジタル化は，古くはワープロやデスクトップコンピュータの操作，スキャナーによる文字認識などが一般的であった．また，今まで使用されてきた拡大読書器などの視覚障害者用補装具にも，カメラ機能によるぶれのない画像の拡大・移動などのデジタル化による改良が加えられている．しかし，携帯電話やスマートフォン，タブレット端末などの普及により，それらの機能を安価で手軽に視覚障害者が利用可能になってきた．このため，視覚障害者用のアプリや付属品が用意され，視覚障害者自身によるホームページやブログで使用方法が紹介されている．また，視覚障害者におけるタブレット端末の利用の研究や製品開発にとり組む研究室や企業も増えてきた．

コンピュータと携帯電話

　今までも，コンピュータは視覚障害者にとって大切な情報収集や情報発信のコミュニケーションツールであった．Microsoft WindowsやMac OSは，たとえ全盲であってもウェブサイトを閲覧でき，メールが送信できるように設計されている．しかし，多くのタブレット端末やスマートフォンがキーボードや物理ボタンをもたないため，全盲者や高度の視覚障害者にとっては操作が困難なことも多い．このため，多くの視覚障害者にとってコンピュータや携帯電話は，まだなくてはならないものである．また，視覚障害者にとって携帯電話は，電話だけでなく拡大鏡やメールの送受信に重要な役割をしている．特にdocomoの"らくらくホン"やauの"簡単ケータイ"は音声認識や音声読み上げ，音声コード読取機能が搭載され，物理ボタン操作のみでメールの送受信ができ，カメラで撮影した文字データの読み上げも可能となっている．

タブレット端末とスマートフォン

　スマートフォンを含むタブレット端末は，物理的なキーボードやテンキーをもたない．これでは，視覚障害者にとってどこを触って

よいかわからないし，押した感覚がないので非常に操作が難しい．しかし，機種を選ぶことにより，ある程度の対応が可能となる．現状ではAppleのiPad, iPhone, iPod touchとSAMSUNGのGALAXYなどの端末で，ホームキーがハードキーとして用意されている．

プラットフォームによる違い：これらの端末は，プラットフォームとしてiOSあるいはAndroidを使用している．iOSの場合，VoiceOver，色の反転と，ズーム機能（3本指でダブルタップ）が基本となる．これらは設定により，ホームボタンのトリプルクリックでスイッチ可能となる．Androidの場合，iOSと同様にTalkBack（日本語対応でないので，別途"N2 TTS"のインストールが必要）と拡大（画面をトリプルタップ），ネガポジ反転が可能である．しかし，電源ボタンの長押しでユーザー補助へのショートカットが可能だが，毎回設定をする必要がある．また，当然のことながら使用できるアプリも各プラットフォームで異なる．音声図書の読み上げアプリの"ボイス オブ デイジー"や"TapTapSee"などのアプリはiOSだけ，わが国でスマートフォンがなかったコンピュータ時代から使用されている"ドキュメントトーカ"はAndroidだけである．使用アプリに応じた機種選択が必要となる．

サポートによる違い：視覚障害者に対する販売やアプリやアクセサリの開発サポートは，Appleが一つ上を行っているようである．障害者割引もわずかではあるが，用意されている．Apple Storeには視覚障害者の操作を説明することができるビジネススペシャリストもスタッフとして常駐している．また，Studio Gift Hands[*1]では，レンズやスタンドの発売をして視覚障害者のiPadやiPhoneの使用法を各地で解説している．また，世界中で視覚障害者用ソフトウエアや使用法の開発が行われている．さらには，英語であるが，米国オクラホマ盲学校指導員のRobert Miller氏のiPadのアクセシビリティブック[*2]がダウンロードできる．また，東京都障害者IT地域支援センターのウェブサイトの"やくだち情報"のリンク集[*3]には，AndroidとAppleの障害者向けアプリが紹介されている．

視覚障害者の使用経験

インターネットで検索すると，視覚障害者自身のスマートフォン使用経験を閲覧することができる．平瀬の『視覚障害者がスマートホンを使うためのノウハウ』[*4]では，"GALAXY"シリーズの使用方法を詳細に説明している．また，自身が視覚障害者である広島大学教

[*1] 株式会社Studio Gift Hands
http://www.gifthands.jp/

[*2] 米国オクラホマ盲学校指導員のRobert Miller氏のiPadのアクセシビリティブック
http://www.wonderbaby.org/resources/ipad-accessibility-booklet

[*3] 『東京都障害者IT地域支援センター』の"やくだち情報"のリンク集
http://www.tokyo-itcenter.com/700link/index.html

[*4] 『視覚障害者がスマートホンを使うためのノウハウ』
http://www.yoihari.net/sumaho.htm

育学部の氏間*5は，すでにiPhoneのみで，話，ブラウジング，メール，乗り換え案内，暗いところでの懐中電灯，色がわかりにくいときの読み上げ，拡大読書器などに使用している．さらに全盲に近い症例では，明るいか暗いか（部屋の電気の入り切りの確認），色の確認（靴下の左右の色が合っているか，服の色の確認），物の確認（お茶かジュースか，カードの種類の確認），紙幣の確認（円，ウォン，ドル，などの紙幣の確認），方位磁石，天気の確認などさまざまな使用が可能である．

*5 『氏間研究室』
http://home.hiroshima-u.ac.jp/ujima/src/index_j.html

デジタル機器とアナログ機器の併用

いかにデジタル機器が進歩しても，軽くて充電の要らないアナログ機器の使用も必要である．まず，画面を適当な拡大で確認するための近用眼鏡や拡大鏡が必要な場合もある．また，常時使用する新聞などの決まった拡大には，拡大鏡のほうが手軽で使いやすい場合も多いので，デジタル機器のみにこだわる必要はない．

まとめ

高齢者が多いロービジョンケアにおいて，コンピュータの使用は大変有用ではあったが，本人の受容やケアを担当する側の知識不足もあり，その普及は限られていた．しかし，デジタル技術の進歩や革新的なデバイスの普及により，ロービジョンケアにおいてさまざまなデジタル機器が使用可能となっている．しかし，まだ使用法の説明者が少なく，さらに公的補助がなく高価であることにより，いろいろな機器を一度に購入して使用することは大変難しい状況ではある．今後，デジタル機器の指導者の育成や，日常生活用具の対象化や障害者割引の拡大などの対応が望まれる．

〔川瀬和秀〕

4. 他施設との連携によるロービジョンケア

歩行訓練

見えない・見えにくいことで生じる情報の障害

　視覚がうまく働かなくなると，周囲の環境を把握しにくくなり，移動の安全に支障をきたす．また，文字情報を中心としたコミュニケーションの障害も発生する．さらに，これまで普通にできていたことが難しくなると，精神的・情緒的な面でも大きな困難に直面することになる[*1]．

　ここで注意しなければならないことは，視覚障害が軽度であっても，重度の人と比べて主観的な生活のしづらさや心理的な問題が軽いとはいえないという点である．

　このような場合，必要な支援を必要なときに適切に受けられるかどうかで，その後の人生に大きな違いが生じる．

視覚障害者に対するリハビリテーション

　視覚障害リハビリテーションは，非常に個別性の高いものであり，精神面も含めて当事者の困っていることそのものに対応していく専門性と柔軟性が重要である．

　短期的には，今困っていることを解決するための技術的な指導が中心となるが，その結果が自己効力感の向上を通じて，自分自身の力で自分の生活をとり戻していくことにつながるのである[*2]．

　そのために，国立障害者リハビリテーションセンター学院と日本ライトハウス養成部の2施設において，専門的な指導法をマスターした視覚障害生活訓練専門職（指導員）の養成が行われており，全国各地に視覚障害リハビリテーションを提供している施設・団体が存在している．しかし，地域的な偏りも大きく，全国どこに住んでいる当事者でも同じように利用できる状況ではない．

視覚障害者の"歩行訓練"とは

　一般に視覚障害者の"歩行訓練"といえば，白い杖をもって一人で街を歩く練習と考えがちである．確かに，"歩行の自由は精神の自

[*1] "障害"は個人的なできる・できないの問題ではなく，"見えない・見えにくい人"が仕事や社会生活に参加するうえで困難がある．そういう社会のシステムや構造そのものが"障害"の本質である．
（『オアシス上越』のウェブサイト http://www6.ocn.ne.jp/~oasisu/
"目の不自由な人への支援"，"アイマスク体験と福祉講座"，"中途視覚障害者はなぜ白杖を携行したがらないか？"，を参照されたい．）

[*2] 視覚障害リハビリテーションは，本人が視覚で不自由さを感じたときや，不安をもったときから開始されなければならない．
　具体的な技術指導で何ができて，何が困るのかを明確にすることで，今までと変わらずにできることに気づき，自信をもつことができる．問題が認識できると具体的な対応が考えられ，不安に対する一定の見通しや期待をもつこともできる[1]．

文献はp.299参照．

由"といわれるように，一人で安全に行動できる技術と自信をもつことは，新しい人生において大きな力となる．特に，職業をもって社会人として生活するためには，通勤を含めた単独歩行の能力を要求されることも多い．

しかし，当事者の置かれた環境やニーズは一人一人異なる．そのため，実際の歩行訓練では下記のカリキュラムに従って一律な指導をするのではなく，十分なアセスメントと評価に基づき，個々人のニーズに合わせた個別のプログラムを工夫することが重要となる．

たとえば，生活地域での買い物や通勤・通学・通院経路などを，決まった道順で繰り返し練習することもあるし，公共交通機関を利用しての移動など，どのような環境においても応用できる能力を目標に幅広い課題を実施する場合もある．また，高齢だったり片麻痺があったりする当事者では，自宅内でのトイレへの往復が目標となることもあるし，心のケアを必要とするような状況では，"同行援護"などの福祉制度を利用して，外出しようという意欲をもってもらうことを目標にとり組むこともある．

歩行訓練のカリキュラム

オーソドックスな歩行訓練をごく簡単にいえば，"移動における安全の確保"と"目的地への到達"という二つの目標を実現するための技術指導である．その通常のカリキュラムは以下のようなものだが，環境把握における視覚の働きの一部ないし全部を，機能的に代行可能な聴覚や白杖を経由する触覚などに置き換えることを含んでいる．

ロービジョン者の場合，自分の見えかたを正確に把握していない人もいるため，たとえば路面の白線を視認できるか，あるいは何メートル先まで視認できるのか，歩行者用信号機の位置を視認する場合，視野狭窄の影響はどの程度あるか，また，歩行者用信号機の色は判別できるか，環境内の明るさとの関係で見えかたがどのように変化するか，というような具体的な見えかたの特性を，当事者と指導員双方が実際の歩行訓練のなかできめ細かく把握し理解する過程を経て，どのように保有視覚を活用するか，白杖との併用をどのように行うか，というような点を検討していくことになる．また，適切な色と濃さの遮光レンズを使用することで，屋内・屋外を問わず実用的な見えかたが改善する人も多いので，各種レンズのトライアルは重要である．網膜色素変性の人などには，希望に応じて夜間の歩行訓練を行うこともある．この場合は，強力な手持ちのライトを使用

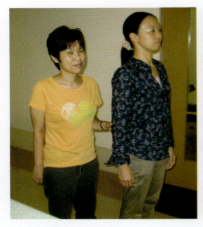 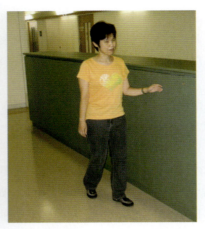

図1 "手引き"または"ガイドヘルプ"の実際

図2 壁面の伝い歩きによる屋内での歩行

することも選択肢に入るが，それが当事者に有効かどうかは実際に試してみる必要がある．

"手引き"の利用：当事者が家族や支援者の肘のあたりをもち，半歩後ろを歩く方法を"手引き"または"ガイドヘルプ"という．この方法は安全性が高く効果的だが，可能なかぎり当事者の主体性を尊重する関係性が求められる（図1)[2,3]．

この手引き歩行を最初の歩行訓練の課題として考えるなら，指導員の手引きという安心できる条件のもと，さまざまな環境での歩行を経験することにより緊張がほぐれ，落ち着いて周囲の環境音を聴きとる練習になるうえ，外出の楽しさや季節の風を感じることも期待できる．また，手引きの利用法に熟達することは，将来，一般の通行者の援助を積極的に利用する場合などに役立つことになる．

なお，ロービジョン者は，手引きを受けなくても支援者が横を歩くことで安全が確保されることも多い．このような場合，支援者としては言葉による視覚情報の提供を中心とした"情報支援"の役割が大きいといえるだろう．

屋内での歩行

指導内容：防御の姿勢，壁面の伝い歩き，廊下の横断など．

白杖などの歩行用具を使用しないで，壁面や手すりを手で伝い歩きをしたり，保有視覚や触覚的な手掛かりを活用するなどして，屋内を自由に移動できるように練習することが次の課題となる（図2）．この練習で培われる環境把握と移動の能力が，屋外での白杖歩行の基礎となる．

なお，重度のロービジョン者の場合には，このような安全確保の技術と保有視覚とを併用することで，屋内での移動が格段にスムーズとなることが多い．

白杖操作技術

指導内容：タッチテクニック，スライド法，白杖による伝い歩き，階段昇降など．

一般的に白杖は，進行方向の2歩前方で肩幅程度の振り幅で左右に振る（図3）．そのようにして，前方の障害物から身体を守る（バンパーとしての働き），前方の段差などを探知する（センサーとしての働き）といった機能を果たすことができる．そのとき，地面を石突でスライドさせれば，さまざまな路面の状態が白杖を経由し触覚的手掛かりとして，より確実に認識されることになる．あるいは，白杖を単に携帯するだけであっても，周りの人や車両に対して注意を喚起することができる（シンボルとしての働き，図4）．また，T字杖のように体を支える働きに特化した白杖もある．このような歩行用具としての白杖の機能を状況に応じて活用する技能を身につけることと，なかでも安全に階段昇降を行う技術に習熟することは重要である（図5）．また，高齢のためバランスが不安定，あるいは軽度の片麻痺を伴う場合などは，握力のあるほうの手でT字杖を保持して身体を支え，逆の手で長い白杖を振るという二本杖の技術を導入することもある．

なお，白杖に対する抵抗感をもつロービジョン者は多く，そのような場合，無理に白杖の使用を強制することは避けなければならないが，"白杖体験"ということで，下り階段での白杖の使いかたなどを練習してみることは効果的である．特に視野狭窄のある人が，足元の確認に白杖を使用することで周囲を見渡す余裕が生まれ，安心して楽に歩けたという経験をすると，抵抗感はありながらも安全のための道具として白杖をもとうかという気持ちになることもある．また，歩行訓練を受けたロービジョン者の場合，普段は周囲の人へのアピールのために白杖を携帯するだけだが，下り階段や薄暗くなってからの歩行では通常の使いかたをするというように使い分ける人もいる．

住宅街や繁華街の歩行

指導内容：路上駐車や電信柱などの障害物の発見と回避，曲がり角の発見，道路横断，接近する車両の回避，点字ブロックの利用，信号のある交差点の横断（音響信号機の有無），道順の把握，面的なメ

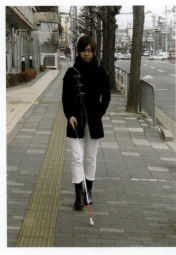
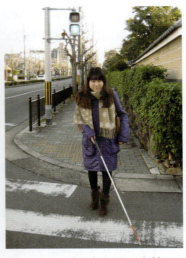

図3 白杖を使いながらの歩行
一般的に白杖は，進行方向の2歩前方で肩幅程度の振り幅で左右に振る．

図4 シンボルとしての白杖
白杖を単に携帯するだけであっても，周りの人や車両に対して注意を喚起することができる．

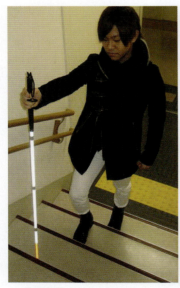
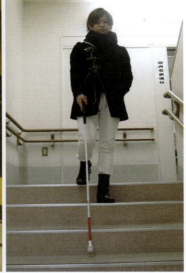

a. 昇り歩行　　　　b. 降り歩行
図5 白杖を使いながらの階段歩行

ンタルマップの形成，目的地に関する情報収集，目的地の発見，誤りの修正など．

　屋外の道路を安全に歩くためには，保有視覚や聴覚などを活用して周囲の環境を知ること，頭のなかに道順や地図を描くこと，身につけた歩行技術のなかからその場の状況にあわせて最も有効なものを選択し実行することなどの諸能力が必要になる．そのため，専門

の指導員にマンツーマンで歩行訓練を受けることが望ましい．ことに，指導員から細かなアドバイスを受けられる環境で失敗も含めてさまざまな経験をすることは，その後の安全な歩行にとって大きな財産となることが多い．

交通機関などの利用
指導内容：バス・電車・タクシー・乗用車の乗降，ホーム上の安全確保，エスカレーター・エレベーターの利用など．

　必要に応じて公共交通機関などを利用するための訓練を行う．ただ，それまでの訓練で十分なレベルに到達していない場合は，たとえば電車の単独乗降訓練を回避するという判断もありうる．そのようなときには，駅員や周囲の人への援助依頼によって目的を達成するように工夫することになる．

補装具としての白杖の申請時における注意点

　白杖は，用途によってさまざまな種類が用意されている[4]．用途や長さが合わない白杖は，転倒や転落などの危険性が高まるので，福祉制度を利用して申請する際（あるいは自費で購入する際）には，注意が必要である．最も重要な注意点は，適切な長さが確保されていることである．

種類：直杖（折りたたみ不可），折りたたみ式，伸縮式，T字杖の4種類があり，通常は十分な強度と耐久性をもつ直杖と折りたたみ式のものを使用することが多い．伸縮式のものはシンボルとしての用途が中心である．最近は，ロービジョン者を中心に非常に細く軽いタイプの折りたたみ式白杖もよく使用されている．T字杖はバランス機能や下肢に障害のある視覚障害者に適しており，体重を支えることができる．

長さ：白杖の長さは当事者の身長に合わせて決める．通常は地面から当事者の，みぞおちまでの高さを最短の長さとして，+10 cm までの範囲内で処方される（伸縮式とT字杖を除く）．この長さは，障害物や下り階段などの確実な発見と危険の回避のために必要なものである．

石突：白杖の先端部の石突には，用途によってストレート（チョーク型），球形，ローラー式，クッション式，キャスターつきなど，さまざまなタイプがある．最近では，白杖を振るときに石突で地面をスライドさせる方法が多く使われるようになったことに伴い，ローラー式やクッション式の石突が急速に普及してきている．

〔野﨑正和〕

眼科ですべきパソコンの操作環境整備

ロービジョン者にとって，文字の読み書きは最大の問題である[1]．この問題解決のために拡大鏡や拡大読書器が補助具として多く使用されている．視覚リハビリテーション領域では，パーソナルコンピュータ（以下，パソコン）も補助具としての認知度が高い．タブレット型多機能端末（以下，タブレットPC）の登場は，視覚障害のある人のパソコンへの興味・関心を高めた．しかし，パソコンやタブレットPCの操作においても画面やキーボードの文字の確認が困難なために，拡大鏡で確認しながら操作するロービジョン者もいる．

このような状況を改善し，ロービジョン者の効率的なパソコン操作を可能にするため，眼科では視機能データを考慮し，ロービジョンケアの範疇でパソコンの操作環境を整備する必要がある．パソコンやタブレットPCの操作距離に合わせた近用眼鏡の検討は当然だが，画面に表示する適切な文字の評価とそれにより実際に画面が見やすくなることの実演・体験，見やすい画面設定の説明・指導が考えられる．情報は，すぐに活用可能な状態で提供されると利用機会も増える[2]．医療機関のロービジョンケアの現場は，ロービジョンの患者にとって情報が有益なことを体験できる最初の場として，その責任は重大である．

本項では，Microsoft Windows 7/8を搭載したパソコン，視覚障害のある人の間で利用が広まったiOS 7を搭載したiPad（Apple）の操作環境整備について述べる．

文献はp.300参照．

最大効率で読める画面上の文字サイズ

個人に合わせた文字サイズの評価：ロービジョン者は，個人によって最大効率で読むことのできる文字の大きさが異なる．そこで，パソコンやタブレットPCの環境整備は，その文字サイズを見つけ出すことから開始する．それには，読書チャートが便利である．ここでは小田[3]のMNREAD-J（ミネソタ読書チャート）を用いた読書評価方法を紹介する．

MNREAD-Jは，3行30文字から成る単純かつ等質な文章が0.1

logMAR刻みの異なる大きさ（大→小）で印刷された読書チャートである．各文章の音読に要した時間と誤読数を測定することにより，最大読書速度（MRS〈maximum reading speed〉，文字/分）とMRSで読むことのできる最小の文字サイズである臨界文字サイズ（CPS〈critical print size〉，logMAR）を得る．白黒反転したチャートも用意されており，必要あればコントラストポラリティ効果の評価も行う．

文字サイズ設定時の注意：読書評価後，画面の文字サイズをCPSの大きさまで拡大する．MNREAD-Jのチャートには，logMARの値とともに視距離30 cmとした場合のポイントサイズが併記されており，この値が参考になる．小田ら[4]の"MNREAD-Jに関するQ&A 4.3"では，logMARからポイントサイズへの計算式も提供されている．ただし，このポイントサイズは，紙に印刷された文字を視距離30 cmで読む場合の大きさであることに注意する．

得られたポイントサイズをパソコンのフォントパネルで入力しても，画面上の文字を視距離30 cmで読むための大きさに設定したことにはならない．画面解像度の影響を受け，画面上の文字を定規で実測した場合の高さが変化する．同じポイントサイズでも，画面解像度が高ければ文字はより小さく，低ければより大きく表示される．したがって，画面の文字をCPSに設定するためには，得られた文字のポイント数を印刷された場合の文字の高さの実測値に変換し，画面の文字がそれと同等の高さになるように大きさを調整する必要がある．末成[5]に従えば，10ポイント≒3 mmとなる．たとえば，視距離30 cmでCPSが30ポイントという読書評価結果を得た場合，画面を同じく視距離30 cmで見るとするならば文字の高さが9 mmになるまでポイントサイズを大きくする．30 cm以外の視距離で画面を見るならば，その距離に応じて文字の高さを変える必要がある．視距離10 cmで画面を見るならば文字の高さは視距離30 cmの場合の3分の1で3 mm，視距離60 cmならば2倍の18 mmとなる

CPSが大きすぎる・MRSが遅すぎる場合の対策：MRSが速くてもCPSが大きすぎて画面内に十分な文字数，最低でも約5～6文字[6]を表示不可能な場合，より大きなディスプレイを用いるか，視距離を縮めると同時に文字サイズも縮小して画面内の文字数を確保し，読書速度の低下を防ぐ．また，MRSが遅い場合，課題によっては画面拡大に加えて画面読み上げが必要になる場合もある．耳で聴くほうが読書効率も向上するなら，画面読み上げソフト（PC-Talker，FocusTalk，JAWS®，NVDAなど）の併用を提案するのもよい．

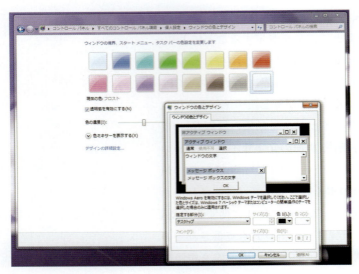

図1　Microsoft Windows 7 の"デザインの詳細"

"コントロールパネル"→"個人設定"→"ウィンドウの色"→"デザインの詳細設定"

ロービジョン者に役立つ機器設定の工夫（1）パソコン編

文字の拡大方法：画面解像度を低下させるだけでも文字は拡大される．ワープロソフトやウェブブラウザなど，アプリケーションソフトによっては本文や作業領域の表示だけを自由に拡大/縮小可能な操作コマンドも用意されている．これら以外，画面の文字の拡大方法として，次の二つが考えられる．

　一つ目は"デザインの詳細設定"（図1）である（Microsoft Windows 7 でのみ有効）[*1]．タイトルバーやメニューバーなど，特定項目のフォントの種類・色・大きさなどを詳細かつ個別に設定可能である．低倍率の文字の拡大ならば，この方法で十分に対応可能である．文字を大きくしすぎると，ウィンドウ内のレイアウトが崩れる心配があるので注意したい．

　二つ目は，画面拡大ソフト（Microsoft Windows 標準搭載の Microsoft 拡大鏡，市販の ZoomText Magnifier など）を使用する方法である．画面拡大ソフトを起動し拡大率を変更するだけで，文字を CPS まで簡単に拡大可能である．画面拡大ソフトには，全画面表示モード（図 2a），レンズモード（図 2b），固定モード（図 2c），これら三つの拡大モードが一般的に用意されている[*2]．ロービジョン個人の視機能・操作への慣れ・ニーズ・作業内容などに合わせて使用するモードを選択する．画面拡大ソフトはデスクトップの一部の領域だけを拡大表示するためデスクトップ上のオリエンテーションが失われやすく，拡大表示領域の把握が困難なこともある．拡大/縮

[*1] **Microsoft Windows 8 での文字サイズの項目別カスタマイズ**
[Windows ロゴキー]+[u]で"簡単操作センター"を表示後，"コンピュータを見やすくします"，"テキストとアイコンのサイズを変更します"の順にたどり，"テキストサイズのみを変更する"で"デザインの詳細設定"に類似の設定を行えるメニューがある．

[*2] 参考ウェブサイト
『まほろば』
http://mahoro-ba.net/
（2014 年 5 月現在）
『Microsoft 拡大鏡 Windows 7/8』
http://cosmosvision.web.fc2.com/PC/MS_Mag/MS_Mag_Win7.html
（2014 年 5 月現在）

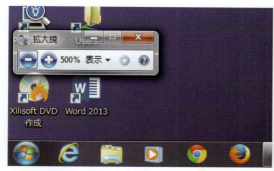
a. 全画面表示モード

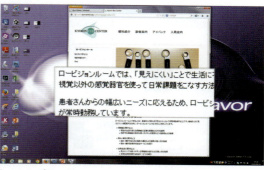
b. レンズモード

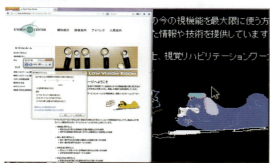
c. 固定モード

図2　Microsoft 拡大鏡の画面拡大モード
［Windows ロゴキー］＋［u］で"簡単操作センター"を表示後，"拡大鏡を開始します"をクリックすると，デフォルトでは全画面表示モードで拡大される．その後，［Windows ロゴキー］＋［＋］or［－］で倍率の変更が可能となる．
a. 全画面表示モード：画面全体を使ってデスクトップの一部を拡大．
b. レンズモード：マウスポインタ周辺に表示された太枠内のみを拡大．
c. 固定モード（拡大領域を白黒反転時）：画面の固定領域にマウスポインタの向かった先や編集中のテキストを拡大．

小の操作を繰り返し，デスクトップのどこを拡大表示しているのかを常に確認するよう助言する必要がある．

ハイコントラストの設定：読書評価においてコントラストポラリティ効果があったならば，画面背景は暗く，かつ文字やマウスポインタを明るく表示することを試みる．"ベーシックテーマとハイコントラストテーマ"（**図3**）から，黒背景に白文字の配色が施されたものを選択する方法が簡単である．ただし，この方法では色の情報は無視され，多くの箇所が白と黒で表現される．元の色の情報を可能な限り残すように配色をカスタマイズしたい場合は，前述の"デザインの詳細設定"（**図1**）を使用する．画面拡大ソフトのレンズモード（**図2b**）や固定モード（**図2c**）ならば，拡大表示領域だけを色反転して表示するため，色の情報を維持しながら見たい箇所だけを白黒反転したい場合には便利である．

操作効率向上の工夫：マウスを使ってパソコンを操作する場合，マウスポインタを見失わずに素早く目的の操作対象に重ねられる方法を考える．デスクトップ背景を黒，マウスを特大の白に設定し，マウスポインタ移動時に軌跡が残るように設定するだけで操作効率がよくなる場合もある．画面拡大ソフトを使用すればマウスポインタ

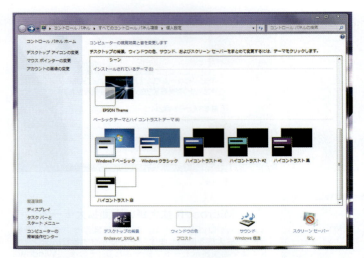

図3　ベーシックテーマとハイコントラストテーマ
"コントロールパネル"→"個人設定"→"ベーシックテーマとハイコントラストテーマ"

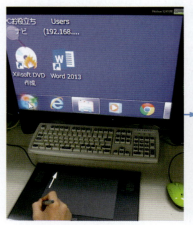
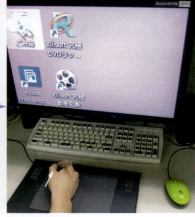

図4　画面拡大ソフトとペンタブレットマウス
マウスを何度もスクロールするのとは異なり，タブレット上でペンを動かすとその位置に対応したデスクトップが画面上に拡大表示される．

　も拡大され，マウスポインタの動きを追って拡大領域も移動する．このとき，ペンタブレットをマウスとして代用する（図4）と，タブレット部とデスクトップ領域の広さがほぼ1対1で対応しているため，何度もスクロールすることもなく移動させたい場所へマウスポインタを一瞬に移動させられ，デスクトップ上でのオリエンテーションも維持されやすい．

　パソコンをキーボード操作する場合，［Windowsロゴキー］，［Alt］などの特殊キーと矢印キーとでフォーカスを移動しながら操作する．目的のコマンドまでのルートを覚えれば，マウスポインタを見つける手間も省ける．同時に画面読み上げを追加すると状態を音で確認可能なため，操作の正確さも向上する．特殊キーとアルファベットを組み合わせて使えば，操作のショートカットも利用できる．キーボード操作は，慣れてしまえばマウス操作よりも正確かつ効率的な

4. 他施設との連携によるロービジョンケア　131

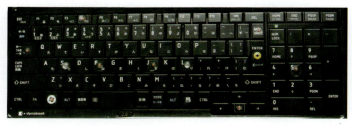

図5　キーボードへの立体シール貼りつけ
個人の必要性や特殊キーの配列により，貼りつけ位置や数を変更する．必要と考えたキーすべてに貼りつけると，キーの区別が困難になる．どこに立体シールを貼りつければ数が少なく，またその位置を基準に他のキーを探索しやすくなるのかを考えなければならない．通常，[S]，[L] には貼りつけない．このキーボードは，人差し指だけでキー入力したい希望のあった症例のもので，手掛かりを特別に増やすことでキー配列を正確に確認可能となった．

操作を提供する．

　キーボード操作では，キーボードのキー配列を覚えてタッチタイプを習得することが最初の難関である．キーに立体シールを貼りつければ（図5），触れたときの基準がわかりやすくなる．アルファベット・記号が太く大きく描かれたシールをキーに貼りつけ，キーを見やすくすることもできる．キーボード上の正確なオリエンテーションは，効率的なキーボード操作にとって必須である．

ロービジョン者に役立つ機器設定の工夫（2）iPad 編

iPad の概要：操作のわかりやすさは iPad の魅力である．自分の指がコントローラの役割を果たし，画面上でのタッチアクションによりアプリケーションソフト（以下，アプリ）を操作する．音声認識システム Siri に向かって話しかけ，アプリの操作や文字入力もできる．

　また，画面読み上げ[*3]，画面拡大・色を反転など，視覚障害のある人がコンピュータを使用する際に必要となる機能が標準搭載され，障害のある人の端末使用のアクセシビリティへの意識も非常に高い．特別なアプリのインストールも不要で，iPad は費用的にも負担が少ない．さらに，本体に内蔵されたカメラでは，高画質な写真や動画の撮影も可能である．遠方の様子や近方にある書類をカメラで画面に映し出せば，iPad は単眼鏡や携帯型の拡大読書器といったロービジョンエイドの役目も果たす．

アクセシビリティの設定：ロービジョン者が iPad を操作しやすくするための設定は，"アクセシビリティ" で行う．図6には設定の一例を示した．

　［選択項目の読み上げ］が "オン" ならば，テキストをハイライト

[*3] **VoiceOver**
VoiceOver は，iPad の画面を音声化するアクセシビリティ機能である．VoiceOver で画面を音声化して操作すると，通常とは異なるタッチアクションを用いる必要がある．次のサイトが参考になる．
『見えなくても使える iPhone--ボイスオーバーでの操作解説』
http://info.iccb.jp/voiceover/
（2014年5月現在）

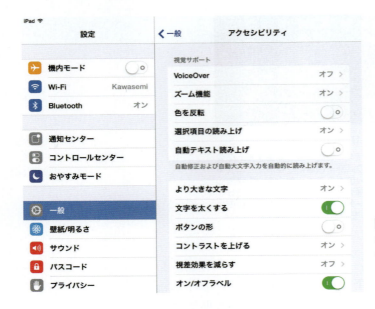

図6　アクセシビリティの設定例
オン設定：［ズーム機能］，［選択項目の読み上げ］，［より大きな文字］，［文字を太くする］，［コントラストを上げる］，［オン/オフラベル］
ショートカット：［色を反転］

表示して［読み上げ］をタップすると，選択されたテキストがどのアプリでも読み上げられる．［文字を太くする］，［コントラストを上げる］を"オン"にすると，アプリのメニューや文字入力に使用するスクリーンキーボードの文字も見やすくなる．

"アクセシビリティ"最下段の［ショートカット］は，iPad 画面下部にある丸いホームボタンを3回クリックし，既定のアクセシビリティ機能を起動させる機能である．複数登録すれば，その場の用途に合わせたアクセシビリティ機能を選択して起動することも可能である．

［ズーム機能］とピンチアウト・ピンチイン：iPad 画面上の文字サイズを CPS と同等の高さまで拡大する二つの方法（図7,8）を紹介する．

一つ目は"アクセシビリティ"の［ズーム機能］（図7）である．ここが"オン"であれば，どのアプリを使用していても3本指で画面をダブルタップするだけで全画面拡大される．2度目のタップで画面から指を離さず，画面上で指を上下すると拡大率を変更できる．画面上を3本指でドラッグすれば，拡大表示領域が移動する．通常画面に戻すには，再度3本指でダブルタップする．

二つ目は，ロービジョンに関わりなく一般に広く用いられるピンチアウト（拡大）・ピンチイン（縮小）である（図8）．写真や PDF ファイルを閲覧したりウェブブラウザを使用するだけなら，2本指を画面上に置いてその間隔を広げたり縮めたりして文字を拡大・縮

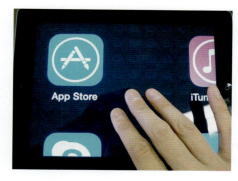

図7 ［ズーム機能］
オン/オフ：3本指で画面をダブルタップ．
拡大率変更：2度目のタップで画面から指を離さず画面上で指を上下する．
拡大領域の移動：画面上を3本指でドラッグ．

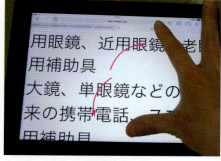
a．ピンチアウト（拡大）

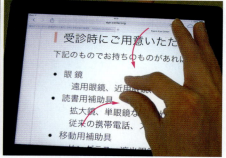
b．ピンチイン（縮小）

図8　ピンチアウト，ピンチイン
ピンチアウト（拡大）：画面上に指を2本おいて指の間隔を広げる．
ピンチイン（縮小）：画面上に指を2本おいて指の間隔を狭める．

小する．

どちらのタッチアクションも，拡大したい場所の上で行うのがコツである．見たい場所から離れたところを拡大すると，見たい場所を探索して表示するまでに時間を長く要したり，表示が困難となる．

操作時の注意：「画面に触れたつもりはないのにiPadが勝手に動く」と訴える人がいる．この場合，タッチアクションに使う以外の指や手の一部などが，気づかぬうちに画面に触れている場合があるので注意する．

また，利用可能なアプリの豊富さがiPadの魅力の一つだが，その数だけアプリ内のレイアウトも異なる．同一アプリ内でも操作のたびに画面全体が切り替わることもある．アプリ操作は容易でも，操作のたびに表示される画面内の環境が異なるとアプリ内のオリエンテーションは維持されにくい．操作したいアプリの数だけ，ていねいな環境認知が必要である．

（尾形真樹）

日常生活動作訓練

日常生活動作訓練とは

　人生の途上で事故や疾病により見えない・見えにくい状態になると，今まで何気なく行っていた"身のまわりのこと"が思うようにできなくなることが多い[*1]．

　水の入ったコップをとろうとして倒してしまったり，調理中に鍋に材料を入れようとしてまわりにこぼしたり，左右違う色の靴下をはいてしまったりして，見えなくなるとこんなこともできないのか，と落ち込んでしまうことになる[*2]．

　そこで日常生活動作訓練を受けることで，テーブル上のコップは手前からそっと手の甲側で探せばよいとか（机上の探索），鍋の位置を確認しつつ（確認動作）材料を入れることでこぼさずにすむ，となる．靴下も脱いだら1足分がばらばらにならないよう輪ゴムで止めておくとか，洗濯ネットを使うなどして洗濯するとよい．

　訓練ではそれぞれの方法について学び，正しく習慣づけることが必要であるが，今まで行っていなかった動きを習慣づけることは容易ではない．訓練を通して，行動の安全性・確実性を高め，自力で可能なことと他人の援助を必要とすることを区別し，適切に援助依頼ができるようになることも大切である．

　実際，動作をきちんと身につけることで，自信をもって生活することができるようになり，家族から「見えないことを忘れていた」といわれたと笑って話してくれた全盲の人もいた．

　ロービジョンの人であれば，"見て確認しなければ"と思っていたことを視覚以外の判断基準をとり入れることで余裕も生まれる．訓練の体験をした人が，鍋を火にかけるときに二口ある場合には，柄を八の字にするといいと教えられ，"そうすると柄に触っただけでどっちの鍋かわかるのね"と喜んでいた．

　日常生活動作訓練は，おおよそ以下の項目に分けることができる．

基本動作：すべての動きの基本となる動作．
身辺管理：身のまわりのことに関すること．

文献はp.300参照．

[*1] 人によってはまったく困っていないという人もいるが，歯ブラシに歯磨きペーストをつけることは見えないと難しい．ブラシ部分を指ではさみ，その間に絞り出す，自分専用のペーストを直接口に入れてから磨く，指にとってから口に入れる，とさまざまな工夫をしている．身のまわりのことは困ってもなかなか人に聞くことができず，独自の方法を編み出している人も多い．

[*2] 家族の理解を得ることが難しい．徐々に見えなくなって，うまくいかないことが増えてきたのに「おっちょこちょいだから」の一言で片づけられ，本人も"自分はおっちょこちょいだからだめなんだ"，と思い込んでしまっているという話も聞くことがある．本人の努力とともに，家族にもシミュレーションゴーグルで見えかたの体験をしてもらえると理解が深まる．

家庭管理：家庭生活上必要なこと．
環境整備：動作自体ではないが，行動しやすくするために必要である．照明を明るくする（まぶしすぎる場合は落とす）こととか，対象物（階段の段鼻，手すり，食器など）のコントラストを上げることも重要である．

基本動作

安全で効率よく，社会性のある行動であること．すなわち他人に見られても見苦しくない行動であることが求められる．
探索行動：まずは"基点"を定めたい．視覚でも触覚でも必ず戻れるような基準を決めてから探索を行う．たとえば家のなかでの移動でも，迷っても戻れるところを基点と考える（ラジオをつけっ放しにして方向がわかるようにしている人もいる）．
① 探索，② 確認，③ 状態を判断，④ 適切な行動をとる．
視覚もしくは触覚を使って探索し，判断することで適切な行動をとることができる．
整理整頓：探索しやすいようにものを整理して収納する．
区別・弁別のための工夫：似たような形や触感のものを区別するため，触ってわかるよう印をつけるなどの工夫をする．ある男性は，同じ種類の同じ色の靴下しかはかないと決めていた．

基本動作（1）探索行動

ファミリアリゼーション（環境認知）：歩行訓練との共通項目である．未知の部屋を理解するため，基点（主に入り口）から周囲をぐるっと伝い歩いたのち，格子状に歩いてみることで部屋の状況を把握し，確実に行動できるようにする．
室内移動および関連動作：歩行訓練との共通項目である．室内空間を安全で効果的で上品に，単独で歩行できるようにする方法．
1. 防御姿勢（上部防御，頭部防御，下部防御）[*3]：家具や壁などにぶつからないように体を守る姿勢．頭部，顔面と下半身の防御をすること（図1）．
2. 方向どり（垂直・水平）：空間をなんとなく勘で動くのではなく，家具などを基準とすることで部屋のなかで迷わないようにする．壁や家具を背にして垂直の方向をとる（図2）．壁や家具の面の延長線上を移動する，水平の方向どりという方法もある．
離着席動作：椅子と机との関係を把握して自分で正しい方向，姿勢

[*3] 防御姿勢を知っているが，物を落として"うっかり"あわてて下を向き，額をぶつけてしまうことや，正しい動作でポットからお湯を注ぐのがよいのはわかっているが"うっかり"危険な方法でポットを操作し，やけどをしてしまうこともある．理解するだけではなく，習慣化するのが難しいので何度も繰り返し行うべき動作訓練である．

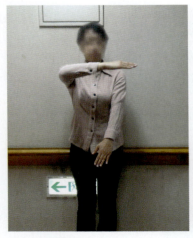

図1　防御姿勢

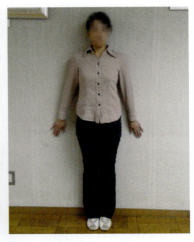

図2　方向どり（垂直）

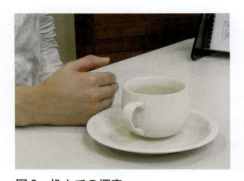

図3　机上での探索

手のひらで上から触っていくのではなく，手の甲を向こう側に向け，手前から手の小指側の側面でテーブル上をゆっくりとワイパーのように滑らせていくことで，手の甲側がセンサーの役割を果たす．

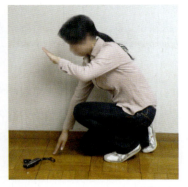

図4　落とした物の拾いかた

落ち着いて，落とした物の位置・方向を音で推測しながら腰を落として防御姿勢をとり，机上の探索と同様に安全に効率よく探索する．

で座る方法．座ってから両手を前に出して机との位置関係を測り，必要なら修正する．

机上の探索：机上にあるものを安全に（落としたり倒したりせずに）探す方法．手のひらで上から触っていくのではなく，手の甲を向こう側に向け，手前から手の小指側の側面でテーブル上をゆっくりとワイパーのように滑らせていくことで，手の甲側がセンサーの役割を果たす（**図3**）．ロービジョンの人であれば，視認しやすい色の食器を使うことで倒さずに探しやすくなる．水を飲むグラスも色つきのほうが探しやすい．

落とした物の拾いかた：物を置く，物のやりとりなどの場面では，まずは落とさないように気をつける．落としてしまった場合，あわ

てないことがいちばん重要．"落とした！"と思って，いきなり近づいて眉間を打つという話は，全盲の人でもロービジョンの人でもたまに聞くことがある．落ち着いて，落とした物の位置・方向を音で推測しながら腰を落として防御姿勢をとり，机上の探索と同様に安全に効率よく探索する（図4）．視野の狭い場合，落としたその物自体が見えても，周囲の状況がわからないことがあるので同様の行動をとるとよい．また，探し終わってから自分のいた位置がわからなくならないよう，基点を決めておくとよい．

基本動作（2）整理整頓

物の収納：ルールを決めて収納し，使ったら必ず元に戻すようにする．たとえば，衣類は奥から入れて手前から使うなど．特に家族と共有するものは家族にもそのルールを守ってもらう．

整理のしかた：自分でわかりやすい方法を工夫することが必要である．

基本動作（3）区別・弁別のための工夫

手掛かりの利用：まず市販のものに手掛かりとなる印があることを知る．それは触ってわかるほか，重さや音で知る手掛かりもあることを伝える．（例：酒類の缶飲料には点字で"おさけ"と表示されている．牛乳パック上部の切り込み．お茶を複数均等に入れるときは重さで判断する．）

印つけ：同じものが二つあれば一つに印をつけることで区別できる．（例：砂糖と塩の容器を区別するためには，違う色の容器にする，形を変える，輪ゴムをつける，触ってわかる凸シールを貼るなど．）

身辺管理

　基本動作をもとに安全で確実な方法を工夫する．人によりできることできないことが異なり（見えかた・経験・年齢・感覚の問題），皆がまったく同じ方法をとるわけではない．

整容動作：歯磨き・洗顔・ひげそり・爪切りなど．

爪切り：安全な切りかたと切った爪を安全に処理すること．深爪しないように伸びた部分を完全に切ってしまうのではなく，爪やすりで整えるようにする．ロービジョン者では拡大読書器を利用して爪切りを行う人もいる．糖尿病のある人は，特に足の爪については援助を依頼する．切った爪が飛び散らないよう，ケースつきの爪切り

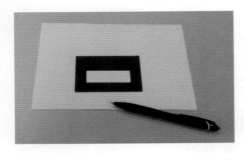

図5 サインガイドを利用した署名の練習

を使ったり，爪切りをする場所を選ぶ．最近では，ネイルサロンなどを利用して整えてもらう人もいる．

食事動作：効率よく美しく楽しく食べることを目的とする．自分で用意したものでなければ，メニューを確認する．クロックポジション（机上を時計の文字盤に例える）を使って説明してもらうとよい．浅い平たい皿では食べにくいことがあり，深めの皿を使ってもらう，小鉢にとりやすいよう入れてもらうなど，援助を依頼することで気兼ねせずに食べられる．探しやすいようお盆に乗せることや，見やすくするためにコントラストの高い組み合わせを利用するとよい（白い豆腐は黒い小鉢に入れる，など）．

金銭管理：日常の金銭管理から金融機関の利用まで含まれる．

紙幣・硬貨の弁別：硬貨の色での区別がつかない場合には大きさ，ふちのギザギザ，穴の有無で判断をする．紙幣は長さで比較して判断する．1,000円・5,000円・1万円札はそれぞれ5mmずつ長さが違う．財布に入れるとき，1,000円札はそのまま入れ，10,000円札は縦半分に折ってからしまうなどの工夫もできる．5,000円札は持たないようにしている人も多い．比較の基準となる1,000円札はいつも持っているとよい．

電話の利用：かける・受けるためにボタン操作が必要な場合には，手掛かりを工夫する．蛍光テープ，凸シールを貼ることでボタンの位置がわかるようにする．5の凸マークを中心に（基点）ボタンの位置を覚えておいてかける．電話番号の記録媒体は，人により工夫する（大きい文字で書く，レコーダーに録音する，電話機の番号帳に登録して利用するための練習をするなど）．

ハンドライティング（自分で墨字を書く練習）：サインガイドを利用した署名の練習（図5）．文字は書けるのに，場所がわからないため書けないということになりがちである．厚紙を切り抜いてサインガイドをつくり，周囲を黒く塗っておけば，触覚でも視覚でも確認しやすい．フィードバックのため，人に見てもらいながら練習して身

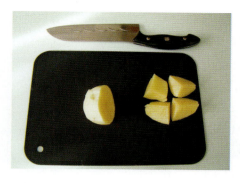

図6　黒いまな板
コントラストをつけて見やすくした.

につけることが必要．このほか，拡大読書器を用いて書字を行うこともできる．

家庭管理

住まいの管理（衛生管理）：ゴミが見えないから掃除ができない，ということはない．たとえばテーブル上の拭き掃除をするため，手の動かしかた，手で触ってゴミがないか確認することをじっくり練習することができればよい．また，汚れきる前に常に清潔を心掛けることが必要である．

調理訓練：たとえば安全な包丁の置きかたを習慣づけることや，安心して調理できる方法を学ぶことで，単身者でも栄養状態を改善させることにつながる．火の取り扱いが心配であっても，電子レンジの利用で相当数の調理が可能である．

衣類の管理：汚れ，ほころびなど見てもよくわからないことは援助を受けることも必要．ボタンつけなど簡単なことは，コツをつかんで練習することで可能になる．

情報収集：インターネットだけでなく，実際に当事者の会に参加することは利点が多い．

援助依頼：気持ちよく援助を受けられるよう依頼のしかたを工夫する．

便利な用具類

音声を利用した道具類：時計，体温計，体重計，血圧計，色がわかる機械，明暗がわかる機械，電卓など．音声時計ひとつあれば，いちいち家族に時間を聞かなくてもすむ．家族であっても，あまり手をわずらわせたくないという人が多い．

コントラストをつけて見やすくしたもの：黒いまな板．白っぽい野

菜類を切るときわかりやすい（図6）．

計量：一定量を測るための計量ポット（醤油さし），使いやすい計量スプーン，ものさし，メジャーなど，確実に行う手段を身につける．見えなくなっても以前と同様に調理もやっている人は，調味料容器を傾けている時間，傾けかたなどで分量をまちがうことはないと話している．一定量出るような容器も以前は特殊なものしかなかったが，今は一般のキッチン用品売り場でも売られている．

文書の読み上げ：音声コードの読み上げ，活字文書の読み上げ，音訳された文書（主にDAISY〈デイジー〉図書）の読み上げ機器．音訳（朗読）図書を毎日楽しみに聞いている人も多い．

病院でできること

　基本動作については"見えない・見えにくい"となったとき，できるだけ早期に当事者に伝えることが望ましい．上記のなかでも特に基本動作から身辺管理について身につけることができると"見えなくてできない！"というショックを軽減することができる．ぶつからずに歩く防御方法，置き場所を片手で確認してから物を置く，確認のため手を出すときの動作はゆっくり行うなど，言葉だけでは理解しづらいと思われる．状況が許せば全国に点在する訓練施設などを当事者に紹介し，そこで日常生活動作の技術を身につけるのが一番である．

〔箭田裕子〕

盲導犬

歴史

　紀元1世紀にあったイタリアのポンペイの壁には，目の不自由な人が犬と一緒に歩いている様子が描かれている．現存する資料では，1819年にヨハン・ウィルヘルム・クラインというウィーンの神父が，犬の首輪に細長い棒をつけ盲導犬として正式に訓練したのが最初である（**図1**）．現在のような組織的な訓練が始まったのは第一次世界大戦後のドイツで，戦争で失明した兵士たちのために何千頭もの犬が訓練されていた．

　わが国に盲導犬が紹介されたのは，1938（昭和13）年に盲導犬を連れて旅行中の米国人青年ジョン・フォーブス・ゴードン氏がわが国に立ち寄り，講演してまわったことが最初である（**図2**）．1939（昭

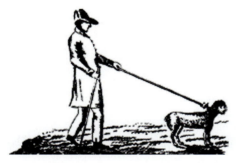

図1　盲導犬訓練の始まり
1819年のウィーンの神父によるものが最初とされる．

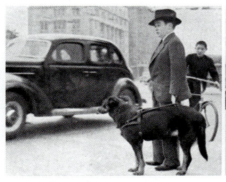 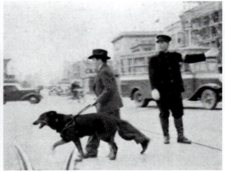

図2　盲導犬を連れた米国人青年
1938（昭和13）年に，わが国に立ち寄ったときの様子．
（中央盲人福祉協会編：盲導犬の訓練と歴史．東京：中央盲人福祉協会；1940．）

和14）年にドイツで育ち訓練を受けた4頭の盲導犬（シェパード犬）が輸入された．ドイツ語の命令語を日本語に教え直した後，わが国の交通事情などに合うように，もう一度訓練されて，失明軍人に寄贈された．その後，戦時中には陸軍病院で盲導犬の育成がされたが終戦とともに終わった．戦後復興のなかで研究が始まり，1968年に日本盲導犬協会が設立された．

現状

2013年1月末現在で，わが国には国家公安委員会の指定を受けた公益法人である10の独立した協会がある．公益財団法人 日本盲導犬協会は4か所の訓練センター，ほかの9協会はそれぞれ一つの訓練センターを運営している．各協会間は日本盲人社会福祉施設連絡協議会の盲導犬部門に属して設置基準，訓練基準を共有している．

盲導犬とは

視覚障がい者が歩行をする方法として，①保有視覚を使う方法，②手引きを使う方法，③白杖を使う方法，④盲導犬を使う方法，⑤超音波などの反射を利用して，物体の存在を知るelectric travel aid（ETA）を使う方法，などと，これらを組み合わせる方法がある．

このなかで盲導犬を使う歩行は，犬の視覚を使って，その情報を犬の体に装着したハーネス（胴輪）のハンドルを通して触覚的に歩行者の腕を伝わり情報としてとり入れ，歩行者がその情報を分析する．こうして視覚障がい者が歩行をするうえで必要な情報である，主に角，段差，障害物の存在を判断する．盲導犬は，これらの情報を停止または迂回，減速などの方法で歩行者に視覚情報として伝える．また，盲導犬の視覚を使ってドアや改札口などの目的地を発見して空間を移動することもできる．もちろん，歩行者自身の聴覚，足裏感覚などの触覚による情報が盲導犬からの触覚による情報と統合され相互に補完しながら安全を確保するための情報になりうる．

わが国において盲導犬は左手にハーネスをもって道路（歩道上も含む）の左端を歩行する場合が多いが，車歩道の区別のない道路などで右側通行がより安全な場合，右手にハーネスのハンドルをもって道路の右端を歩く場合もある．

盲導犬を使う歩行の特徴

生きものとしての宿命：歩行補助具が生きものである犬だから，単

独歩行の不安の軽減，歩行の動機になりうる，目立つ，などのメリットに対して，学習能力を維持・向上させるために一貫性のある管理が必要，健康管理をしなければならない，日常の世話をしなければならない，犬の老化に伴う歩行補助能力の低下，引退による再度の共同訓練，死別などのデメリットがある．

得られる情報と得られない情報：視覚障がい者にとって保有視覚を有効に使うために，制限のある部分を犬の視覚によって補填する，情報が事前に入る（障害物回避），歩行に歩行者以外の力が働くために推進力が得られる，空間移動が容易にできる（安全な場所では歩行速度を上げることができる，ドアや階段などの目的地発見ができる）などのメリットがある．その反面，避けたものが何であるかわからない，犬に対し適切な指示を与える情報が使用者に求められる，などの課題がある．

盲導犬歩行のための制度と申請

わが国では，盲導犬は一部の協会を除いて無償貸与の制度をもっている．各地にある盲導犬協会もしくは行政などの相談窓口に，盲導犬に関する情報の提供を希望することを伝える．公益財団法人 日本盲導犬協会では，連絡のあった人を問い合わせ者として登録し，体験歩行やより詳しい情報が得られる機会を紹介する．本人が納得して盲導犬による歩行を希望する場合，専門の指導員が面接し，問い合わせ者として盲導犬使用が利益になると判断した場合，盲導犬貸与申請書を渡す．その申請書が返送された段階で，盲導犬貸与申請者として自宅における面接と盲導犬を使用する歩行に必要な体力，能力，飼育環境などを評価する．その結果，盲導犬を使用する歩行が申請者に有効であると判断された場合，その人は盲導犬歩行指導待機者として登録され，待機者にマッチングされた訓練終了犬と，新規の場合4週間，代替の場合2週間以上，犬とともに共同訓練を受ける．その結果，求められるすべての課題を習得すれば，その犬が10歳になるまでの期間，盲導犬使用者として認定される．日本盲導犬協会では，その間の費用は共同訓練を含め無料とし，認定以後の犬にかかる食費，医療費は本人が負担している．盲導犬使用期間中は定期的なフォローアップ，必要なときに受けられるフォローアップ，問題が起こったときそれを解決するためのフォローアップを随時行って，盲導犬と使用者のチーム（ユニット）の安全を確保している．

〔多和田　悟〕

5. ロービジョン外来の立ち上げ

クリニックでの立ち上げ

ロービジョンケアは眼科クリニックでこそ必要

　ロービジョンケアがまだ十分浸透していないわが国では，患者自らが望んでロービジョンケアを受けることは少なく，眼科クリニックには潜在的に多数のロービジョン患者が通院していると考えられる．ロービジョン患者が今まで通っていた眼科や，そこからの紹介先でロービジョンケアを受けられれば，ドクターショッピングなどを避けることができ，患者にとって有益である．レベルによるが，ロービジョン外来は大げさな準備を必要としない．規模の大きくない眼科クリニックでは，ロービジョンケアをどのレベルで行うかは医師（院長や理事長）自身が決めることができ，その気になれば明日からでも始められる．あまり肩に力を入れず考えたい．

ロービジョンケアの診療報酬と請求できる資格について

　平成24（2012）年の診療報酬改定でロービジョン検査判断料（250点）が新設されたが，一般の眼科検査と異なり，請求するには条件があり，医科診療報酬点数表に関する事項と『特掲診療料の施

表1　ロービジョンケアにかかわる診療報酬と施設基準

D270-2 ロービジョン検査判断料
(1) 身体障害福祉法別表に定める障害程度の視覚障害を有するもの（ただし，身体障害者手帳の所持の有無を問わない）に対して，眼科学的検査（D282-3を除く）を行い，その結果を踏まえ，患者の保有視機能を評価し，それに応じた適切な視覚的補助具（補装具を含む）の選定と，生活訓練・職業訓練を行っている施設などとの連携を含め，療養上の指導管理を行った場合に限り算定する．
(2) 当該判断料は，厚生労働省主催視覚障害者用補装具適合判定医師研修会（眼鏡等適合判定医師研修会）を修了した医師が，眼科学的検査（D282-3を除く）を行い，その結果を判断した際に，月に1回に限り算定する．
特掲診療料の施設基準等/第27の2 ロービジョン検査判断料
1. ロービジョン検査判断料に関する施設基準：眼科を標榜している保険医療機関であり，厚生労働省主催視覚障害者用補装具適合判定医師研修会（眼鏡等適合判定医師研修会）を修了した眼科を担当する常勤の医師が1名以上配置されていること．
2. 届出に関する事項：ロービジョン検査判断料の施設基準に係る届出は，別添2（図1）の様式29の2（図2）に準ずる様式を用いること．

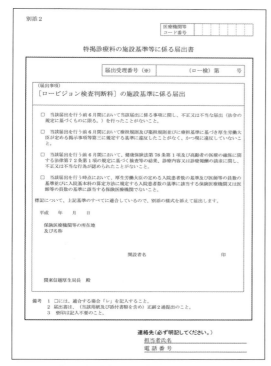

図1 特掲診療料の施設基準等に係る届出書

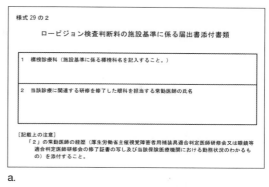

図2 ロービジョン検査判断料の施設基準に係る届出書添付書類

27の2の欄の"今回届出"にチェック．

設基準等』には**表1**の記載がある．

届出に関する手続き：『特掲診療料の施設基準等』の各号に掲げる施設基準に係る届出を行おうとする保険医療機関または保険薬局の開設者は，当該保険医療機関または保険薬局の所在地の地方厚生（支）局長に対して，別添2の当該施設基準に係る届出書（届出書添付書類を含む，以下同じ）を正副2通提出するものであること．

ロービジョンケアの診療報酬：ロービジョン検査判断料として250点である．診療報酬と関係なくロービジョンケアを行うのであれば，これらの要件は無視してよい．ロービジョンケアで診療報酬を得るのならば，要件をすべて満たす必要がある．要するに，①眼科を標榜する医療機関であること，②厚生労働省主催の視覚障害者用補装具適合判定医師研修会（眼鏡等適合判定医師研修会）を修了した医師が，その施設の常勤医であることの2点である．すでに資格をもつ常勤医のいる施設では，その地域の厚生局に申請して受理を待つのみである．これから資格をとる場合は，国立障害者リハビリテーションセンターの開催する視覚障害者用補装具適合判定医師研修会（眼鏡等適合判定医師研修会）の受講が必要である*1．詳しくは国立

*1 本講習は資格を得るのが目的と思われがちであるが，自身のもっている眼科的知識をロービジョン患者の病態の理解やケアの実際などに合わせ再構築できるので，クリニックを休診してでも受講する価値は高い．

表2 ロービジョンケアの三つのレベル

	レベル A	レベル B	レベル C
ニーズ判定	傾聴	ゆっくり傾聴	問診票
視機能評価	視力，眼位	偏心視域	読書速度
書類作成	経験者に相談	更相などに電話	更相などから電話
社会資源紹介	レベル B を紹介	パンフレット用意	資源を育てる
エイドの紹介	20 D，ハイパワー＋	遮光眼鏡，拡大鏡など	音声パソコン，白杖
環境整備	視覚の代償は記憶	シミュレーション	合同ケース会議

20 D：眼底検査用 20 ジオプターレンズ
ハイパワー＋：ハイパワープラスレンズ眼鏡
更相：更生相談所

障害者リハビリテーションセンターのホームページなどで確認するか，視覚障害者用補装具適合判定医師研修会で検索すると研修会の日程などがわかる．

どのレベルを目指すか

仲泊は，ロービジョンケアを表2に示すように3段階に分類している[1]．レベル A はすべての眼科医が日常の診療のなかでできるもの，レベル B は時間的，経済的にがんばれば日常の眼科診療のなかでできるもの，レベル C は主に福祉や教育の場で行われているものとしている．これからロービジョンケアを行おうとする施設で，はじめからレベル C を目指すことはほとんどないと思われるので，レベル A と B の準備について述べる．

レベル A の準備

レベル A は，患者が自身の見えかたの異常に気づき，ロービジョンケアの存在を知ることが目標である．新たに購入する機器などはなく，必要なのは"先生，あなたのやる気だけ"と思われる．患者のニーズが初めから，はっきり決まっていることはほとんどないので，会話のなかから引き出せればよい．ニーズを引き出すには，ロービジョン状態がどのように不自由なのかを医療者が知っている必要がある．このために新聞を読むとき，バスや電車に乗るとき，トイレのなかなどで，もしロービジョンならどのように不便かを考えるようにする．また，日常診療のなかで，患者の見えかたについて想像力をもって患者と話していくことも大切である．

文献は p.300 参照．

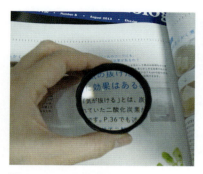

図3 20D眼底検査用レンズを用いた拡大
見たいものから4, 5 cm離して, またレンズに目を近づけて（20 cmほど）見ると, 拡大効果がよりわかりやすい.

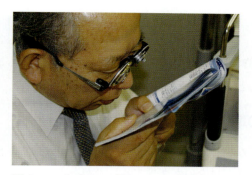

図4 ハイパワープラスレンズ眼鏡の例
通常の老眼鏡よりずっと近づいて見るように, レンズのパワーを選ぶ.

　視力や眼位などの検査に関する機器は眼科クリニックであれば, どこでもすでに備わっていると思われるので, あえて準備するものはない. 紹介できるエイド（**表2**）に"20D"と"ハイパワー＋（プラス）"とあるが, これらは検眼セットや倒像鏡検査に使用するレンズである. 診察室で, 20Dレンズで活字などを拡大できることを患者に示し, 拡大鏡の利便性に気づいてもらうことが目的である. **図3**のように焦点距離を保って, 少し顔を近づけてみると効果がはっきりする. ハイパワープラスレンズ眼鏡は, 通常の検眼レンズセットのなかにある＋5D以上の強めの凸レンズを使い, 近づくと大きく見えることを示すものである[2]. 通常の老眼鏡は＋3D程度であるが, ＋5D以上を使うことにより10数センチまで近づいて焦点が合うようにする. 見えなかったものが近づくと見やすくなることを患者に知ってもらうための方法で, 一般的な検眼枠に入れて使う（**図4**）. 近すぎて輻湊できないこともあるが, そのままよいほうの目だけで見てもらうようにする. このように方向が見いだせれば, その先にはレベルB以上の施設に紹介という道がある. 地域でレベルBを行っている施設, 医師を知っておく必要があるが, できれば眼科医会などの集まりで面識をもち, 一度その施設のロービジョンケアを見学しておくと, より紹介がスムーズになると思われる.

　環境整備と聞くと, 車いす対応のスロープや点字ブロックなど, ハード面での整備を連想しがちであるが, 視覚障害については"あるべきものが, あるべきところにいつもある状態"をいう. たとえば, 冷蔵庫の中で牛乳がいつも同じ場所においてあるならば, 目がほとんど見えなくても間違えたり, こぼしたりしないでとり出せて

飲めるというようなことである．逆に玄関口に家族の荷物などが置き忘れてあると，それにつまずいて転倒，けがにつながることになる．視覚が失われると空間の記憶を頼りに移動し行動することになるので，そのことを医療者側が理解しておく必要がある．

レベルBの準備

　自分で補助具などを処方したい，という医師が目指すレベルである．それほど高額ではないが準備するものがある．エイドを患者に紹介し，必要あれば購入してもらうため，サンプルやカタログを置く必要がある*2．国産，海外メーカーともに多種類の拡大鏡，単眼鏡が販売されていて，迷うところであるが，筆者の個人的な好みでは，ブラックルーペ3.5×（2655-750，ESCHENBACH，図5）とLEDライト付きルーペ5倍（LEDワイドライトルーペ1511-5，ESCHENBACH，図6），4倍単眼鏡（Mono 4×12T*，Carl Zeiss，図7）などが品質もよく，使用頻度も高いので，初めからサンプルとしてそろえておくとよい．ESCHENBACHの製品についてはエッシェンバッハ光学ジャパンから直接購入できる．Carl Zeissの単眼鏡は家電量販店などでも購入できる．各社のカタログをとり寄せ，必要に応じて購入できるようにしておくとよいと思われる．前記の会社以外に，ニコンやケンコー・トキナーなどの国産品のカタログも入手したい．患者が希望すれば，会社名品番などを患者に知らせて本人に購入してもらうが，エイドによっては入手が簡単ではないものもあるので，その場合はクリニックでとり寄せるとよい．

　拡大読書器も多くの種類があるが，据え置き型は20万円近くし，使用頻度を考えると，販売会社から必要なときに貸し出してもらい患者に見てもらうか，眼鏡店などで常設しているところに行ってもらうのがよい．携帯型はEye-c（タイムズコーポレーション，図8）などの低価格のものもあるので，サンプルとして購入しておいてもよいと思われる．

　遮光眼鏡については，検眼用眼鏡枠用の試用レンズ（東海光学）があるので，これを購入する（図9）*3．

スタッフが準備すること

　患者は医師には何も伝えず，見えづらさによる不自由についての不満などをスタッフだけに伝えていることがよくあるため，眼科スタッフにもケアのレベルを問わずロービジョンケアの知識が必要で

*2 社会資源の紹介のためにはパンフレットがあるとよい．全国的には国立障害者リハビリテーションセンター，各地域には中核となる視力障害センターや盲導犬協会があるので，その施設のパンフレットをとり寄せて，希望があれば患者に手渡せるようにしておく．

*3 これらの使いかた，処方などについては，本巻他項目を参照されたい．

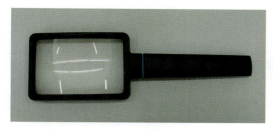

図5　ブラックルーペ 3.5×（2655-750, ESCHENBACH）

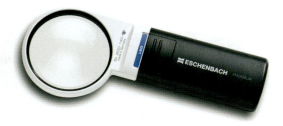

図6　LED ワイドライトルーペ（1511-5, ESCHENBACH）

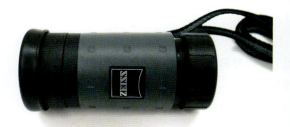

図7　単眼鏡（Mono 4×12T*, Carl Zeiss）

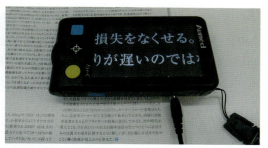

図8　Eye-c（タイムズコーポレーション）
写真は白黒反転モード．

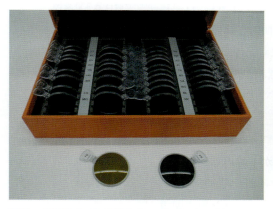

図9　CCP トライアルセット（東海光学）

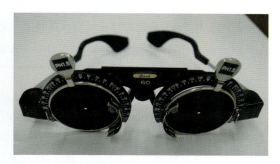

図10　視野狭窄のシミュレーションとしてのツール
検眼枠の両眼にピンホールを入れて視野狭窄のシミュレーションに使う．

ある．そうすればスタッフが患者のニーズをつかみ，ロービジョンケアにつないでいくことができる．スタッフがロービジョン状態，そのための不自由さを理解するには，アイマスクで見えない状態にしたり，検眼セット内のピンホール枠を使って視野狭窄のシミュレーションをしたりして院内を歩いてみるのも有効である（**図10**）．

また，レベルBでのエイドの紹介や使いかたの説明はスタッフが担当することが多いので，ルーペの拡大率，使いかた，遮光眼鏡の合わせかた，拡大読書器の使いかたなどを院内勉強会などを行って学習しておく．

（新井三樹）

病院での立ち上げ

病院でロービジョン外来を立ち上げる意義

　ロービジョンケアとは，眼科領域におけるリハビリテーションであり，残存視機能を最大限に使うことにより，生活の質（quality of life；QOL）を向上させることを目的とする．視力・視野障害の程度の基準はなく，見づらさを訴えている患者が対象である．

　過去には，視覚障害者更生施設や特定の大学病院など，ロービジョンケアを行うところは限られていた．しかし，2006（平成18）年の身体障害児・者実態調査によると，視覚障害者のうち，77.8％は，過去1年間に医療機関で治療を受けたと回答している[1]ように，ロービジョンケアの対象となる視覚障害者の多くは定期的に病院に通院している．そのため，病院でロービジョン外来を立ち上げ，治療と並行してロービジョンケアを行うことは，たいへん意義が深いと考える．

文献はp.300参照．

立ち上げまでの準備

　ロービジョン外来開設のためには，まずは，ロービジョン外来スタッフのロービジョンケアの知識を蓄えることから始める．他病院のロービジョン外来，更生施設，盲学校への見学は，ロービジョンケアの実際を見ることができるだけでなく，ロービジョン外来開設後に，対象となる患者を紹介するためのネットワークづくりとしても役に立つ．ロービジョン外来スタッフ全員が一緒に見学に行けない場合は，見学者が報告書を作成することにより，情報を共有できる．また，これらの施設の人や，視覚的補助具のメーカーのかたなどを講師に迎えての勉強会も有効である．

　さらに，ロービジョンケアの対象となる症例のピックアップのためには，眼科スタッフ全員へ，カンファレンスや医局会などを利用して，ロービジョンケアとはどのようなものか，知らせる啓発活動も大切である．機会があれば，患者と接する機会の多い，病院全体の看護師やソーシャルワーカーを対象とした啓発活動も，ロービジョンケア対象患者のピックアップに役立つと思われる．

表1 東大病院ロービジョン外来開設時の設備

問診票	Sumi の問診票，VFQ-25 日本語版
ルーペ，単眼鏡，拡大読書器	
遮光レンズ（トライアルセット）	
擬似体験セット	
日常生活用具とそのパンフレット	音声時計，タイポスコープ，宛名ガイド，ワンプッシュ醤油さし，黒い茶碗，黒いまな板，爪切り，黒い歯ブラシなど（ジオム社）日本点字図書館，大活字
更生施設パンフレット	東京都視覚障害者生活支援センター，国立障害者リハビリテーションセンターなど
視覚障害団体パンフレット	一般社団法人日本網膜色素変性症協会，NPO 法人タートル（中途視覚障害者の復職を考える会）など
デスクトップコンピュータ	音声ソフト，拡大ソフト

VFQ-25：Visual Functioning Questionnaire-25

表2 疾患別にみた新たに購入した光学的補助具

順位	緑内障 ($n=87$)	糖尿病網膜症 ($n=37$)	黄斑変性 ($n=41$)
1	拡大読書器 (85%)	拡大読書器 (81%)	拡大読書器 (88%)
2	ドーム型ルーペ (40%)	電源付き手持ちルーペ (32%)	単眼鏡 (41%)
3	単眼鏡 (29%)	ドーム型ルーペ (29%)	ドーム型ルーペ (37%)
4	電源付き手持ちルーペ (29%)	単眼鏡 (29%)	手持ち式ルーペ4倍 (32%)
最下位	卓上式ルーペ 10, 20 倍 (0%)	卓上式ルーペ 8〜20 倍 (0%)	卓上式ルーペ 6, 15 倍 (0%)

（柳澤美衣子ら：眼科ロービジョン外来における使用頻度の高い光学的補助具．臨床眼科 2007；61：363-366.）

立ち上げの実際

次に必要となるのは，ロービジョン外来の場所の確保と設備（拡大読書器や光学的補助具など）をそろえることである．

場所については，なるべく眼科外来のなか，少なくとも眼科外来近くに開設するべきである．これは，見づらい患者を安全に移動させるため，という理由のほかに，ロービジョン外来を担当する眼科医師が，ロービジョンケアと並行して診察ができる環境にあることが望ましいからである．

設備については，参考までに，筆者らが 2002 年 4 月に東京大学医学部附属病院眼科ロービジョン外来を立ち上げた際にそろえたものを表1に示す．数多くそろえたほうがよいが，予算の制限がある場合は，必要とされる頻度の高い光学的補助具からそろえる，という方法もある．柳澤らが，ロービジョン外来で使用頻度の高い光学的補助具について，疾患別に調査した（表2）ところ，緑内障（87 人），糖尿病網膜症（37 人），黄斑変性（41 人）と，どの疾患に対しても，拡大読書器，ドーム型ルーペの使用頻度が高かった[2]．日常生活道具もカタログを用意し，可能であれば，文具・調理道具・食器など，実際に手にしてもらえるように，準備をするとよい．現在，筆者の

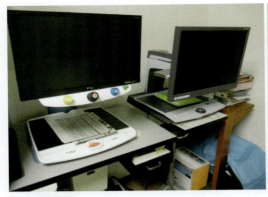

a. 拡大読書器

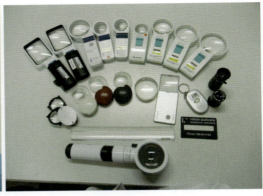

b. 各種ルーペ

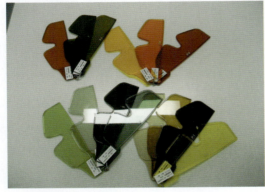

c. 遮光眼鏡トライアルセット

図1　東北大学病院ロービジョン外来の設備

所属している東北大学病院ロービジョン外来で用意している光学的補助具を図1に示した．

ロービジョン外来の流れ

　ロービジョン外来予約時には，ロービジョン外来の目的を記したパンフレットを渡すとよい（**図2**）．これは，ロービジョン外来の目的を正しく理解してもらい，"新しい治療を行う"など，ロービジョン外来への過度の期待を抱かせないようにするためである．また，眼疾患のために，日常生活のなかで見ることができなくなって困っているもの（家族の写真，趣味の本，役所からのお知らせなど）を持参してもらうことは，より患者のニーズにあったロービジョンケアをするために有用である．

　ロービジョン外来では，ロービジョン外来受診時，あるいは近い日にちで，視力・視野などの視機能評価と，それぞれのニーズを具体的かつ詳細に把握するための十分な問診を行う．このとき，生活不自由度の定量にふさわしいとされている問診票[3,4]を使用してもい

ロービジョン外来を受診される患者さまへ

ロービジョン外来の目的
　視力が低下したり、視野が狭くなることにより、日常生活に何らかの不自由が生じている患者さまを対象に、ルーペ・単眼鏡・拡大読書器などの補装具を用いて、その問題を解決することを目的とします。また、福祉施設の相談や情報提供も行います。

日時
第2・4木曜午後。おひとり、1～2時間かかる予定です。

設備
・ルーペ・単眼鏡・拡大読書器
・遮光眼鏡一式
・視覚障害者用便利グッズ
・擬似体験セット

おねがい
1）どのように日常生活に不自由されているのか、詳しくお聞きしたいので、当日は、なるべくご家族の方と一緒に来院して下さい。
2）可能であれば、受診される前に、問診表の記入をお願いいたします。（見づらくてできない方は、ロービジョン外来受診時に、こちらで読み上げます）
3）「これが見えたらなあ・・・・」という雑誌・写真があれば、持参してください。（例：お孫さんの写真、趣味の本）

自治医大眼科 ロービジョン外来担当医

図 2　ロービジョン外来受診予定の患者に渡すパンフレット

い（Sumi らの問診票，**表 3**）．次に，患者のニーズにあわせて，ルーペや単眼鏡，遮光眼鏡，拡大読書器といった光学的補助具や，調理道具・文具・白杖など日常生活用具を紹介する．ルーペや遮光眼鏡に関しては，可能であれば，購入前に貸し出しをして，実際に自宅で使用できることを確認してもらう．ロービジョン外来では，患者のニーズに基づき必要な補助具を選択し，使用方法について説明し，実際の日常生活において使用することで，より効果的なロービジョンケアができると考えている．その後，購入希望者に対しては，販売，あるいは販売業者を紹介する．就労や，生活訓練や歩行訓練を希望する患者へは，更生施設の内容や申し込み方法などの紹介を行う．

ロービジョン外来受診時もしくは受診後には，眼科医による通常の眼科診察を行うことが望ましい．見づらくなっている患者は，“目を使うと目が悪くなる”と思い込んでいる場合も多く，診察時に「目を使って病気が悪くなるものではないが，疲れた場合は，休みながら使いましょう」などの，眼科医からのアドバイスは重要である．

受診後のフォローアップ（拡大読書器使用の実態調査から）

筆者らは，東京大学医学部附属病院眼科ロービジョン外来を受診した 92 例のうち，拡大読書器を購入した 28 人（黄斑変性〈29％〉，糖尿病網膜症〈21％〉，緑内障〈21％〉）について，拡大読書器の使

表3 Sumiらの問診票

読字（単語）		移動（交通機関〈電車, バス, タクシーなど〉を利用した外出）	
1.	新聞の見出しの大きい文字は読めますか.	17.	見づらくて外出に不自由を感じることはありますか.
2.	新聞の細かい文字を読めますか.	18.	知らないところに外出するとき, 付き添いは必要ですか.
3.	辞書などの細かい文字は読めますか.	19.	タクシーを拾うとき, 空車かどうかわからないことはありますか.
4.	電話帳や住所録の活字は読めますか.	20.	電車やバスでの移動に不自由を感じますか.
5.	駅の料金表や路線図は見えますか.	21.	夜間の外出は見づらくて不安を感じますか.
読字（文章）		食事	
6.	文章の読み書きに不自由を感じますか.	22.	見づらくて食事に不自由を感じることはありますか.
7.	縦書きの文章を書くとき, 曲がってしまうことはよくありますか.	23.	見づらくて食べこぼしたりすることはありますか.
8.	文章を一行読んだ後, 次の行に移るとき, 見失うことはよくありますか.	24.	お茶やお湯を注ぐとき, こぼすことはよくありますか.
歩行（家の近所への外出について）		25.	おはしでおかずをつかむとき, つかみそこねることはありますか.
9.	見づらくて歩きづらいことはありますか.	着衣整容	
10.	ひとりで散歩はできますか.	26.	下着の表裏がわかりづらいことがありますか.
11.	信号を見落とすことはありますか.	27.	お化粧や髭剃りの際, 自分の顔は見えますか.
12.	歩行中, 人やものにぶつかることはありますか.	その他	
13.	階段を昇り降りするとき, つまずくことはよくありますか.	28.	テレビは見えますか.
14.	道路に段差があったとき, 気づかないことはありますか.	29.	床に落としたものを探すのに苦労することがありますか.
15.	知人とすれ違っても, 相手から声をかけられないとわからないことはありますか.	30.	電話に顔を近づけないと, かけづらいことがありますか.
16.	人や走行中の車が脇から近づいてくるのがわからないときがありますか.		

用状況について, 追跡調査（電話によるアンケート調査）を行った[5]. その結果, 28例中24例（86％）が拡大読書器を実際に利用していた. 24例中, 白黒反転機能を利用しているものは12例であったのに対して, カラー機能を利用しているものは22例と, カラー機能での使用者が多く, 拡大読書器の説明にあたっては, カラー機能も含めた説明が必要である. 拡大読書器の使用目的は, 新聞・本・雑誌などを"読むこと"が一番多く, 書字に使用している例は少なかった. 拡大読書器の設置場所は, 正面の目の高さに置いているものが20人と最も多かったが, 残存視野の状態にあわせて, 横に置いているもの, 上に置いているものと, 設置場所が異なる症例があっ

た．拡大読書器を紹介するにあたっては，各患者の視野の状態を把握することが大切である．一方で，ほとんど使用していない症例や，使用していても文字を書くことにはほとんど使われていないなど，拡大読書器の長所が生かされていない症例も散見された．拡大読書器を，より利用してもらうためには，詳しい使用方法の指導と，どのように使っているかというアフターケアが重要であると思われた．

拡大読書器のみならず，ロービジョン外来で紹介した視覚的補助具について，来院時に「1日何分くらい使用していますか」などの質問をして，使用状況を確認することは大切である．一方で，病状が変化した場合や患者の希望があった場合は，再度ロービジョン外来を受診してもらい，新たなニーズの調査から始める必要がある．

ロービジョン外来での眼科医の役割

日本ロービジョン学会が，医療機関所属の会員に対して行ったアンケート調査をまとめた全国のロービジョン対応医療機関一覧表から，眼科医がどの程度ロービジョン外来を担当しているか調べたところ，大学病院（36施設）では69.4％（眼科医のみで担当しているのは36.1％），一般病院（42施設）・リハビリテーションセンター（6施設）では54.2％（眼科医のみは31.2％），眼科開業医（90施設）では81.1％（眼科医のみは51.1％）であり，眼科開業医では眼科医が担当することが多いが，大学病院や一般病院では，眼科医の関わる割合が低かった（174施設，2009年9月15日，日本ロービジョン学会ホームページより調査）．

ロービジョン外来では，新しい治療を考えるのではなく，視覚補助具の選定や新たな情報提供を行う外来である．しかし，見づらくなってから時間がたっているため，自覚症状の変化がない患者のなかには，患者の訴えはないものの，原疾患の再検討や白内障手術などの加療の必要がある症例が少なからず存在する[6]．視機能が低下している病態に対し，ロービジョンケアと並行して，視覚障害の原因の追及を行い，原疾患への治療の可能性や新たな加療の必要性を検討することは，眼科医にしかできない重要な役割である．眼科医は，ロービジョンケアを視能訓練士や看護師任せにするのではなく，ロービジョン外来を受診する患者のなかには，原疾患の再検討や加療の必要がある症例が少なからず存在することを意識して，症例を見直すことも大切である．

〈国松志保〉

クリニカル・クエスチョン

これだけはそろえておきたいロービジョンケアグッズを教えてください

Answer ロービジョンケアを始めるためには，まず"質問票"を用意します．そして，検眼レンズセットと視覚補助具（拡大鏡，単眼鏡，拡大読書器，遮光眼鏡，縮小レンズ），そのほかの補助具（書見台，照明，タイポスコープ）や便利グッズをそろえていきます．

ロービジョンケア質問票（図1）

ロービジョンケアとは患者のニーズを引き出し，その解決法を考えていくリハビリテーションである．限られた時間のなかで，患者の生活に沿った具体的なニーズを抽出するには"ロービジョンケア質問票"を利用するのが効率的である．質問票には指定形式はないが，本人が気づいていない生活面での危険性，"運転の有無"や"ガス器具の取り扱い"などは必ず質問項目に含め，安全性を確認する必要がある．患者の心理状況や社会背景を理解することは医師として重要である．

検眼レンズセット

眼科外来に常備しているもので利用可能である．ロービジョン者の屈折検査は特に重要で，補助具選定の前に必ず所持眼鏡を最適度数に調整しておく．眼鏡を装用していない場合でも，屈折矯正によりわずかでも見やすさが向上するなら積極的に眼鏡処方を行う．眼鏡で見える像を鮮明にした後，補助具で拡大していく順序となる．検眼レンズは，眼鏡型ルーペ（ハイパワープラスレンズ眼鏡）の試用にも利用できる．

視覚補助具

拡大鏡（表1）：ロービジョン者の最も多いニーズは読み書きである．新聞，本，値札，通帳など，見る対象により拡大鏡の種類や使用法も変わってくる．手持ち型・卓上型・携帯型などの基本の拡大鏡をそろえておく（図2a, b）．

単眼鏡：携帯できる小さな望遠鏡で，黒板の文字や駅の表示など遠

表1 基本の拡大鏡

手持ち型拡大鏡（ライトなし）
ブラックルーペ5倍[†] ブラックルーペ3倍[†]
手持ち型拡大鏡（ライト付き）
LEDワイドライトルーペ5倍[†] LEDワイドライトルーペ3.5倍[†] エコルクスプラスモービル5倍[‡] エコルクスプラスモービル3倍[‡] スタンド装着で卓上型として使用できる．
卓上型拡大鏡（ライト付き）
スクリボラックス2.8倍[†] 置き型ライトルーペ3倍[†]
携帯型拡大鏡
ハンディルーペ3.5倍[†]

[†]：ESCHENBACH
[‡]：SCHWEIZER

5. ロービジョン外来の立ち上げ　159

図1　ロービジョンケア質問票

方を見るために使用する．"焦点調整式弱視眼鏡"として補装具として申請できる．まず使用頻度の高い4倍，6倍を準備する．付属の近用レンズを装着すれば，高倍率の拡大鏡として使用可能である（図3）．単眼鏡は，片手で操作できるように訓練が必要である．

拡大読書器：見たいものをズームカメラで撮影し，その画像をモニターに映し出す補助具である．据置型と携帯型がある（図4a，b）．据置型はカメラ・モニター一体型とカメラ・モニター分離型に分かれ，カラー画像や白黒反転表示が可能である．読み書き以外にも，手芸・工作・爪切り・スマートフォンの操作など日常生活のあらゆる作業に利用できる．携帯型は小型・軽量でもち運びができ，最近では撮影画像の保存や遠方視ができる機種も登場している．視力が0.1以下や高度な視野狭窄または中心暗点がある患者では，拡大鏡より拡大読書器のほうが有効である．言葉で説明しても拡大読書器のことを理解できないロービジョン者も多いので，実機を設置しておくことで，紹介と同時に操作訓練にも活用できる．

遮光眼鏡：角膜混濁，白内障，緑内障，網膜色素変性，汎網膜光凝固術後など，多くの眼疾患には羞明（まぶしさ）があり，遮光眼鏡が有効である．遮光眼鏡は，網膜光障害の原因となるブルーライトを選択的にカットするカラーレンズである．グレアを軽減し，羞明を防ぎ，見る対象物のコントラストを上げる．晴天時の屋外だけで

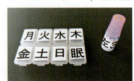

*1 大文字ラベルを貼付したピルケース，点眼薬

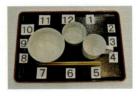

*2 クロックポジション
食事時に時計の文字盤を利用した位置の説明方法．「7時の位置にご飯があります」など．また，長方形トレーは深さのあるものを選ぶことで縁を手掛かりに食器の位置がわかり，こぼしたり，倒したりすることが少なくなる．

*3 は p.160 参照.

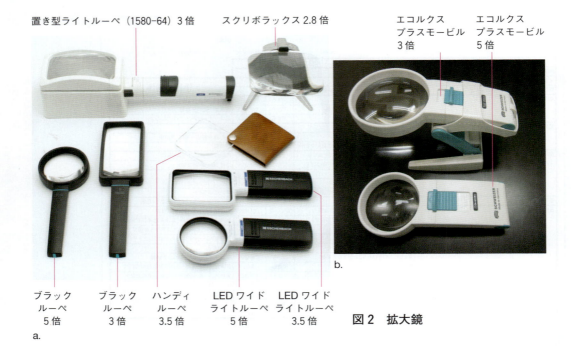

図2　拡大鏡

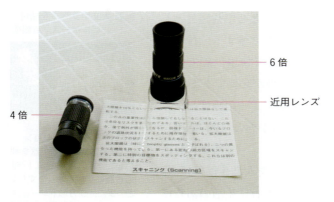

図3　単眼鏡（ナイツ ポケビュー）

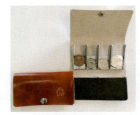
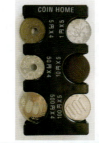
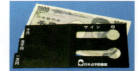

*3 仕分け財布（上図，中図），簡単サ印ガイド（下図）

なく，室内でのテレビやパソコン画面の羞明においても有効である．疾患の種類にかかわらず，身体障害者手帳所有者であれば補装具として申請できる．カラー選定は実際に羞明を感じる状況で行う．STGフルトライアルキットやSTGテストレンズキット（図5）をそろえておくとよい．また，一般眼鏡枠に装着するだけで上方・側方の入射光を遮断し，羞明を軽減する便利な補助具，サイドシールド（図6）などがある．

縮小レンズ：網膜色素変性や緑内障などの視野狭窄があり，ある程度視力がよい患者が適応になる．凹レンズを軽く手を伸ばした距離で見ると，レンズ内の像が全体に縮小し，見える範囲が拡大する．

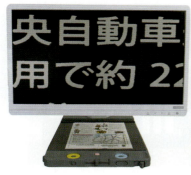
a. 据置型

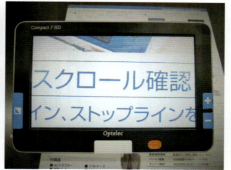
b. 携帯型

図4　拡大読書器

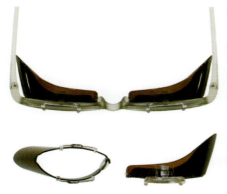
a. STGフルトライアルキット（東海光学）

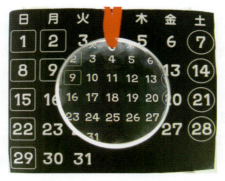
b. STGテストレンズキット（東海光学）

図5　遮光眼鏡

図6　サイドシールド（目マスク，ブラウン75％）

図7　縮小レンズとして使用した凹レンズ

凹レンズは−4D前後がよく用いられる．凹レンズを縮小レンズとして利用する場合，レンズ縁の面取りとひもを通すための穴開け加工をしてもらうと，首から下げられ便利である（図7）．

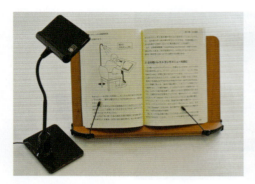

図8　書見台と照明

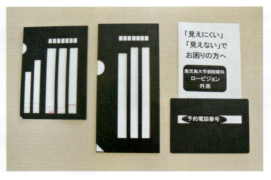

図9　サインガイド（ハガキ・封筒宛名書定規セット，ジオム社）

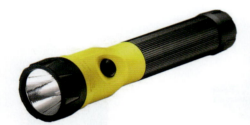

図10　フラッシュライト（ポリスティンガーLED）

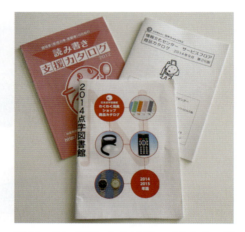

図11　ロービジョンケアグッズのカタログ

そのほかの補助具

書見台と照明：読み書き時には，拡大鏡使用の有無にかかわらず書見台と照明を使用するようにアドバイスを行う．書見台の傾斜により，前屈みを防ぎ楽に読み書きができる．照明光は頭や手が陰にならないように配置できる，アームが自由に動くタイプを選ぶように指導する（図8）．

サインガイド（図9）：読み書きをしたい場所だけを黒い囲みで強調し，行間違いを防ぐ．紙面からの照り返しによる羞明を軽減させる．黒厚画用紙で用途にあわせ，作成することも可能である．

iPad：電子拡大鏡の代わりとして，背面カメラを使用して読み書きができる．画面の白黒反転機能などの視覚サポート（アクセシビリティ）機能やアプリも充実している．実演することが重要なので，ロービジョン外来専用機でなくても普段自分が使用しているものを活用すればよい．

> **便利グッズ**

フラッシュライト：網膜色素変性などの夜盲がある患者の夜間歩行ツールである．夜間外出や暗い建物内の歩行時に利用する．種類により充電式や電池式，光の強さや広がりが違うので，用途に応じて選ぶとよい．ポリスティンガー LED（**図10**），ネクセラなどがある．

カタログとパンフレット：ロービジョン外来で，多くの実製品を常設するのは難しい．そこで，カタログやパンフレットを用意しよう．"日本点字図書館"や"日本ライトハウス"のカタログには，おおよその福祉機器やロービジョンケアグッズが掲載されている（**図11**）．視覚障害は情報障害でもある．私たち医療従事者が最新情報を入手し，患者に伝えることも重要である．補助具や生活用品により日常生活の不自由が軽減できれば，患者の大きな自信や喜びとなり QOL 向上につながっていく．

（斉之平真弓）

6. 疾患別のロービジョンケア

網膜色素変性

臨床像と特徴

疫学：網膜色素変性（retinitis pigmentosa；RP）は，網膜の視細胞変性を主体とする遺伝性疾患である．視細胞の障害で徐々に網膜および網膜色素上皮が変性し，夜盲，求心性視野狭窄，そして視力低下を特徴とする進行性の難病である．4,000～5,000人に1人に発症するといわれ，国内の患者数は3～4万人と推定されている．わが国の視覚障害原因疾患では，緑内障，糖尿病網膜症に次いで第3位であり，特に60歳以下では視覚障害原因の第1位となっている[1]．

視覚にみられる特徴：RPにおいては，初期より杆体細胞の障害により周辺視野の機能障害を生じることから，その視機能は，主に中心視野を構成する網膜の直径5°の中心窩，および直径8.4°までの傍中心窩といった錐体細胞の機能に依存する．健常者において，視力は中心窩で最も高く，傍中心窩領域では0.2程度となる．一方，周辺視野を構成する周辺網膜の分解能は低く（視力0.1程度），文字の細部を見分けることはできないが，視対象の運動や光の点滅を検出する能力に長けており，対象物に視線を向ける高速で一過性の眼球運動（サッケード）を促すことで，対象物の像を網膜中心窩にとらえるように作用する．よって，周辺視野は視覚による環境の認知に大きく貢献している．このような視覚特性を理解したうえで，求心性視野狭窄を保有するRP患者のロービジョンケアを考えなければならないが，実際のところRP患者の視機能の低下には個人差があり，日常生活における実際のニーズを理解することは困難であることも多い．このため，これら患者のニーズに対する問診は欠かせない．年齢，性別，職種，仕事内容，視覚障害手帳の有無といった個人の背景を考慮し，外出時，読み書き，人の顔の判別，調理，整容，パソコン，書類申請，環境整備などにおける各ニーズを適切に把握することで，ロービジョンケアに携わる眼科医，視能訓練士，生活訓練専門職，社会福祉士など，スタッフと連携しながら対応することが求められる．

文献はp.300参照.

所見と病態：患者の大部分において，未成年期に夜盲の自覚があり，10歳代より成年期に達する頃には視野狭窄の進行を伴うことが多い．このような成人期にRPの医学的診断に至る遅発型が最も多く，眼底像における網膜血管狭細，網膜色素上皮の色調変化（色むら），そして骨小体様色素沈着など，RPに特徴的な所見を伴うものを定型RPと表現する．網膜電図（electroretinogram；ERG）検査による振幅低下・消失は病期の初期より鋭敏に反応し，定型的な眼底所見がなくともERGの異常で発見されることもある．非定型例としては無色素性，区画性，白点状などがある．定型RPにおける夜盲の自覚年齢は平均26.0歳，診断時年齢が平均35.1歳と報告されている[2]．現状では個々の将来的な臨床重症度の予測は困難であるが，原因遺伝子の種類とそれぞれの変異型による臨床重症度の違いが推測されている．網膜変性に基づく視機能の低下は一般に緩徐に進行する．中年期において視力は低下し，60歳前後において社会的失明とされる矯正視力約0.1以下が約3～4割程度と報告されている[2]．また，視野障害の進行を伴っても生涯良好な視力を保つ例もある．視野に関しては，初期より典型的な周辺型では進行とともに求心性視野狭窄を呈し，続く視力低下が出現することが多い（**図1b～d**）．傍中心型では輪状暗点を伴い，これら暗点は網膜中心部に向かって拡大することが多く，黄斑部に及ぶと比較的短期間に視力低下が進行する場合がある（**図1e, f**）．**図1f**に示すような傍中心型の進行したケースでは，中心部における感度をわずかに認めるケースであっても，ていねいな測定を行わないと見落とされてしまうケースもある．このため，求心性視野障害における判定時の検査では十分な配慮を要する．

患者の主訴：一般的に求心性視野狭窄は，視野（V-4e視標）が半径15°以上ではあまり日常生活に大きな支障はなく，10°程度になると不自由さを自覚し眼科の受診率が上昇するとされる．この求心性視野狭窄半径10°におけるイメージは，40 cm離れて半径7 cmの円，6 m離れて半径1 m程度の範囲となる．この際の主訴としては，「視力低下」，「見えづらい」という漠然としたものが大部分であり，今までやってきた日常生活の行動において具体的な不具合を伴うことが多い．視野狭窄の自覚については，「人にぶつかりやすい」，「足元のものを蹴ってしまう」，「段差でつまずく」などの表現が理解されやすい．また，よいほうの眼の矯正視力が0.02を切った時点，あるいは視野（V-4e視標）が求心性狭窄で5°を下回る進行の段階になると，視覚に依存した生活を維持することは困難となってくる．

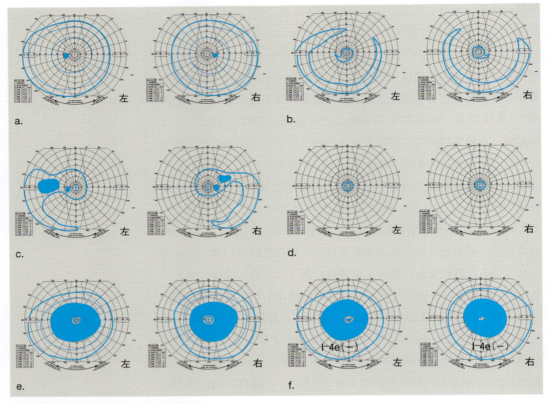

図1　RPにおける視野障害の例
a～fにGoldmann視野計による測定結果を示す．V-4e視標（青太線），I-4eおよびI-2e視標（青線），そして絶対暗点およびMariotte盲点（青塗りつぶし）のみを簡略化して示す．
a．晴眼者における視野．
b．35歳，女性．RP，求心性視野狭窄と島状に残る周辺視野．
c．28歳，男性．RP，周辺型の求心性視野狭窄．
d．38歳，男性．cの10年経過後，求心性視野狭窄．
e．50歳，女性．RP，傍中心型の輪状暗点を有する例．
f．55歳，女性．eの5年経過後．I-4eおよびI-2e視標は測定不能．
RP：retinitis pigmentosa（網膜色素変性）

診断と説明

　多くのRP患者は，人生の半ばにして病気の診断を受けることになり，社会生活と関係の深い病気である．治療法が確立されていない本疾患において，必然的に診断は"病名の告知"とともに"将来の障害告知"につながる．予後については"最悪の場合は失明する"という"将来の障害告知"を含んでおり，漠然とした不安が先行する内容である．このため，診断直後よりロービジョンケアとしての心のケアが求められる[*1]．このため，患者の性格，患者の抱えている家庭や職業などの背景にも配慮が必要である．そして，視機能の評価結果の内容とその説明をていねいに伝えることから始まり，病気の説明に至るまで，可能な限り十分な時間を用意して対応する．まず，病気への正しい理解と生活設計の立て直しは重要な課題といえる．

[*1] 詳細は，本巻"ロービジョンケアにおける心理的ケア"の項を参照されたい．

現在の情報社会において，病名を聞いた後に患者は多くの情報を収集することとなり，誤解や混乱も生じやすい．患者を孤独にさせない工夫として，次回の定期診察を計画することが大切である．この際，外来通院は病状が安定していても年に1回でも続けることで，疾患の経過や合併症の管理において意義があることを理解してもらう．また，その時点では必要としていない支援についても概説し，困ったときはいつでも相談に乗れることを伝える．しかしながら，限られた診療時間内でのこれらの対応が困難な状況にあれば，"ロービジョン診療の連携"により地域の専門施設につなげることで，上記のような対応を患者が受ける機会にもつながり，より多くの医療情報や福祉サービスを得やすくなるものとなる．また，可能であれば地域診療と専門施設の両方の医療機関の連携で患者を支援できる体制が整うと，患者の通院の負担が減る場合も多く，望ましい形といえる．残念ながら忙しい日常診療において，患者が医療から見捨てられたと感じてしまうケースもあり，その後の受診をためらってしまい，以降の対応が後手になってしまうことがある．このようなことが生じないためにも，"ロービジョン診療の連携"を活用することが望ましい．

合併症の医学的管理

RPの合併症として生じる代表的なものには，併発白内障と黄斑浮腫など慢性的な炎症を背景とする変化が挙げられ[3]，これらの加療は一般的な治療法に準ずる．中年期に進行を伴う併発白内障の管理は，並行して進行を迎える網膜変性とあわせての注意を要する．両者は厳密に区別できるものではないが，併発白内障は細隙灯顕微鏡で水晶体混濁の所見を伴うことを前提に，比較的短期間における視力低下の進行と屈折の変化を伴うことも多い．このような場合においては，水晶体再建術が有用となる[4]．

30〜40歳代の早期より視力低下をきたす場合には，若年から瞳孔領内の水晶体の前極または後極側の限局した混濁を認めることが多い．また，中年期以降の比較的軽度な核白内障の場合でも，自覚的な視力低下の訴えにつながっている場合も多くある．これは網膜変性に伴う黄斑部機能低下に伴い，残存する求心性視野における対象物や文字のコントラスト低下を白内障によって生じている場合に，両者が相乗的に作用していることが推測される．一定の経過観察を行ったうえでの適切な治療タイミングが望まれる．しかしながら，手術は網膜変性に対する根治的な治療ではないため，手術のリ

スク，RPに特異な合併症を含めたインフォームド・コンセントにも細心の配慮が求められる．近年では，光干渉断層計（optical coherence tomography；OCT）を用いた網膜形態の評価から，おおよその術後に回復の見込まれる視機能の程度も予測が可能となってきている．術後に予想される視機能の限界，そして，術後の網膜変性が進行性であることについても正しい理解を得る必要がある．また，術後の早期炎症の管理はもちろん，黄斑浮腫などの合併症についても長期的に観察を行う必要がある．

羞明

　ロービジョン患者は全般的に羞明を感じるケースが多いが，特に網膜色素変性の患者では明暗所での順応に支障があり，羞明を強く感じるケースが多い．遮光眼鏡は主に羞明に関与するとされる500 nm以下の短波長側を特異的に遮光するものが多く，黄色，オレンジ色，緑色，灰色などがある．処方においては，患者の自覚的な好みよる選定が必要となり，可能であれば貸し出しを行い，日常生活での試用を行うほうがよい．羞明の改善策として，障害者手帳があれば遮光眼鏡を補装具のひとつとして申請が可能である．ただし，自治体による内容の違いがあるので，患者の住民票登録がある申請先の市町村の福祉担当へ確認したほうがよい．補装具費支給制度に定められている遮光眼鏡の基本的な耐用年数は4年である．

　遮光眼鏡以外にも，サンバイザーや偏光眼鏡など，羞明を防ぐ手段はいろいろあるため，各患者に応じた方法で検討していくことが望ましい．夜盲については，根本的な改善策はなく，屋外明所から屋内暗所への移動時に，適応に時間がかかるということへの理解をもってもらうことが大切である．遮光眼鏡を装用したまま屋内へ移動する場合には，速やかに遮光眼鏡をはずすといった簡単な動作についても，ていねいな説明が必要となる．夜間や暗い所では極端に見えかたが低下しやすいため，携帯できるライトの使用は有効である．

読み書き

　RP患者は求心性視野狭窄を呈するが，中心視野は中年期以降でも保たれていることが多く，文字の読み書きは明るさなどを工夫し，屈折値に基づいた近用矯正眼鏡の利用で対応が可能である場合が多い．ロービジョン患者の視機能の有効活用において，①照明とコントラストの最適化，②拡大に基づく視覚補助具，が挙げられる．し

かし，後者は求心性視野狭窄のために文字は大き過ぎれば視野に入りきらず，読み速度の低下を招く結果となる．残存する視野内においては，5文字以上の文字が入ることが読み速度の維持には必要とされる[5]．一方，文字が小さくなると視野内の文字数は増えるが，視力に依存した文字弁別の限界に至り，同様に読み速度の低下を招く．このような制限のなかで，適切な文字サイズというものを本人自身が意識しながら，仕事や日常生活の読み書きを行うことが求められる．

実際の仕事や生活における読み速度を評価するには，矯正視力，近見視力，視野検査のみで判断することは困難であり，MNREAD (Minnesota Reading Charts) に代表される読書評価チャートを利用するとわかりやすい．MNREAD-J（日本語版）[6]では，30文字の単純・等質な文章が0.1対数ずつ，異なる大きさでサイズを小さくしながら並んでおり，視距離30 cmにおける適正な屈折矯正下で患者にチャートを音読してもらい，その時間や誤読の有無についての評価を行う*2．両眼視が困難な場合など，左右それぞれの眼の評価を行うことも大切であり，速度の速いほうの眼を中心とした実践的な対処が可能となることも多い．MNREAD-Jにおける測定の4例について，症例1の晴眼者（**図2a**），症例2のRP視野V-4e視標半径10°（**図2b**），症例3のRP視野5°（**図2c**），症例4のRP視野3°未満（**図2d**）の結果を示す．いずれも視距離30 cm，両眼の適正な屈折矯正下における測定例である．症例1の晴眼者では最大読書速度（測定グラフ右側のプラトー相）が410文字/分になるのに対して（**図2a**），症例2の求心性視野狭窄10°の例では，最大読書速度が314文字/分程度と低下する傾向となる（**図2b**）．そして，症例3の求心性視野狭窄5°の例となると，最大読書速度が123文字/分と晴眼者の半分以下まで低下し，大きな文字サイズになるにつれて読書速度の低下傾向がみられる（**図2c**）．症例4の求心性視野狭窄3°未満，左眼のよいほうの眼の矯正視力0.04の例においては，測定結果から臨界文字サイズ（最大読書速度で読める最小の文字サイズ，本症例では35ポイント相当）に基づいて，16文字/分とゆっくりではあるが"読める"ことが確認できる（**図2d**）．このような症例では，拡大読書器を用いることにより，適正な縮小拡大機能と白黒反転によるコントラスト調整を行うことで，日常生活での読み書きがわずかでも可能となる場合もある．また，具体例は示さないが，求心性視野狭窄と中心暗点をあわせてもつような場合（**図1e, f**）では，加齢黄斑変性と同様に極端な読書速度の低下を招くことには注意を要する．

*2 詳細は，本巻"読書視力"の項を参照されたい．

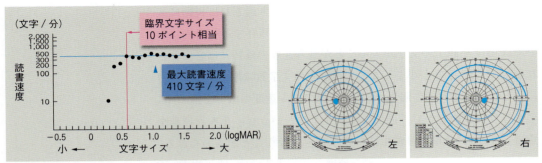

a. 症例1（62歳，女性）．矯正視力：RV＝(1.2)，LV＝(1.2)．視野：晴眼者．

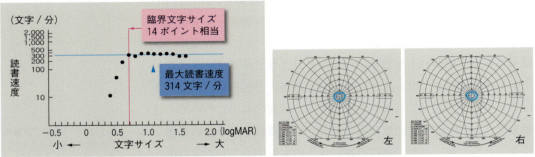

b. 症例2（64歳，女性）．矯正視力：RV＝(0.8)，LV＝(0.7)．視野：求心性視野狭窄10°．

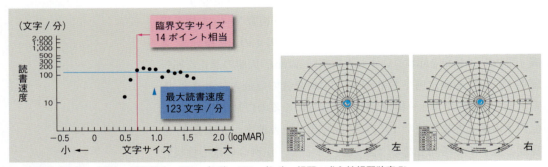

c. 症例3（57歳，女性）．矯正視力：RV＝(0.3)，LV＝(0.4)．視野：求心性視野狭窄5°．

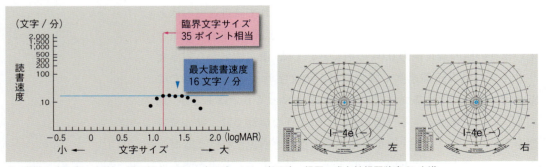

d. 症例4（55歳，女性）．矯正視力：RV＝(0.01)，LV＝(0.04)．視野：求心性視野狭窄3°未満．

図2　MNREAD-J読書チャートを用いた読書速度の評価例
図a〜dにMNREAD-J読書チャートPC版による測定結果を示す．視距離30cm，両眼の適正な屈折矯正下における測定．横軸に文字サイズ（logMAR），縦軸に読書速度（文字/分），最大読書速度（▲），臨界文字サイズ（←）を図中に示す．各図の下側に症例における遠見時の矯正視力，そして右側に視野（Goldmann視野計）を示す．

日常生活動作，歩行訓練

　RP患者は，一般に内科的な疾患を合併しないことが多く，緑内障や糖尿病網膜症と異なり，繰り返し手術を受ける必要や数多くの投薬管理も少ない．就学や就労，日常生活に必要な訓練を計画する場合，本人の意思があれば集中した訓練計画を整えやすいといえる．これら生活訓練，職業訓練を行っている施設としては，各地域の生活訓練施設，盲学校，そして民間の職業訓練施設などが挙げられる．

　通勤や日常生活の移動の訓練においては，白杖の導入が効果的な場合もある．しかし，白杖の導入に際しては患者自身のみならず，その家族も含めた心理的な受容を必要とすることが多い．本人との会話のなかで外出時の問題点を模索しながら，必要とするケースにおいてのみ，視覚障害者の歩行や日常生活の訓練専門職につなげたほうがよい．求心性視野狭窄が10°未満に進行すると，外出時や行動面での視覚に依存した環境認知と適応に問題を生じることが多い．外出時の歩行は，主に足元の障害物と前方の障害物へ注意を払いながら進むこととなるが，狭い視野において足元ばかりに注意がいくと前方がおろそかになり，バランスのとれた歩行が困難となる．この場合，足元前方に対して白杖の使用をすることで，前方への注視に集中することが可能となり，安定した歩行が可能となる．視機能の低下に伴い，最初は通いなれた通勤路などではさほど問題になることはないが，初めての場所となると一層の困難に直面する．特に，駅や人の多い街中では，人や自転車との交錯に悩むことも多く，白杖の導入のきっかけとなることもある．

情報の提供

　社会資源に関する情報の提供は，眼科でできる大切なロービジョンケアのひとつであり，患者の生活設計上においても大きな支援となる．RPにおける公的援助として，① 身体障害者手帳の交付と福祉サービスによる支援，② 年金制度による障害年金の給付制度，③ 難病医療費助成制度が挙げられる．

身体障害者手帳の交付：障害者総合支援法に基づく視覚障害手帳の交付者においては，各地方自治体の裁量により障害等級，所得に応じた種々の福祉サービスの提供を受けることができる．具体的には，患者の住民票がある市町村の役所，障害福祉担当へ相談するとよい．たとえば，移動支援としての"同行援護サービス"を利用して，外

出時にガイドを依頼することも可能である．この申請書は，15条指定医*3 による診断書の作成を必要とする．

障害年金の給付制度：年金制度に基づく障害年金の認定基準は，身体障害者手帳の認定基準とはまったく異なる点に注意を要する．身体障害者手帳では Goldmann 視野計 I-4 の視標で 10°以内の求心性視野狭窄が視野障害の認定において必要となるが，年金では厳しく，5°以内が 2 級相当となる（2006 年改正）．また，国民年金，厚生年金と属する年金によっても管轄と支給内容・対象が異なるため，注意を要する．RP においては，"初めて診断を受けた日"が初診日として起算され，その後の 1 年 6 か月頃の経過内容が障害認定の申請に必要となる．

難病医療費助成制度：RP は難病医療費助成制度の疾患（特定疾患治療研究事業対象 56 疾患）に認定されているため，障害者手帳に該当しない程度の病状でも RP の確定診断がついていれば申請することが可能である．希望があれば患者の住民票がある地域の保健センターなどの医療券扱い窓口で手続きを進めることができる．平成 26（2014）年 5 月に"難病の患者に対する医療等に関する法律"が成立した．原因不明で治療法が確立されていない疾病（約 300 疾病）に対する治療研究事業の推進，疾病の克服，患者の社会参加支援，および医療費負担軽減を目的としており，平成 27（2015）年 1 月 1 日から新たな難病医療費助成制度が施行された．主な変更点として，本人の年収に応じた自己負担が生じる点がある．また，所定の意見書に難病指定医*4 が記入し，知事の指定を受けた難病の指定医療機関で申請者が受療をすることを助成の条件とする．

職業の継続における環境整備

RP 患者は，成人期の発症からその進行に伴って，職業の継続における支援を必要とする場合が多い．障害をもつ患者自身が，組織における上司や同僚に対してさまざまな過程をもって新たな人間関係を構築していくこととなる．特に受診時において，会社側に障害の内容を相談していないケースをはじめとして，病気の進行に伴ってすでに職場での問題を生じているケースでは，患者本人とよく話しあったうえでの早急な対応が求められる．さまざまな職種における問題に関する情報源として，患者会，支援組織の紹介が有用となることもある．

なかには障害をもつことで退職を自主的に迫られているケースも含まれ，患者は会社で孤軍奮闘し徒労する．患者より求められた職場への診断書の提出に際しても，内容や目的をよく本人に確認し，記載内容

---

*3 15条指定医
身体障害者手帳の申請に必要な診断書を作成できるのは，身体障害者福祉法第15条の規定に基づく指定を受けた医師に限られる．指定は，医師の所属する医療機関の所在地により，都道府県知事（政令市市長，中核市市長）が行う．指定医は，主として標榜する診療科名について，医師免許を取得した後，大学病院またはそれに準ずる病院（医師法第十六条の2第1項の規定による臨床研修を行う病院など）の当該診療科で，5 年以上の臨床経験を有する者とされる．

*4 難病指定医
平成 26（2014）年 5 月に"難病の患者に対する医療等に関する法律"が成立し，平成 27（2015）年 1 月 1 日から新たな難病医療費助成制度が施行された．新制度では，難病指定医（新規および更新申請）または協力難病指定医（更新申請）として都道府県知事から指定を受けた医師のみが，医療費助成の新規および更新の申請に必要な診断書を作成することができる．また，新しい制度では，知事の指定を受けた難病の指定医療機関が行う医療・調剤・訪問看護などに限り，医療費の助成を受けることができる．

による患者への不利益が生じることのないような配慮を必要とする．

　この段階でのロービジョンケアとして，患者本人，会社のキーパーソン（上司，人事担当者，産業医など），そして眼科医（生活専門職，社会福祉士も含めて）といった三者での話し合いを進めていくことで，職場における環境整備を目的とした医療の介入が可能となる場合がある．本人の職業継続の希望や個人の性格・病状に配慮をしたうえで，必要がある場合にこのような三者での面接の機会を設けることも有効である．また，なかには人間関係に起因するストレスから抑うつ状態が強く，患者本人が話し合いを進めることが難しいケースもあり，可能であれば会社の産業医を介して，治療を目的とした休職などの期間を設け，抑うつ状態の改善をもってから，話し合いを進めることが必要な場合もある．面談では，職務内容，日常生活動作といった点に対する眼科医の医学的観点からの会社側への助言を行いつつ，会社側の理解をもってもらうこと，そして本人の希望を含めた現状における対応策を引き出していくことなどが挙げられる．

まとめ

　本項では，主にRP患者のロービジョンケアの実際として，上述の7項目を中心にまとめた．RPは遺伝性疾患であり，ロービジョンケアの現場においても，RPの遺伝に関する知識は必要となってくるが，その詳細については本巻"遺伝相談"の項を参照されたい．

　平成24（2012）年度の診療報酬改定においてロービジョン検査判断料が導入され，眼科医一人一人がロービジョンケアの導入を積極的に果たすことが求められている[7]．RP患者は，ほかの全身合併症も少なく，病気の進行段階に応じたロービジョンケアを行うことで，職業の継続や日常生活の改善を図ることが可能となる場合も多い．そして，生活訓練・職業訓練を目的とした施設との連携についても，ロービジョン検査判断料の算定基準として"生活訓練・職業訓練を行っている施設等との連携"が盛り込まれている．このような状況から，眼科医療機関同士のロービジョン連携のみならず，より多くのロービジョン症例でこれらの関連施設との連携を図り，活用することも求められている．そして，これらの連携下での症例へのかかわりかたについては，ロービジョンケアに携わる専門家同士の積極的な情報交換と，それら情報の共有化を図ることも今後のロービジョンケアの実践において重要な課題といえる．

（岩波将輝）

加齢黄斑変性

病態，所見，疫学

　加齢黄斑変性は年齢50歳以上で，中心窩を中心とする直径6,000μm以内の領域に，前駆病変（軟性ドルーゼン，網膜色素上皮異常），脈絡膜新生血管，漿液性網膜色素上皮剥離，出血性網膜色素上皮剥離，線維性瘢痕のいずれか，もしくは二つ以上の所見をもつ滲出型加齢黄斑変性と，網膜色素上皮の地図状萎縮を伴う萎縮型加齢黄斑変性のいずれかを認める疾患である（図1）．わが国の患者数は年々増加傾向を示し，2007年の疫学調査では50歳以上の80人に1人が本症に罹患していた[1]．治療は活動性がある脈絡膜新生血管に対して光線力学療法や抗血管新生薬療法が行われるが，完治は望めずロービジョンとしての生活を余儀なくされる患者も多い．加齢黄斑変性はわが国の視覚障害による身体障害者手帳取得者数の第4位[2]*1であり，ロービジョンの代表疾患である．

文献はp.301参照．

[*1] **視覚障害認定者数**
平成19〜21(2007〜2009)年の3年間に，新規に視覚障害認定を受けた視覚障害の原因疾患の第1位は緑内障，第2位は糖尿病網膜症，第3位は網膜色素変性であった[2]．

日常生活における困難

　多くの加齢黄斑変性患者は中心窩を含んで病巣がみられるため，「視界の真ん中がぼやけて見える」，「見ようとするところが見えな

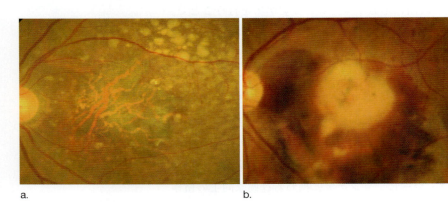

a. 　　　　　　　　　　　　　　　　　b.

図1　加齢黄斑変性
a. 萎縮型加齢黄斑変性．69歳，女性．黄斑部に地図状網脈絡膜萎縮病巣がみられる．
b. 滲出型加齢黄斑変性．72歳，男性．黄斑部に活動性のある脈絡膜新生血管と，出血，網膜剥離がみられる．

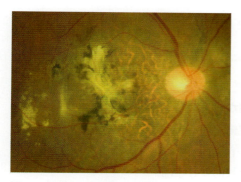

図2 加齢黄斑変性瘢痕期

78歳，男性．出血や滲出が吸収し，病巣の活動性が低下した状態．

ロービジョンケア

内容：病気が原因で眼が見えにくくなり、そのために、
日常生活に不自由を感じている方を対象に行っています

＊拡大鏡（虫メガネ）や拡大読書器（文字を拡大してテレビに映す機械）のご紹介。
＊眩しさを軽減させるための遮光眼鏡のご紹介
＊その他、ご要望に応じてご相談をお受けします。

時間：2時間（初回）

当日：日常生活に即した見え方を調べながら行います。
道具などのご紹介をし、2週間の貸し出しをします。
貸し出し器具返却などの2回目来院日について確認します。

図3 ロービジョンケアの説明文書

ロービジョンケアの内容を患者や家族に十分伝え，理解してもらったうえで行う．
（日本大学病院眼科外来資料.）

い」，「直線がゆがんで見える」などの症状がみられる．それらの症状がもたらす日常生活困難は“読み書き”から“人の顔の認知”まで多岐にわたる．特に“読字困難”は新聞や本が読めなくなるだけでなく，「レストランのメニューが見えない」，「買い物に行っても値札が見えない」，「食料品の賞味期限が見えない」など，生活を送るうえで深刻である．書字も決められた枠の中に記入することが難しく，役所や銀行で困ることが多い．また，人の顔が見えないために近所の人と道ですれ違ってもわからず挨拶ができないことも生活上の悩みとして多く聞かれる．他者の判別ができないと引きこもりがちになり，精神面に影響がでることも少なくない．一方で，慣れた場所での移動に困難を感じることは少ないが，コントラスト感度の低下や羞明のために道路や階段の段差の誤認による転倒，直線がゆがんで見えるために下りのエスカレーターで危険が生じる事例も聞かれる．

ロービジョンケアの開始時期

治療を行っている間は視機能が変化する可能性があるため，ロービジョンケアは治療の可能性がなくなった瘢痕期の症例に行うことが望ましい（**図2**）．日常生活に不自由を感じている患者が対象になるが，「生活を少しでも楽に送りたい」という患者自身のやる気が必要である．また，患者が自身の病状を受け入れ，これ以上視機能を改善する治療法がなく，今置かれている現状で生活していかなければならないということを理解していることも必要である．疾患に対する患者自身の理解が乏しいとロービジョンケアの間も「本当に治らないのか？」，「メガネの度数を変えれば見えるようになるのか？」，「もっとよい治療法はないのか？」という質問ばかりが聞かれ，それ

らの回答に終始することになる．ロービジョンケアの予約の際，ロービジョンケアの内容について十分な説明が必要である（図3）．

読字困難に対するケア

preferred retinal locus：加齢黄斑変性では，中心窩が病巣に含まれ機能しなくなった場合，中心窩以外の部位で物の詳細を識別しなければならない．中心窩以外の固視領域は preferred retinal locus（PRL）と呼ばれ[3]，中心窩から最も近く網膜感度が比較的良好な部位が用いられる[4]が，周囲の明るさや行う作業によって部位が異なり，複数存在することが報告されている[5,6]．暗点が小さい場合，患者は無意識に PRL を用いることができるが，暗点がある程度大きくなると意識しないと使えない．患者には"中心では見えない"こと，"視線をずらすことで見える"ことを説明し，PRL を見つける手助けをする．PRL は文字が書かれたカードをさまざまな方向に提示し，どの方向に出すと見やすいかを探す方法や拡大読書器を用いる方法が報告されている[7]．なお，暗点が後極部を超えて広範囲にみられる場合には PRL の確立は難しいため[8]，患者に偏心視を強いることは避ける．

ロービジョンエイドの選定：加齢黄斑変性では，視力値から推測しうる拡大率よりも大きな拡大を要するため，読書検査から文字サイズを求める必要がある[9]．主な読書検査チャートに MNREAD-J があるが，検査の詳細は本巻他項目に譲る．読書検査で得られた，読書に最も適切な文字サイズである臨界文字サイズと，患者が見たいと希望する文字サイズとの比から倍率を求め，その倍率を有する至近距離眼鏡，拡大鏡，拡大読書器を試す．また，読みやすい環境を整えることも重要である．加齢黄斑変性では黄斑部の網膜感度低下によって暗く見える．この場合，明るさを照明で補填しなければならないため，照明に関するアドバイスも忘れてはならない．一方で，照明の明るさが不快な羞明となる場合もある．後方から照明を当てる，見たいところにスポット的に当てるなど，照明の当てかたも工夫する．また，羞明を軽減するために遮光眼鏡も有用である（図4）．遮光眼鏡の色や濃さについては決まったものはなく，個人の見やすさや好みが優先される．しかし"濃さ"がかえって視野の暗さを増す場合があるため，貸し出して実際に日常生活で使えるかどうか確認をしてもらう．

便利グッズの紹介：人口の高齢化に伴い，高齢者が見やすく，簡単

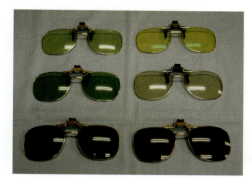

図4 遮光眼鏡
色や濃さに決まったものはなく，患者の好みが優先される．

に操作ができる便利グッズが多数販売されているので，それらの情報を提供する[*2]．インターネットで検索できるが，パソコンを使い慣れていない，あるいはインターネットの記事が見えない患者も多いので，便利グッズを拡大した写真をスクラップし，待合室などで閲覧してもらうことも有用である．

白杖の使用について：本症では移動に困難をきたすことは少ないが，視覚障害者であることを周知するために白杖の携帯を奨める場合がある．また，病巣が広範囲に及び移動に困難をきたしている症例には，白杖を用いた歩行に関する指導が必要になる．

精神面への支援：加齢黄斑変性の患者は，うつ傾向が強い[10]．"明瞭に見ることができない不快感と，それが治らないことに対する絶望感"，"失明するのではないかという不安"，"自分の見えかたを周りに理解してもらえないジレンマ"など，マイナスの感情を挙げれば枚挙に暇がない．精神面への対応として，睡眠障害がみられる患者には睡眠薬の処方，うつ傾向が強い場合には心療内科の受診を奨める場合があるが，いずれも眼科医には判断が難しいのが現状であり，今後の課題である．また，医師から「失明する」と告げられ，その後うつ傾向をきたす症例もあるため，"失明"という言葉を不用意に使うことは避けなければならない．実際，本症で両眼ともに光覚まで失う症例はまれであり，視覚障害が原因で日常生活動作に対する全面介助が必要になる症例は少ない．

家族および介護者への情報提供と疾患啓発

患者の日常生活を支える家族や介護者にもロービジョンケアの情報提供が必要である．患者と一緒に生活する家族の悩みも大きく，「何がどう見えないのかわからない」，「不安ばかりを口にして毎日が暗い」，「無気力になり，何もしようとしない」などの苦悩が聞かれ

[*2] 音声時計など，音声ガイドつき器具やタイポスコープが喜ばれる．

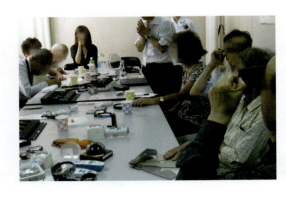

図5　グループ単位で行うロービジョンケア

加齢黄斑変性患者や，その家族を対象に行っている．

る．家族も患者と同様に，加齢黄斑変性がどのような疾患かを治療の限界も含めて説明し，理解してもらうことが必要である．また，見ようとするところは見えないが，周りの視野は保たれるので失明することはまれであることを伝えたうえで，患者が自身でできることと周りの助けが必要なことを具体的に説明する．また，今後さらに高齢化が進み，高齢者施設へ入所する患者も多くなることが予測される．その際，介護が必要な日常生活動作の情報を介護者へ提供することも必要になってくると考えられる．

セルフマネジメントとグループでのロービジョンケア

　セルフマネジメントは，慢性疾患を抱えながら生活する患者同士が互いの意見を交換し，交流を図りながら生活のしかたや前向きな心の持ちかたなどを習得する試みであり，米国で始まった．加齢黄斑変性に対してもセルフマネジメントプログラムが行われ，QOLが改善したと報告されている[10]．駿河台日本大学病院では，5～6人の患者とその家族を対象に1回2時間を2回，グループ単位でケアを行っている（図5）．1回目は加齢黄斑変性の説明を講義形式で行ったのち，患者の自己紹介を兼ねて自分の病歴や見えかた，困っていることなどを話してもらう．2回目は社会福祉サービスなどの説明を講義形式で行った後，ロービジョンエイドの紹介，使用方法の説明を行い，実際に試してもらう．個人個人の視機能障害の程度はさまざまであるためエイドの紹介は大まかにならざるをえないが，その後の個別のケアへの導入がスムーズに運ぶ利点もある．同じ悩みを抱える人がいろいろな工夫をしながらがんばって生活している話を聞くと励みになるし，共感も生まれる．苦しんでいるのは自分だけではないという安心感も得られる．セルフマネジメントプログラムをロービジョンケアに導入することは，提供する側の時間的余

裕やマンパワーの問題があり，どの施設でもできることではないが，この試みに限らず新しいさまざまなロービジョンケアの形を模索することが必要と考える．

ロービジョンケアを行う側のメンタリティ

あまり話題にのぼることはないが，ケアを提供する側の精神的負担も無視できない．患者の思いを聞くには精神的なタフさが求められる．また，日常の診察とは異なり，患者の私生活に踏み込まざるをえない場合も多く，ストレスを感じることも多い．ロービジョンケアを始めて日が浅く経験が少ないと，無力感だけが残ることも少なくない．特に加齢黄斑変性の場合，高齢になってから視覚障害になるため，新しいことにチャレンジする気力や体力が低下しており，対応する側もとまどう場合がある．ロービジョンケアを行って壁にぶつかっても自分だけで悩まず，ケースカンファレンスなどを行い，情報の交換をし，同僚からアドバイスをもらうことも必要である．ロービジョンケアは患者のモチベーションや視機能に大きく左右されるため，うまくいかないケースがあったとしても決して思い悩むことはない．「拡大鏡を使ってまで読まなくてもよい」，「あまり役に立たなかった」などの感想を患者がもったとしても，ロービジョンケアで得た情報はいつか役立つこともあると思えばよい．加齢黄斑変性に対するケアの難しさは，"見ようとするところが見えない"ことにある．中心が見えない不自由さは筆舌に尽くしがたいが，その状態で生きていかなければならないことも現実である．患者数の増加に伴い，加齢黄斑変性に対するロービジョンケアの需要は増えると予測される．加齢黄斑変性に対するロービジョンケアのよいモデルはないため，それぞれが試行錯誤を繰り返しながら工夫を重ねて，経験を積むしかない．われわれはその経験を共有し，拡大していかなければならない．

（藤田京子）

糖尿病網膜症

糖尿病網膜症によるロービジョンの背景

　2011年の国民健康・栄養調査によると，"糖尿病が疑われる人"と"糖尿病が否定できない人"を合わせて27％，国民の4人に1人以上が糖尿病あるいはその予備群であると推計される．

　そして，糖尿病網膜症の発生率は年に38.3/1,000人，進展率は年に21.1/1,000人（Japan Diabetes Complication Study）[1]と報告されている．

文献はp.301参照．

　糖尿病網膜症は，糖尿病による合併症の一つで，2005年の身体障害者届出件数第2位（19％）の疾患である[2]．糖尿病網膜症により年に約3,000人が視覚障害となっている（厚生省：『視覚障害の疾病調査研究』，1988）．

　患者の増加の一方で，治療では光凝固法，薬物療法，硝子体手術などの治療技術の進歩により，以前は失明に至るような症例でも，ある程度の視力を維持できるようになってきている．この結果，今後，ロービジョンケアの対象となる患者の増加が考えられる．ここでは，糖尿病網膜症のロービジョンケアについて述べる．

糖尿病網膜症患者の特徴

見えにくさに対する認識が低い：糖尿病網膜症が悪化すると"失明に至る"と聞いても，危機感が薄く，自身の見えにくさに対する認識が低い場合が多い．"見えにくさ"は治療により変動の幅が大きい．治療は複数回になることが多く，患者は「今は見えにくいが，次の治療を受ければ，また見えるようになる」と視機能回復を期待していることが多い．

働き盛り世代：年齢的に中年層が多い．働き盛りの患者にとって仕事を維持・継続できるかどうかは，家族の生活にもかかわる問題だけにたいへん重要である．働き盛り世代で仕事と両立しながらの治療となるが，「仕事が多忙である」などの理由から，糖尿病患者の4割が未治療・治療中断という実態がある．患者が視覚障害のため

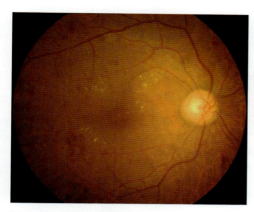

図1　単純糖尿病網膜症
点状・斑状出血および硬性白斑を認める．この段階で患者が"見えにくさ"を自覚することはほとんどない．

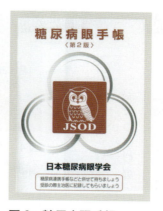

図2　糖尿病眼手帳
内科医と眼科医の協力のもと，患者の意識向上と治療の放置・中断の対策として優れている．

に仕事を退職してしまうと，再就職は容易ではない．そのため，退職することなく働き続けられるように眼科医が支援することが大切なのである．

糖尿病網膜症のロービジョンケア

　糖尿病網膜症の病期分類はいくつかあるが，ここでは簡潔で理解しやすいことから改変 Davis 分類を用いて，ロービジョンケアを考える．

単純糖尿病網膜症（図1）：この時期，患者の"見えにくさ"の自覚はほとんどない．糖尿病網膜症は血糖コントロールにより改善が可能である．患者がロービジョン外来でのケアを必要とすることは，ほとんどない．

　しかし，普段の診療のなかで血糖コントロールの重要性について説明し，糖尿病眼手帳（図2）[3]を利用するなど，患者が"見えにくさ"を訴える前から糖尿病網膜症に対する意識を高めていくことが必要である．

　急激な血糖コントロールにより網膜症が増悪するとの報告（early worsening）[4]もあり，注意が必要である．この時期の治療は眼科のみ，もしくは内科のみでは不完全であり，内科・眼科の連携がたいへん重要である．糖尿病眼手帳は内科医と眼科医の協力のもと，患者の意識向上と治療の放置・中断の対策として優れている．普段の診療のなかで行うことができるロービジョンケアの視点からも糖尿病眼手帳を活用すべきである．

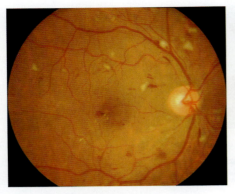

図3　増殖前糖尿病網膜症
多数の軟性白斑を認める．見えかたに変動があり，患者自身にとっても"見えにくさ"がわかりにくい．

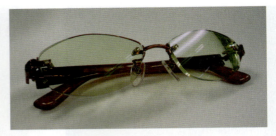

図4　遮光眼鏡（CCP400RS，東海光学）
フレームとの組み合わせで，遮光レンズ特有の色の違和感が薄くなる．

増殖前糖尿病網膜症（図3）：この段階では，患者の"見えにくさ"は変動がある．適切な血糖コントロールと眼科治療によって進行を防ぐことができるが，見えかたは複数回の治療に伴い診察のたびに変化する．患者自身にとっても糖尿病網膜症による"見えにくさ"の実態がわかりにくい状態である．治療も長期間となる場合が多く，患者が"見えにくさ"について気軽に相談できる環境を整えておくことが必要である．米国眼科学会ではSmartSight™というパンフレットで社会資源情報の提供をしている．最近は，わが国でも同様の取り組み（兵庫県のリーフレット『つばさ』）[5]が行われている．

　眼科の医療スタッフは，患者の生活上の不自由さが糖尿病網膜症から起こっていることを患者に正しい知識として説明するとともに，患者の"見えにくさ"の原因を理解し，対応策を考える（環境整備）ことが必要である．

　たとえば，就労の継続に問題があるか？　書類を読めるか？　など確認して，近見視についての具体的なアドバイスを行う．近見視力が0.3〜0.4程度では読書距離を近くして対応すれば，正常の読書スピードが維持できる．また，近見視力0.1〜0.3程度では，読書補助具を利用，または文字ポイント[*1]を大きくすることで，ほとんど正常の読書スピードが維持できる．このような場合，タブレット型端末の利用も有用である．

　患者の羞明については，糖尿病網膜症に対する遮光眼鏡（図4）の有用性については十分な解明はされていない．しかし，遮光眼鏡の装用により，羞明が改善することもあることは知っておくべきである．

[*1] パンフットの文字ポイント数
お茶の水・井上眼科クリニックでの糖尿病網膜症患者へのアンケート調査（よいほうの視力：0.3〜1.2，平均0.8±0.7）では，22ポイントが"見やすい"との結果であった．

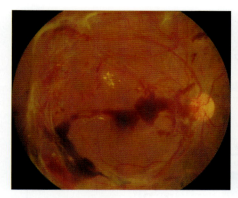 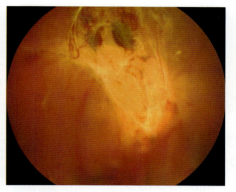

図5　増殖糖尿病網膜症
新生血管，網膜前出血および線維血管増殖膜を認める．加療をしても，視野狭窄・羞明・暗順応の低下・色覚異常が生じることがある．

図6　増殖糖尿病網膜症（重症例）
線維血管増殖膜および牽引性網膜剥離を認める．"見えにくい"ではなく"見えない"に近い状態．

　仕事を維持・継続できるかどうか，この時期にロービジョンケアについての情報を患者がもっているかどうかで，大きな差が生じる．仕事を退職してしまうと，再就職は困難な場合が多い．

増殖糖尿病網膜症（図5）：この段階で，患者は汎網膜光凝固術を受ける．このため，視野狭窄・羞明・暗順応の低下・色覚異常が生じることがある．患者は生活上の不自由さを強く感じるようになる．医師が治療として最初に目指すものは，増殖性変化の鎮静化と失明の予防である．その一方で，患者が期待している"見えにくさ"の改善が得られない場合が多く，医師からの治療に予想される"見えにくさ"をしっかりと説明し，患者の十分な理解を得ることが必要である．また，患者が病気を受け入れるためには時間が必要である．視力回復への希望が失われる時期であり，視覚障害をもつ糖尿病患者と"うつ"の相関が強いことが報告されている[6]．このような時期は患者の気持ちを認めるこが重要で，無理に前向きな考えかたをさせない．患者が"うつ"である場合を考慮し，慎重な対応をとる．家族への協力と理解を求めると同時に，専門的な心理サポートが必要なこともある．

　重篤な増殖糖尿病網膜症（図6）では，"見えにくい"ではなく"見えない"に近い状態となる．"見えない"に近い状態では，光学補助具の限界もある．0.04未満の視力では読書補助具のほか，録音など音声ガイドが好まれるケースが多くなる．また，視覚障害のみでなく，複数の合併症を有することが多い．透析の有無など治療内容を把握しておく必要がある．服薬管理，インスリン注射，自己血糖測定など，内科的治療を継続するためにロービジョングッズが役

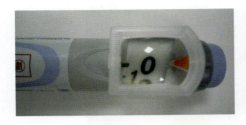

図7 フレックスペン®専用ルーペ
カートリッジに装着することで，単位合わせダイヤルの数字を拡大できる．

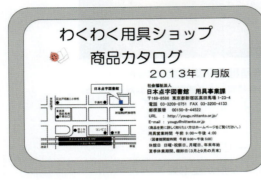

図8 日本点字図書館のカタログ
a. 点字図書館では，点字図書の貸し出しだけでなく，便利グッズの通信販売も行っている．
b. 音声腕時計，音声血圧計，消費カロリー計付音声万歩計，音声体重計などの便利グッズが，通信販売で購入できる．

立つ．インスリン注射では専用ルーペ（拡大鏡，図7）がついたものや，音声腕時計，音声血圧計，消費カロリー計付音声万歩計，音声体重計などがある．便利グッズの音声機器は，日本点字図書館の用具事業課[*2]でカタログ販売している（図8）．点字図書館では，点字図書の貸し出しだけでなく，録音図書や録音雑誌などの貸し出し，便利グッズの販売も行っている．点字図書館の貸し出しサービスの利用には，身体障害者手帳を取得していることが必要である．糖尿病網膜症の患者は，手帳交付の時期＝治療終了との誤解からか，取得率が低い．

　就労維持が困難である場合は，社会資源情報を提供し，復職などに際して歩行訓練，音声パソコンなどの視覚リハビリテーションが必要である．「あなたの見えかたは戻らないけれども，あなたと同じような見えかたで仕事を続けている人たちがいる」とアドバイスすることが大切で，リハビリテーション実施のタイミングが重要である．このためのロービジョンケアには医療だけでなく，福祉，労働

[*2] 日本点字図書館
通信販売でロービジョン便利グッズが購入できる．
『日本点字図書館用具事業課（わくわく用具ショップ）』
http://yougu.nittento.or.jp/

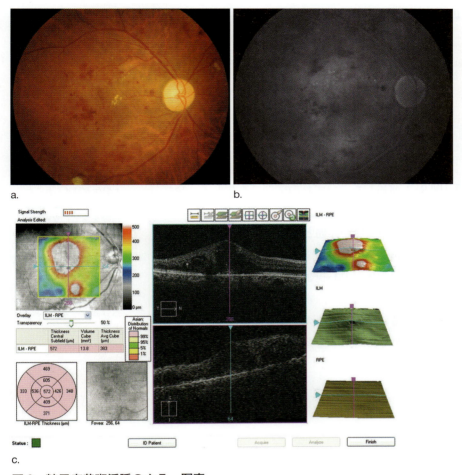

a.
b.
c.

図9 糖尿病黄斑浮腫のカラー写真
a. 眼底カラー写真．網膜斑状出血，硬性白斑と少数の軟性白斑を認める単純糖尿病網膜症．
b. 蛍光眼底写真．黄斑部の網膜血管からびまん性蛍光漏出を認める．
c. 中心窩網膜厚のカラーマップ．中心窩網膜厚は572μm．囊胞様浮腫が確認できる．

など多くの関係者（社会資源）の連携が不可欠である．眼科医からの早期の情報提供が大切で，生活訓練を行う福祉機関，ハローワークなど労働関係機関へつなぐ必要がある．治療と並行して，リハビリテーションを行うことも効果的である．社会資源のすべてに精通することは難しいが，困ったときに紹介できる近隣の施設を調べておくとよい．自信をもって紹介するためにも，視覚障害者の就労現場，訓練現場を見学し，音声パソコンなど支援機器を体験することも重要である．

　就労が困難な場合には，障害年金・介護保険サービスの利用を検討する．糖尿病網膜症は介護保険の第2号被保険者・特定疾患[*3]である．

[*3] は p.188 参照．

表1　糖尿病黄斑浮腫の症例の読書視力検査

症例	59歳, 女性. 視力は右＝0.1（矯正不能）, 左＝0.1（矯正不能）.
MNREAD-Jによる読書視力検査（矯正下：両眼視）	臨界文字サイズ：1.08 logMAR（小数視力0.08相当）
	最大読書速度：毎分43.6文字（健常者では300文字程度）
	読書視力：0.58 logMAR（小数視力0.2相当）
患者は偏心視を体得している. しかし, その偏心視をいつも利用できるほどではなく, 読書速度が遅い結果であった.	

糖尿病黄斑浮腫（図9）：前述した, いずれの病期でも生じる. 発症頻度は病期が進行するほど高い. 治療として, 薬物治療, 光凝固, 硝子体手術があるが, 長期の管理が問題となる.

両眼の黄斑浮腫では, 両眼に比較中心暗点が生じる. 中心暗点が小さいと偏心視するようになり, 中心視より視力は上がるが, 読み進める方向に暗点があると読みづらく, 書きづらい. このため, 就労の継続に困難が生じる場合がある. このような場合, 視力検査の結果が中心視か, 偏心視かを判断する必要がある. 判断が難しい場合, 読書視力検査が有用である（**表1**）.

（鶴岡三惠子）

[＊3] 介護保険の特定疾病

心身の病的加齢現象との医学的関係があると考えられる疾病であって, 次のいずれの要件をも満たすものについて総合的に勘案し, 加齢に伴って生ずる心身の変化に起因し, 要介護状態の原因である心身の障害を生じさせると認められる疾病である.

1. 65歳以上の高齢者に多く発生しているが, 40～65歳未満の年齢層においても発生が認められるなど, 罹患率や有病率（類似の指標を含む）などについて加齢との関係が認められる疾病であって, その医学的概念を明確に定義できるもの.
2. 3～6か月以上継続して要介護状態, または要支援状態となる割合が高いと考えられる疾病.

緑内障

　緑内障の診断と治療における近年の進歩は，重篤化を阻止できる可能性を高めつつあるものの，絶対的な罹患数の多さから，視覚障害原因の上位を占める状況や，緑内障に対するロービジョンケアの重要性に，明らかな変化をもたらすには至っていない．緑内障による視機能障害は，その進行の様態に一定の特徴が認められるため，ロービジョンケアとしての介入もそれに応じて特徴づけられる．

ケアには何が求められるか

　ロービジョンあるいは視覚障害の原因となる主要な疾患のなかで，緑内障にみられる特徴のひとつは，その視機能障害の程度が軽微なものから重篤なものまで，ケアの対象とすべき状態がきわめて幅広い多様性を示すことである．近年の診断技術の進歩の結果として，自覚的な視機能障害がほとんど認められない初期の段階で緑内障と診断され，治療が開始される例が多くみられる．このような症例は，比較的若年ないし壮年期の稼働年齢層にあることも多く，その場合，日常生活や社会生活のなかで，自動車などの運転やVDT（visual display terminal）作業を含む事務的業務など，視機能のうえでの要求も健常レベルと同様に高いことが多い．その一方で，診断の時期が遅れた場合や治療に抗して病態が進行した場合には，最終的に完全な失明に至りうる疾患であり，緑内障末期患者の失明への不安に対する心理的ケアや，さらには失明後のリハビリテーションの導入までも守備範囲としなければならない．個々の症例の重症度，年齢，社会的条件，心理的条件などを考慮しつつ，幅広いメニューのなかから適切なものを選択してケアを進めることが望まれる．

ケアをいつ始めるか

　種々の視覚障害原因疾患において，患者本人の視機能障害の自覚が明らかになったり，治療の効果が期待できないことが明らかとなった段階が，ロービジョンケアを開始する契機となることが多い．病型や眼圧にもよるが，緑内障における視機能障害の進行はきわめ

て緩徐であることが多く，初期に視機能障害を自覚することはまれである[1,2]．さらに，経時的な変化として自覚されにくいため，ある程度の視機能障害が自覚されていても，それが重症化として認識されていない場合もある．一方，乳頭黄斑線維束が障害される段階まで病態が進行すると，患者自身の自覚症状が顕在化しないことは考えにくいが，この段階では視野障害に加えて視力の急激な低下が伴うことが多く，日常生活上の不自由の程度や予後に対する患者本人の不安も強くなる．緑内障治療の観点から考えると，視機能障害が進行しても眼圧コントロールのための治療は継続されることが原則であり，眼圧値の維持をもって治療効果のある状態と理解されている場合もある．そのような状況では，仮に重篤な視機能障害を生じていても"治療効果のない状態"には至らないことになる．

　このように，患者本人の視機能障害の自覚や，治療効果の期待の限界を手掛かりとしていては，障害が相当進行するまでロービジョンケア開始の機会を逃すことになってしまう．障害が重篤化した段階では，種々の視覚補助具や補助手段の効果も不安定となり，心理的にも負担が大きい．同時に，重篤化の局面は高齢期に訪れることが多いが，稼働年齢層のような視機能に関する切実な要求からは免れるため，残存視機能活用へのモチベーションが維持できないことも多い．視機能障害がより軽度の段階でロービジョンケアが導入できれば，視覚補助具や補助手段のある程度確実な効果が期待され，その後の重篤化に対しても，補助具や補助手段への慣熟を前提として，心理的にも余裕をもった対応が可能となる．したがって，ロービジョンケアの導入は，本人による不自由さの自覚が明らかとなる以前の段階から考慮されるべきである．導入を決めるには，視野検査や眼底画像解析装置などから得られた他覚的な所見と合わせて，患者への能動的なニーズの聞き出しがポイントとなる．

文献は p.302 参照.

ケア導入の手掛かりとしての検査所見

　緑内障の病態の重症度を判定する視野検査には，大きく分けて静的視野検査，動的視野検査がある．代表的な静的視野検査であるHumphrey自動視野計では，通常，プログラム30-2で測定する．その際，中心窩閾値も測定しておくと，低下を認めた場合は視力障害の始まりを早期に疑うことができる．プログラム30-2で見逃しがちな初期変化を検出するには，プログラム10-2を用いるとよい場合がある．プログラム10-2では中心部の詳細な視野障害が把握で

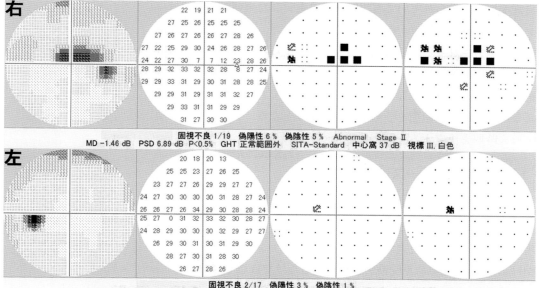

図1 Humphrey 自動視野計プログラム 30-2 で正常範囲であるものの 10-2 で視野障害を認める例
a. 両眼 Humphrey 自動視野計プログラム 30-2
b. 左眼 Humphrey 自動視野計プログラム 10-2
80歳, 女性. 両開放隅角緑内障. 洋裁をしている. 右眼は 30-2 で視野異常 (+), 左眼は 30-2 では正常範囲内であるが, 10-2 で視野異常を認める. 右眼はすでに中心上方が絶対暗点に進行しつつあり, 左眼の視野変化が今後進行した場合に日常生活における不自由さが出現することが予測されるので, この点に注意してニーズを聴取する.

きるため, 30-2 で中心視野の閾値低下が疑われる場合は 10-2 も測定しておくとよい. 末期緑内障において有効なことはもちろんであるが, 30-2 では不明瞭な初期の中心視野障害の描出も 10-2 では可能である. このような初期の場合ほとんど中心視野障害の自覚は認めないが, 僚眼の状況とあわせて今後の不自由さの出現を予測するのに役立つ (図1). 中心視野障害が高度の場合, 残存する周辺視野の活用は日常生活において非常に重要になってくる. 周辺視野の評価には, 主として動的視野検査である Goldmann 視野計を用いる.

一方, 視力障害の進行は視野障害の進行と必ずしも並行しないが,

良好な視力が得られていても視野障害の進行した末期緑内障ではコントラスト感度の低下が認められる場合がある．また，乳頭黄斑線維束が障害されると急激に視力障害が進行するため，光干渉断層計などの眼底画像解析装置で視神経乳頭周囲の乳頭黄斑線維束を含む網膜神経線維層厚を把握しておくことも重要である．これらの検査結果が緑内障の重症化を予測する手掛かりとなり，ロービジョンケア導入時期を決定する一助となる．

緑内障患者のニーズは隠れている

　緑内障の比較的初期の段階で，本人にも意識されない程度の何気ない違和感が，すでに緑内障による不自由さの始まりとなっている場合がある．それを見逃すことなくロービジョンケアの導入に結びつけるには，自覚症状を受動的に聞きとるだけではなく，隠れたニーズを能動的に聞き出すことが重要である．

羞明：自覚の乏しい隠れたニーズの代表である．視力が良好な初期緑内障症例でもコントラスト感度の低下を認めるような場合には，羞明の訴えがあることが多い．その場合，"まぶしい"という訴えになるとは限らず，"何となくかすむ"，"白っぽく感じる"，"すっきりしない"，"段差がわかりにくく歩きづらい"などの表現をとることも多く，単にまぶしさの有無を問うだけではなく，このような具体的な例示を含めて能動的に聞き出すことが大切になる．明瞭な"まぶしさ"の訴えがない場合でも，何らかの形で羞明の存在が疑われるときには，遮光眼鏡を試用してみると，本人にも思いがけない改善が自覚される場合がある．

　末期緑内障で視野の欠損部分が大きくなると，実際患者にはその部分が黒く見えるわけではなく，"白っぽく見える"，"薄い灰色に見える"と表現されることがあり（filling-in 現象）[*1]，また，完全に光覚を失った後にも羞明を訴える例もある．視野障害の進行に伴って，屋外（明所）だけではなく屋内（暗所）でも羞明をきたす例が多くなる．個々の症例の羞明の特徴に合わせて，複数の遮光眼鏡の使い分けが望ましい場合がある（図2）．

読書困難：読書困難の要素はさまざまである．絶対的な視力低下がなく，"小さい字も読める"場合でも，"読むのに疲れる"，"長く読めない"など読書が困難であるような感じかたの訴えを患者から聞き逃さないことが大切である．視力が良好であっても，視野障害の変化により読字効率が低下することはまれではない[3]．特に，傍中

[*1] **filling-in 現象**
脳の働きの一種で，視野障害部分の周りの景色が入り込んで，あたかも見えているように補正すること．

6. 疾患別のロービジョンケア　193

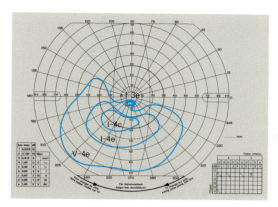

図2　末期緑内障で羞明を訴える例
79歳,女性.両開放隅角緑内障,両眼内レンズ挿入眼.視力右眼:明暗不弁,左眼:0.09(0.2×+0.5D○C−1.25D Ax40°).右眼はすでに失明しており,図に示すように左眼の視野欠損部分も大きいが,両眼羞明の訴えが強い.遮光眼鏡屋内用としてCCP400MG(東海光学),屋外用としてCCP400TR(東海光学)を処方.

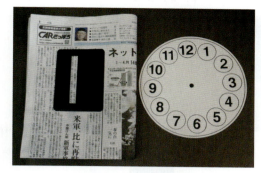

図3　タイポスコープ(左)と時計チャート(右)
タイポスコープが読み進むうえでの目印になるため,行や列を見失いにくくなり読字効率が改善する.
時計チャートの中央にある点を注視させ,何時方向が視認しやすいかをたずねる.検者も患者本人も残存視野の大きさや部位の把握が可能となれば,偏心視訓練が導入しやすくなる.

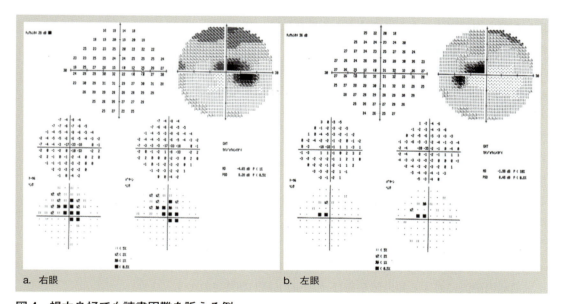

a. 右眼　　　　　　　　　　　　　　　b. 左眼

図4　視力良好でも読書困難を訴える例
71歳,女性.両開放隅角緑内障.Humphrey自動視野計プログラム30-2の結果を示す.視力:右眼(1.0×−2.75D○C−1.0D Ax110°),左眼(1.25×−1.75D○C−1.5D Ax90°).小説を長時間読んでいると疲れてくるとの訴えで,改行がわかりやすくなるようにタイポスコープを奨め,疲れにくくなったと自覚の改善を得た.

心暗点など,中心視野の障害が顕在化している場合や,求心性狭窄や輪状暗点が進行し,中心残存視野が極端に狭小化している場合などに多く経験される.そのような場合には,単に拡大による効率改善を図るだけではなく,行をたどったり行を替えたりする際の補助としてタイポスコープや濃色の定規などを用いると有効なことが多

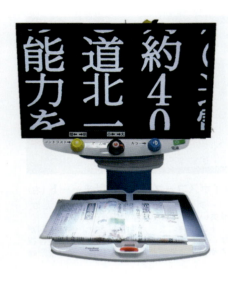

図5 拡大読書器の黒白反転機能
黒白反転表示により，視対象本来のコントラストの強調と同時に黒地を背景にすることによる羞明低減効果も得られる．

い（図3, 4）．また，中心視野の障害程度が強く，周辺残存視野を活用したほうが効率的である可能性がある場合には，時計チャートで偏心視の評価と意識化を試み，"見やすい場所"の使いかたを確認しておくと読書が楽になることがある（図3）．さらに病態が進行し中心視野が消失して周辺視野のみ残存しているような末期の場合，拡大鏡などの光学的視覚補助具では拡大倍率が不足し，拡大読書器を用いることが多い．その際も偏心視が確立していると拡大読書器の効果がより確実に得られることが期待される．拡大読書器の効果は視対象の拡大にとどまらず，黒白2値表示によるコントラスト強調や，黒白反転（黒地に白文字表示）による背景光量の低減により羞明を抑制する効果もある（図5）．

末期緑内障眼に対する手術とロービジョンケア

　末期緑内障眼に対する緑内障手術は，眼圧の下降が期待されても，手術侵襲の結果としてわずかな残存視野の消失や視力低下のリスクが伴い，適応決定を躊躇させてしまう要素が多い．同様に，末期を含む緑内障眼に対する白内障手術も，手術により期待しうる改善効果とリスクとのバランスの判断が難しく，特にある程度以上に視野障害が進行している症例は，白内障手術の適応外と判断されることもありうる．ここで考慮すべきことは，白内障手術による改善効果が，緑内障が併存しない場合と比べて限定的であるとしても，ロービジョンケアを経て残存視機能を有効に活用することを考えれば，わずかな改善が大きな効果をもたらす場合があるりうることであ

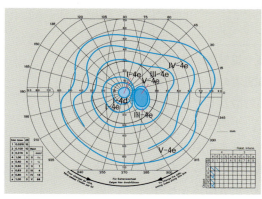
a. 右眼

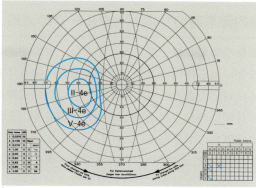
b. 左眼

図6 末期緑内障眼に白内障手術を施行した例
75歳，女性．両開放隅角緑内障（右眼は初期，左眼は末期），右眼は変性近視，かつ弱視，眼圧は右眼14mmHg，左眼12mmHg．白内障手術後のGoldmann視野計測結果を示す．
初診時：視力は右（0.3），左（0.3），等価球面置換度数は右眼－12.0D，左眼－6.0D
術前：視力は右眼（0.06），左眼（指数弁），等価球面置換度数は右眼－14.0D，左－6.0D
術後：視力は右眼（0.08），左眼（指数弁），等価球面置換度数は右眼－5.0D，左－3.25D．
　術前から拡大読書器を使用していたが，白内障手術により近視度数も軽減され，術後のほうが一層使いやすくなったと自覚的に改善が認められた．

る．視力改善の程度がわずかであっても，拡大鏡などの光学的補助具の倍率を軽減させることができる可能性が生じ，また，視野の狭窄の程度自体は改善しないとしても，周辺視野の感度が改善すれば，拡大読書器の効果も上がる可能性が生じる．両眼開放隅角緑内障の一例を示す（**図6**）．右眼は初期，左眼は末期緑内障，両眼強度近視，右眼弱視，眼圧は右眼14mmHg，左眼12mmHgに点眼でコントロールされており，右眼は中等度核白内障，左眼の核硬化は軽度であるも皮質白内障が強くなっていた．右眼は，経過中に近視性脈絡膜新生血管による網膜色素上皮剝離が出現し，中心に比較暗点が存在する．弱視である右眼より左眼の緑内障の進行が速く，視力が低下して中心視野も消失し末期に至り，白内障手術前から拡大読書器を使用していた．白内障手術を施行したところ，近視度数も軽減され術後のほうが一層使いやすくなったと自覚的に改善が認められた．このように，重症化する以前の段階から視覚補助具が導入されている場合は，手術による改善を有効に生かせる可能性が高くなるものと考えられる．患者本人だけではなく，手術を担当する主治医の立場でも，ロービジョンケアの効果について理解していると，手術による改善の程度を過小評価したまま手術適応なしと判断されるような状況を避けることができる．緑内障専門医がロービジョンケアについての知識を深めると同時に，最終的な手術適応検討の前提としてロービジョンについての専門的評価を経ることが重要と考えられる．

緑内障患者のサポートグループの活用

　医療現場でのロービジョンケアは，視機能評価や視覚補助具の選定などに偏る傾向があり，視機能障害に由来する患者のニーズのすべてに対応できるわけではない．特に，緑内障の特徴として，きわめて長期にわたる経過をたどることが多く，また，失明を含む重篤な視覚障害に至りうることから，日常生活上のさまざまな問題についての相談や，メンタルな部分でのサポートが求められることも多い．そのような場合に役立つ社会資源のひとつが，患者団体などの当事者団体である．

　"緑内障フレンド・ネットワーク"は，緑内障患者とその家族などを主たる対象とし，緑内障の正しい知識の普及と情報発信，そして患者や家族の心のケアを目指して設立された全国組織である[4]．会報の発行や公開講座開催などによる情報提供のほか，"緑内障ホットライン"という電話相談の窓口を設け，種々の相談に応じている．このような当事者団体には，眼の難治性疾患を広く対象とするものや，ロービジョン者あるいは視覚障害者の地域ネットワークを主体とするもの，さらには就労や就学の支援などに特化したものなど，さまざまな性格のものがあるので，地域の実情や個々の症例のニーズに応じて紹介できるようにしておきたい．

〔片井麻貴，永井春彦〕

変性近視

変性近視とは？

　近視は，強膜が変形することによって眼軸長（眼球の長さ）が伸び，網膜に像が結ばれない状態である．強度の近視になると，眼軸伸長に伴って網膜脈絡膜萎縮症，黄斑部脈絡膜新生血管，網膜剥離，緑内障などさまざまな合併症を生じ，失明に至る場合もある．眼軸が伸長するメカニズムは不明であり，近視の根本的な治療法はない．個々の合併症に対する治療法は近年進歩しているが，強膜の過度な変形に起因する合併症のなかには，治療を尽くしてもロービジョンという結果に至る例が少なくない．変性（病的）近視は，最近わが国で行われた大規模住民健診である多治見スタディによればロービジョンの原因疾患の第3位（1位は白内障，2位は緑内障）[1]，厚生労働省による調査報告では視覚障害原因疾患の第5位を占め[2]，視覚障害の重要な原因疾患となっている．

　屈折度が−6.00Dを超える近視を強度近視とする，という定義が多く用いられるが，−8.00Dを超え，眼軸が著しく伸長することによって生じた網膜病変により視機能障害を伴う近視は，変性（病的）近視とも呼ばれる．屈折度と視覚障害との相関を調べた結果では，−8.00Dを超える近視では，246眼中236眼（95.9％）に何らかの視覚障害を認めるとされている[3]．一方で高齢者の場合は，眼内レンズ挿入眼の例も多く，屈折による定義よりも眼軸長による定義が便利である．本項では，−8.00Dを超える，あるいは眼軸長が26.5mmを超える近視で，網膜病変が存在する場合に変性（病的）近視と呼ぶこととする．年齢による違いを考慮すると，5歳以下では−4.00D，6〜8歳では−6.00Dがカットオフ値となる．

文献はp.302参照．

変性（病的）近視患者の症状の特性

　変性（病的）近視に伴う主な視覚障害は中心視野障害であり，日常生活としては，歩行困難に先立って読み書き困難をきたす．

　変性（病的）近視の眼底病変は眼軸の異常な伸長と後部ぶどう腫

と呼ばれる眼球変形によって生じ，多くの場合，加齢に伴い進行する．最初は，紋理眼底と耳側コーヌスであり，この段階では完全矯正すれば視機能に大きな問題はない．さらに進行した眼底病変である，びまん性萎縮病変や限局性萎縮病変は，主に加齢に伴って生じる後部ぶどう腫と呼ばれる眼球変形と関連して生じ，程度に応じて視野障害をきたす．後極部に形成される限局性萎縮病変は，絶対暗点となるため，中心視野障害を生じ，限局性萎縮病変が中心窩に及ぶと著明な視力低下をきたす．一方，近視性脈絡膜新生血管からの黄斑出血は30歳代という若年でも起こり，急激に視力が低下する．このタイプの黄斑出血が起こると，ほぼ全例が10年以内に視力(0.1)以下[4]となり，片眼に発症すると8年経過で約3割の症例が両眼性となると報告されている[5]．

　変性（病的）近視の視野障害は，上記眼底病変に起因するもののほかに視神経障害に起因するものもある．もともと，強度近視には緑内障を合併する頻度が高いことが知られているが[6]，最近，近視性視神経症という病態があることもわかってきた[7]．すなわち，眼底病変からは説明できない不規則な視野障害は，"緑内障"によるものなのか否か明確ではなく，実は，強度近視による過度の眼軸伸長と眼球変形によって生じる視神経周囲の構造的変化によることが示唆されている．

　ロービジョンクリニックを訪れる強度近視患者には，網膜色素変性を伴う例も多く，この場合には求心性視野狭窄となる．ロービジョンクリニックを訪れる強度近視患者の視野変化は，眼底病変の進行度や合併する網膜病変や視神経障害によって，きわめて不規則かつ多彩である．また，変性（病的）近視患者の多くが羞明を訴えるが，その理由は不明である．

保有視機能の評価

屈折度：自覚的屈折検査の際には，頂間距離に注意する．変性近視のほとんどは軸性近視であるため，前焦点である角膜から15mmの距離にレンズを置くと網膜像の縮小効果が少なくなる（Knappの法則）．眼鏡処方の際には，15mmで測定した場合には処方せんの備考欄に頂間距離を指定する．

最小可読視標：強度近視者は，新聞や書物を読むとき，近づくことによって網膜像を拡大する効果を得られるため，裸眼で近づけて見ていることが多い．近見視力測定は，通常30cmの距離で行うが，

強度近視者の場合には距離を自由に設定してもらい，近見試視力表がどの距離でどのくらい小さい視標まで識別できるか（最小可読視標）を確認する．近見視力視標 0.5（視距離 12 cm）のように記載する．

視野，偏心視：黄斑部萎縮が両眼にある場合など，中心視力が低下している場合には，偏心視域（preferred retinal locus；PRL）を使った偏心視によって中心視力を補って見ることができる場合がある．

まず，Amsler チャート，Humphrey 視野計や Goldmann 視野計などを用いて，中心視野の状態を把握し，PRL の位置を確認する．PRL の位置を正確に知るためには眼底直視下微小視野計の一つであるマイクロペリメータ MP-1 や Macular Integrity Assessment（maia™）などを用いるが，臨床場面では国リハ式時計チャートなどを用いることもできる．

読書視力：読書用補助具の選定の際に測定する．MNREAD-J などを用い，最大読書速度，臨界文字サイズ，読書視力を求める．

ケアの実際

屈折矯正：強度近視者は，もともと低矯正眼鏡を装用している傾向があり，屈折度が強いほど低矯正の程度が強いことが知られている[8]．遠見・近見のどちらにもあてはまるが，強い凹レンズを装用することによる像の縮小効果（たとえば－10.00 D の凹レンズ装用では約 12％ 縮小）があるため，コンタクトレンズによる矯正視力のほうが良好なことが多い．

強度近視者は，新聞や書物を読むときなど近方視では，近づくことによって網膜像を拡大する効果を得られるため，裸眼で近づけて見ていることが多い．見えかたの質という点では，この方法がよいが，文字を書くときなど，ある程度離れた距離で見たいという訴えも多い．その場合には光学的視覚補助具を用いるが，まずは完全矯正眼鏡装用下で試してみる．

偏心視の獲得：補助具の選定にあたり，偏心視が獲得されていない場合には，偏心視の獲得に向けた指導を行う．PRL を確認した後，眼底直視下微小視野計の一つであるマイクロペリメータ MP-1 や Macular Integrity Assessment（maia™）などによって，固視点を本人に自覚させる．プリズムを用いて固視点を PRL にもっていく，PRL で固視できるよう眼を動かす，あるいは視標のほうを自分の PRL にもっていく，などの方法を助言し偏心視の獲得に向けた訓練を行う．

また，拡大読書器を用いた訓練が有効であるとの報告もある[9]．

視覚補助具の処方：タイポスコープ，遮光眼鏡，ハイパワープラスレンズ眼鏡，掛けめがね式弱視眼鏡，単眼鏡，拡大鏡，ワークルーペ，拡大読書器などを用いる．

中心視野障害のある強度近視者で，対象とある程度の視距離を保って見たいと希望するときには，スタンプルーペが手軽で好まれることが多い．また拡大鏡や単眼鏡を使用する場合，強度近視者では，完全矯正，低矯正，あるいは未矯正の状態によって，レンズと対象との距離および拡大率が異なることに注意を要する．拡大鏡の場合，未矯正の状態では，レンズを対象に近づけて見なくてはならないが，拡大率は上がる（**図 1a**）．拡大率を大きくするためには単眼鏡も便利である．単眼鏡は近用キャップなどのアタッチメントを取りつけることにより，遠近両方に使用でき，近用拡大鏡としての倍率は，（単眼鏡の倍率×近用レンズの倍率）となる．単眼鏡にはガリレイ式とケプラー式とがあり，ガリレイ式では未矯正の状態で拡大率が下がってしまうが，ケプラー式では未矯正の状態で拡大率が上がる（**図 1b**）．ここでの拡大率は，網膜像の大きさを意味している．単眼鏡を補装具として申請する場合には，"焦点調整式弱視眼鏡"と申請する．

白内障手術：強度近視では，核白内障を高率に合併する．変性（病的）近視眼の白内障手術においては，① 術後屈折値の設定と，② 予想屈折値誤差（術後屈折値－予想屈折値）には注意を要する．

1. 術後屈折値の設定：もともと新聞や書物を裸眼で近づけて見ることに慣れているため，軽度近視をねらうのがよいとの報告が多く，両眼の術後矯正視力が 0.1 未満の視力不良例では，網膜像の拡大効果から－5.00 D で満足度が高かったとの報告もある[10]．視力予後が不良であることが予測される場合には，術後の近方視を重視し，術前の最大視認力を把握し，十分なインフォームド・コンセントのうえ，近視寄りをねらうのがいいのではないかと考える．若年患者は正視ねらいを好む傾向があるが，正視眼が後に眼底病変が進みロービジョンとなった場合には不満足度が高く，補助具を必要とするようになることが多い[11] ということは伝えるべきと考える．

2. 予想屈折値誤差（術後屈折値－予想屈折値）：眼軸長測定の問題と計算式の問題がある．眼軸長測定には，超音波 A モードよりも IOL Master® を用いることが好ましく，計算式では，SRK II 式ではなく，第三世代や第四世代の計算式が適しているとされる[12]．

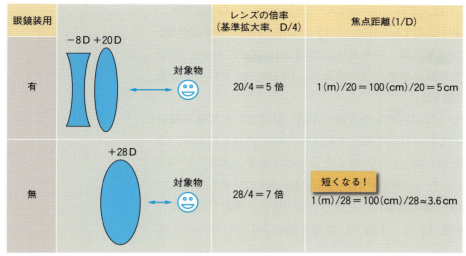

a. 強度近視者（−8.0 D）が，+20 D の拡大鏡を使用する場合

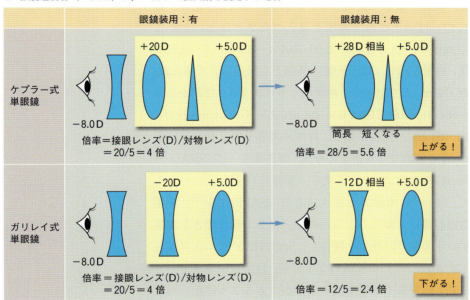

b. 強度近視者（−8.0 D）が，4 倍の単眼鏡を使用する場合

図1 眼鏡の装用・非装用下での焦点距離の違い

ロービジョンケアの実例

　国立障害者リハビリテーションセンター，ロービジョンクリニックを訪れた患者のうち，変性（病的）近視であって，ロービジョンケアがある程度有効であったと思われる例を紹介する．

症例1：79 歳，女性．羞明と読み書き困難があり，ロービジョンケア目的で他院より紹介受診．70 歳過ぎまで洋裁をしていた．視力は

右眼 0.01 矯正不能，左眼 0.03（0.2×−9.0 D○C−1.5 D Ax 110°），右眼内斜視，眼圧は右 12 mmHg，左 12 mmHg，右眼は無水晶体眼，左眼は眼内レンズ挿入眼，眼軸長は右 30.1 mm，左 28.3 mm，両眼底ともに近視性網脈絡膜萎縮性病変あり．Goldmann 視野：中心視野障害（＋）（**図 2a**）．

対応 1 として身体障害者手帳 5 級を申請，対応 2 として遠用眼鏡の処方．天気のよい日は白く見えて見えづらいとの訴えがあり，遮光レンズを貸し出し試したが，暗くなるとのことで，通常のレンズで，右（0.0 D），左（−8.5 D○C−1.5 D Ax 110°）を処方した．対応 3 として左眼後嚢切開施行．左視力 0.03（0.3），裸眼で近見視力視標 0.5（視距離 12 cm）となり，新聞も読めるようになったと満足している．

症例 2：72 歳，女性．羞明と見えづらさがあり，他院より紹介．特に遠方視時に白っぽいところで羞明と見えづらさがひどいとのこと．緑内障の加療中．視力は右眼 0.06（0.1×−3.5 D○C−0.75 D Ax 90°），左眼，眼前手動弁（矯正不能）．両眼とも眼内レンズ挿入眼．眼軸長は右 28.0 mm，左 28.3 mm，両眼底ともに豹文状，色調から網膜色素変性も疑われ，網膜電図は non-recordable．Goldmann 視野：中心 10°以内（**図 2b**）．夜盲はなし．身体障害者手帳 2 級を取得ずみ．近見チャート：裸眼で 7.5 倍まで可読．読書速度（MNREAD-J）は 48 文字/分（白地に黒文字），56 文字（黒地に白文字）．

対応として，ルーペ（6 倍）と拡大読書器（SAPPHIRE™）を紹介．拡大読書器の存在を知らなかったので，自分で操作できる携帯型のもの，という条件で四種類を練習し，SAPPHIRE™ の白黒反転モード，視距離 20 cm で 2.5 cm 画の文字可読，日常生活用具として申請した．自分で回覧板や通帳を見ることができるようになったと満足している．

症例 3：81 歳，男性．6 年前から緑内障を指摘され，大学病院など他院で加療していたが，2 年ほど前から特に見えにくくなり，ロービジョンケア目的で受診．視力は右眼 0.02（0.06×−5.25 D○C−0.75 D Ax 20°），左眼 0.03（0.3×−8.00 D○C−0.75 D Ax 120°）．両眼ともに眼内レンズ挿入眼．眼軸長は右 27.8 mm，左 28.1 mm．両眼底ともに近視性網脈絡膜萎縮性病変あり．Goldmann 視野：両眼ともに耳下側に残っているが，中心の感度は低下（**図 2c**）．近見視力視標 0.7（視距離 8 cm）．

対応 1 として，身体障害者手帳 4 級を申請．対応 2 として，ルー

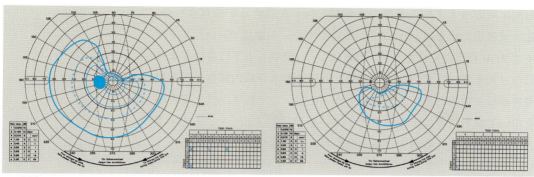

a. 症例1

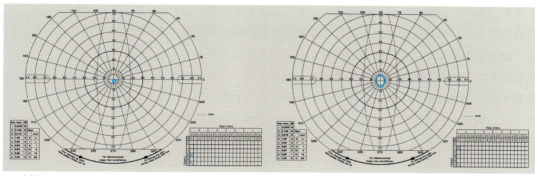

b. 症例2

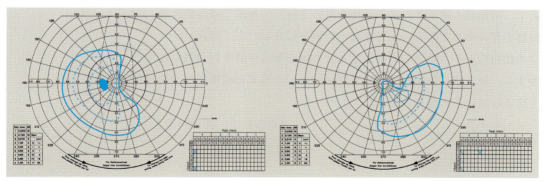

c. 症例3

図2 各症例のGoldmann視野
症例1と症例3の中心視野に感度低下がみられた．

ぺの選定と眼鏡処方．スタンプルーペ（約2倍）を使用すると，JB（右−3.00D，左−8.00D）で（0.6），裸眼で0.9，+4.0D装用眼鏡（約3倍）で0.9（視距離9cm）．コンピュータ画面は，黒白画面，ゴシック体，14ポイント，30cm（右−2.00D，左−5.00D加入）が見えやすく，通常画面だと，特大文字，+3.0D加入レンズが見やすかった．近用眼鏡として，右（−2.00D ◯ C−0.75D Ax 180°），左（−5.00D）を処方．スタンプルーペ（約2倍）を貸し出し後に処方

した．対応3として，裸眼でも新聞を何とか読めるが疲れるため，拡大読書器を紹介．TOPAZ®が使いやすく，視距離25cm，文字サイズ2cm程度が見えやすく，処方に至り，漢字も上手に書けるようになったと満足していた．しかし，近視性および緑内障性の視神経障害が徐々に進行し，左矯正視力が（0.08）まで低下．拡大読書器を用いて読み書きは上手にできてはいるが，「見えにくい，失明するのではないか」との訴えが多く聞かれ，白杖操作の指導も始めた．

まとめ

変性（病的）近視は，強度の近視にさまざまな網膜病変が加わった病態であり，合併症が軽度な場合には適切な屈折矯正が重要である．強度近視者は幼少期から遠方視力が不良であることが多く，拡大鏡などで近方視が改善されると満足する例も多い．一方，網膜脈絡膜萎縮や視神経障害に伴って視力低下や視野狭窄が進行している例では，病態もさまざまであり，多様なケアが求められる．強度近視者は知的レベルが高くQOLの高い生活をしている例が多いとの報告もあり，要求水準も高く，症例3のように満足感が得られにくい例も散見される．ニーズをよく聞きとり，視機能評価を行ったうえで，補助具の選定その他の適切な対応を行う．本項では，拡大読書器の紹介や視覚障害の認定を行った例を紹介したが，音声パソコンの使用などパソコンの環境設定を行う例や年金申請を行う例も経験する．今後は，iPadやスマートフォンなどの端末を利用した方法も広まっていくと思われる．

（世古裕子，西田朋美）

小児

はじめに：ロービジョン児と家族を支えていく

小児の視覚障害の原因は，先天性疾患の比率が半数以上を占めており，次に未熟児網膜症が約15％と続いている（図1）．したがって知的障害やその他の発達障害に比べて，比較的早期に，あるいはほとんどは出生後まもなく，眼科医は児に視覚障害があることを親や養育者に伝えることになる．わが子に重い視力障害があるという事実を受け止めるには，実際数年以上かかるとされる[1]．複雑な心理過程を経てこれらをようやく受容しようとする家族を支え，教育・福祉機関との連携を行いながら，ロービジョン児の保有視機能を伸ばし全身の発達を促していくことが，小児ロービジョンケアの目標である．

文献はp.302参照．

視覚障害が発達に与える影響

ヒトは外界から摂取する情報の80％以上は視覚からとりいれており，視覚障害は情報障害の側面をもつ．知的発達が正常な児であっても重度の視覚障害があると，運動発達が遅れがちになると指摘されており[2]，一人座りや立位保持は年齢相応であっても，ハイハイや独歩に遅れを生じやすく，これらは視覚情報の欠如による模倣行動の不足が主要原因と考えられている．また言語および認知発達に

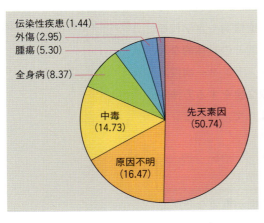

図1　小児の視覚障害の原因（2000年度）
（　）内の数値は％．
先天素因：原因の第1位だが，1970年の80.9％より減少傾向にある．
中毒：未熟児網膜症重症の重複例が増加している．12歳以下では30％以上．
（柿澤敏文ら：全国もう学校及び小・中学校弱視学級児童生徒の視覚障害原因等に関する調査結果．筑波大学心身障害学系．2002より改変．）

おいても，たとえば小麦粉とパン，卵焼きと鶏などの物事のつながりや変化を理解することが，同年齢の晴眼児に比べて視覚情報がより重度に欠如するほど遅れが生じてしまうという指摘がある[3]．盲学校の（乳児）教育相談などを開始して，視覚障害による情報不足を補いながら次の発達段階へと促す必要性が強調されている[2-4]．

医療機関の役割と福祉・教育機関との連携

早期に眼疾患や合併症を診断し治療を行うことは必須として，継続的に患児の保有視機能を正確に評価し発達を促す．早い段階で家族には，その時点での眼疾患の状況や視機能障害の程度をわかりやすく説明をして理解を得るようにする．視覚障害児をもつ養育者の調査では，医療機関に望むサービスとして教育や福祉に関連した情報提供が最も多く挙げられており[3]，養育者は患児の眼疾患の予後や見通しへの説明を強く求めている．視覚障害があっても高等教育を受け自立していくことが可能であることを示し，学校教育や将来に利用する可能性のある福祉制度などできるだけ具体的な情報提供を行う[*1]．また，重複障害児の場合は視覚を含めた包括的リハビリテーションを要すため，盲学校など専門機関と連携する．

現在，視覚障害乳幼児の早期支援としては，盲学校の早期教育相談および幼稚部，一部の療育施設が挙げられる．盲学校は各県に必ず1校は設置されているため，支援施設が少ない地域では盲学校が唯一のサービス提供機関となる．発達段階に応じた同じ視覚障害をもつ養育者同士の交流を得る場でもあるため，積極的に早期支援を受けるよう養育者をあたたかく励ましたい．なお，身体障害者手帳は，視力測定ができない乳幼児や重複障害児であっても，該当する視力障害と推定されれば取得可能である[*2]．補助具の選定などの対応が自院で困難な場合には，治療はこれまで通り自院で継続しつつ，ロービジョンケアに関しては早めに対応可能な医療機関や盲学校などの専門機関につなぐよう心掛ける（図2）．各機関との具体的な連携方法に関しては，国立障害者リハビリテーションセンター病院眼科（以下，国リハ眼科）では連絡帳を用いて情報交換をする方法が用いられている（図3）[5,6]．こうしたとり組みによって，ロービジョン児のQOL向上が望まれる．

[*1] 大学入試センター試験は障害程度に配慮した試験（点字問題や拡大文字問題）や試験時間延長の制度があり，センター試験を実施していない大学や高校入学試験においてもこうした配慮が提供される場合がある．いずれも当人の申し出が必要である．

[*2] 手帳の取得により医療費助成や，補装具の交付，日常生活用具の給付・貸与，特別児童扶養手当などの公的援助が受けられる．

年齢別ロービジョンケア

0～2歳（乳幼児期）：疾患の早期診断と合併症評価が重要な時期で

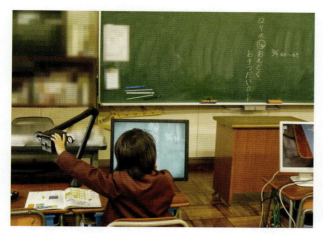

図2 拡大読書器の使用
小学校低学年．家族性滲出性硝子体網膜症．視力右 0.02（矯正不能），左 0.03（0.04×−4.0 D）．普通学級に所属し盲学校に月1回通級している．教室では拡大読書器を使用して黒板を見ている．拡大教科書は文字サイズ 50 pt を使用している．

図3 国立リハ眼科で実際に使用している連絡帳の例
病院・家庭・学校との情報共有のために行っている．
（写真提供：国立障害者リハビリテーションセンター病院眼科 三輪まり枝先生．）

あるが，この年齢は視覚感受性の高い時期でもある．保有視機能を可能な限り発達させるために，特に視距離に応じた眼鏡処方は弱視を軽減させる目的のため積極的に行われるべきである．低年齢や重複障害で自覚的視力検査ができない場合でも，検影法や手持ちオー

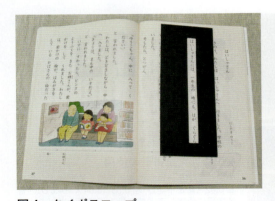

図4　タイポスコープ
小学校2年生の教科書に載せた．視線を誘導し羞明を軽減させる効果がある．

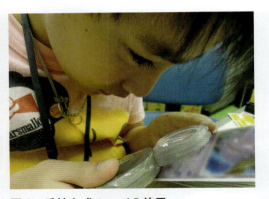

図5　手持ち式ルーペの使用
小学校中学年．未熟児網膜症．手持ち式ルーペ（5倍拡大）を使って，キャラクターのカードを熟読している．視力 右0.06（0.1×−7.0D◯C−2.0D Ax 20°），左手動弁（矯正不能）．弱視学級所属．拡大教科書は22pt使用．

トレフラクトメータなどで屈折検査は可能であり，これらの他覚的検査のみでも眼鏡処方は十分可能である．年齢が低い，あるいは自覚的視力検査ができないからといって，適切な屈折矯正を行わず視覚感受性の高い時期をいたずらに経過してはならない．

3〜6歳（就学前）：就学に向けての読み書きや歩行の訓練が必要となる．発達のよい患児にはコントラスト視力や読書視力などの視機能評価を行うが，近見の矯正視力0.1の場合，対象を眼前5cmでとらえて調節可能であれば最大視認力0.6相当が期待できる．したがって，適切な屈折矯正眼鏡を装用したうえで，近づいて見るというだけでこの年齢の読み書きには対応可能ではある．しかし，うつむきのため姿勢が悪くなり，自分の顔で影ができて暗くなることもある．そうした場合は，書見台や適切な照明の用意が必要である．その際タイポスコープ（図4）などを併用すると，視線を誘導し対象のコントラスを改善する効果や，紙面から反射する光量を減少させる効果があり，特に視野狭窄や羞明のある児は読みやすくなる[*3]．

視力0.1以下の視力障害であれば，就学前に視覚補助具の訓練を行う必要がある．光学的補助具としては，近見用として手持ち式ルーペ（図5），卓上式ルーペ，スタンプルーペ，弱視眼鏡（掛け眼鏡式，焦点調整式，図6）など数多くある．羞明が強ければ，原因となる短波長光を遮断するさまざまな種類の遮光眼鏡を試し選定する[*4]．

学校教育法では両眼の矯正視力0.1以上0.3未満は弱視学級，0.1未満は盲学校での教育が基準となっている．しかし，現在はあくまでも基準は目安であって，個々の小児の発達に応じて措置され

[*3] 遠見用の単眼鏡の習得を行ったほうが，普通学級での就学に早く馴染めることも経験的に知られており，就学前からこうした視覚補助具の導入と訓練を開始することも，個々の小児に応じて行われている．

[*4] 単眼鏡などは，焦点調整式弱視眼鏡の一種なので，視覚障害手帳による補装具申請をする際には，種目は眼鏡"弱視眼鏡（焦点調整式）"で申請する必要がある．

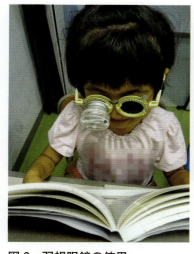

図6 弱視眼鏡の使用
小学校低学年．視力 右 0.04（0.08×+18.0D），左 0.03（0.06×+18.0D）．先天白内障術後人工的無水晶体眼，緑内障合併．高度遠視があるためガリレイ式弱視眼鏡掛け眼鏡式を裸眼に装用し読書している様子．普通学級に所属し盲学校は月1回通級している．

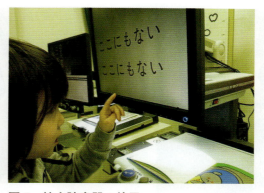

図7 拡大読書器の使用
幼稚園生（図2と同症例）．拡大読書器を用いて，絵本『こぐまちゃん』の文字を読み，喜んでいる様子．

ており，0.1 未満の視力であってもトレーニングや盲学校・弱視学級からの支援および本人の努力によって普通学級への就学を行っている児も少なくない（図7）．一方で，特別支援教育への転換により視覚障害が軽度であっても重複障害があるために，少人数教育である盲学校での就学のほうが適切と判断される場合もさまざまにあり，就学前年の夏頃までには居住地域の教育機関で就学相談を進めていく[*5, 6]．

7歳以降（就学後）：低学年の教科書の活字や黒板の字を，普通の教室前列に着席して読みとるには，矯正視力 0.3 が必要であり，高学年では後列で黒板の字を読みとるためには矯正視力 0.7 が必要とされている．黒板や校外学習など遠方を見るために単眼鏡などの弱視眼鏡（焦点調整式）は選定される．保持やピント合わせなど，使用については十分な練習が必要となるため教育機関との連携が必要である（図8）．文字を習得し興味を覚えた時期に，読書評価を行うと適切な文字サイズが決定できる．小児の読書評価にはひらがな文字だけで作成されている MNREAD-Jk（図9）があり，ひらがなが読めれば低学年の小児も使用可能である．これらの結果から児にとって読みやすい拡大教科書[*7]の文字の大きさや，拡大鏡など補助具の適切な拡大倍率が推定できる．

[*5] 平成19（2007）年に法改正後，従来の特殊教育諸学校（盲学校含む）が特別支援学校に，特殊支援学級（弱視学級含む）が特別支援学級に名称が変更されたが，現在でも盲学校という名称を継続使用している地域もある．そのため本項では特別支援学校を従来の盲学校，特別支援学級を弱視学級として記述した．

[*6] 現在，ロービジョンおよび全盲の子どもたちの支援の中心は，乳幼児期から学齢までの教育機関（視覚障害教育を実施する特別支援学校；盲学校）が中心となって担うことになっており，就学前の早期教育相談も行っている．

[*7] **拡大教科書**
希望があれば，すべての義務教育課程のロービジョン児童生徒に無償供与される（図10）．

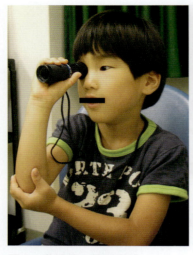

図8　単眼鏡の使用訓練
小学校低学年．視力　右 0.1（矯正不能），左光覚あり．未熟児網膜症．単眼鏡の使用訓練をしている様子．弱視学級所属．

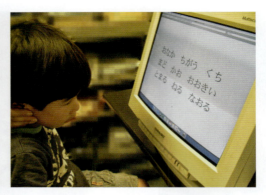

図9　MNREAD-Jk を用いた読書評価
MNREAD-Jk（PC 版）を用いて読書評価している様子．

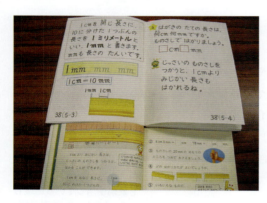

図10　拡大教科書（上）と，普通の教科書（下）

近年，注目されているロービジョンエイド

　タブレット型 PC に iPad やスマートフォンの iPhone などをはじめ一部の機種には，視覚や聴覚を含むあらゆる障害者が利用することを考慮した障害者補助機能が標準装備されている．携帯性に優れ，高解像度のカメラ機能を搭載した機種が普及しており，ロービジョン児にはカメラ機能による拡大モニターと電子書籍などの活用が可能である．電子書籍は普通サイズの教科書を PDF ファイルとして閲覧し，対象を任意の大きさに簡単に拡大縮小できることや，適時画面の白黒反転などのコントラスト強調機能を利用できる．教科書を分冊化せずひとつのタブレットに収まるため，ロービジョン児が時間割の教科書を苦労して用意する日々の労力が軽減でき，学習意欲

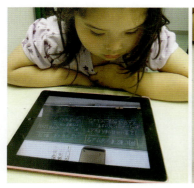 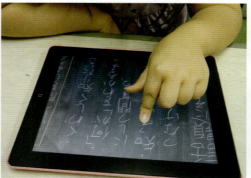

a. b.

図11 iPadの利用
小学校低学年．脳腫瘍後視神経萎縮．視力 右0.05（0.06×－1.0D），左光覚なし．iPadで教室の黒板撮影したものを拡大して見ている様子．普通学級に所属し盲学校は月1回通級．教室では単眼鏡（8倍）とiPadを使い分けて黒板を見ている．拡大教科書は30pt使用．

を支えることが期待されている[6]．現在は障害者総合支援法による補装具として認定されておらず，自宅で保持している場合にこうした使いかたがあることを個別に指導している（**図11**）[7]．

疾患別ケア

未熟児網膜症：かつては視力予後がきわめて不良であった重症例でも，早期硝子体手術などの治療法確立により普通学級に就学できる視力を得る症例が報告され始めている[8,9]．しかし，重症例や全身状態不良のため網膜症の初期治療が十分できなかった例では，網膜全剥離をきたしたり，網膜が強く牽引される網膜ひだを形成したりする症例は，現在でもまれではない．比較的軽症の網膜症でも，強度近視が成長に伴って生じることがある．就学以降も長期にわたって眼底検査など経過観察を行いながら，年齢と障害に応じた補助具を選定する．

Leber先天黒内障：生後早期から強い視覚障害があり，発達遅滞や難聴など合併症頻度が高いため，早期にロービジョンケアを開始する．遠視などの屈折異常を合併し羞明を自覚することも多く，屈折矯正眼鏡や遮光眼鏡で保有視機能の発達を促す．また，眼を指で強く押したり，叩いたりする行為（目押し）は白内障や網膜剥離の原因となり，幼少のうちからこのような徴候がみられたらすぐにやめさせ，必要であれば肘関節抑制帯を装用したり，ゴーグルなどを装用し眼を保護するよう養育者に指導し，盲学校等にも伝える．高度な視野狭窄を合併することがあり，周囲環境に配慮を促して適切な補助具を選定していく．

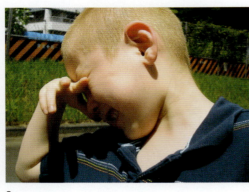 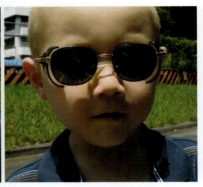

a.　　　　　　　　　　　　　　　　　b.

図12　眼皮膚白子症患児へのケア
幼稚園生．室外では羞明が強い（a）が，遮光眼鏡によって見ることができている（b）．遮光レンズはCCP-FR（東海光学）使用．

眼皮膚白子症：黄斑低形成を伴う場合は視力0.2以下が多く羞明も強い．屈折異常を伴う場合が多く，適切な度数の眼鏡を処方し，2歳以降に戸外で遊んだり集団生活に入ったりする場合には遮光眼鏡の選定を開始する（**図12**）．乳幼児は戸外のみ遮光眼鏡にするなど別個のほうが掛け慣れやすい．年長児になると室内用でも遮光をつけた眼鏡を好み，どの色の遮光が見えやすいのか答えてくれるようになる．どの遮光レンズを選ぶのかは，患児によってさまざまである．遮光レンズ装用下の色識別が日常生活に影響ないか，屋内外で必ず患児の反応を確認して処方する．紫外線耐性が非常に低いため，皮膚や眼への紫外線防御を心掛けるように家庭や教育機関に指示する．

先天無虹彩：虹彩が痕跡のみの完全型から低形成型までさまざまであるが，黄斑低形成を合併し視力不良，眼振をきたす．虹彩欠損が顕著であると羞明自覚が強く，屈折異常合併が多いため遮光眼鏡にして処方することが多い．腎Wilms腫瘍や泌尿生殖器異常の合併が多く，腹部エコーによる内科的な定期検査も必要である．一般的に年長になるほど緑内障や白内障合併率が高くなるが，出生直後で緑内障発症する重症型もある．視力は0.3未満が多く，適切な補助具を選定する．

角膜混濁およびPeters異常：Peters異常は前眼部先天異常で，中央部に角膜混濁があり，視力不良となる．角膜混濁は先天緑内障，感染症，分娩時外傷やムコ多糖症などの全身性代謝疾患などで生じる．不正乱視による屈折異常による弱視も生じることがあり，適切な屈折眼鏡を処方する．

先天視神経乳頭異常：乳頭周囲ぶどう腫や朝顔症候群，視神経低形

成などがあり，視力は正常から光覚がないこともまれではない．両眼性に生じることもあり，中枢神経系や内分泌疾患合併があるため全身検索を行う．障害の程度に応じてロービジョンケアを行う．

脳腫瘍および脳外科疾患治療後合併症：脳腫瘍によって生じた視神経萎縮などの視覚障害や，外傷後後遺症として生じた中枢性視覚障害も含まれる．

カコモン読解　第18回　臨床実地問題5

8歳の女児．視力不良を訴えて来院した．視力は右0.1（0.1×＋0.50D），左0.1（0.1×＋0.25D）．振子様眼振がある．左眼眼底写真を図に示す．右眼も同様である．適切な処置はどれか．

a 屈折矯正
b 着色眼鏡
c プリズム矯正
d 視能矯正
e 眼筋手術

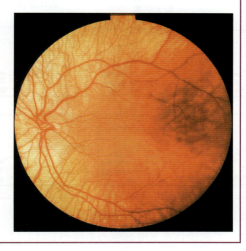

解説　典型的な白子眼底である．色素がないため羞明が強い．適切な着色眼鏡（遮光眼鏡）を処方する．眼皮膚白子症には黄斑低形成を合併することが多く，振子様眼振を呈する．そのような場合は視力0.2未満となる．実際は屈折異常を合併することが多く，屈折眼鏡を適切な遮光レンズにして処方するが，問題中で＋0.50Dの軽度屈折異常と設定してあるため，解答はbのみ．

模範解答　b

カコモン読解　第24回　一般問題59

形態覚遮断弱視の原因で重要なのはどれか．

a 近視性不同視　　b 遠視性不同視　　c 両眼高度遠視
d 片眼先天白内障　　e 両眼先天白内障

解説 形態覚遮断弱視は，片眼または両眼の形態覚が遮断されて引き起こされる弱視で，片眼のほうが両眼よりも重症化しやすい．片眼性であれば生後5～6週，両眼性であれば8～12週以内に，先天白内障手術を行わないと視力予後不良となる．

模範解答 d, e

カコモン読解 第24回 臨床実地問題27

6歳の女児．生後から明るい場所でまぶしがる症状と眼振がある．視力は両眼ともに0.05（矯正不能）．ERGの結果を図に示す．診断はどれか．

a 網膜色素変性　　b 錐体ジストロフィ　　c 杆体1色覚（全色盲）
d オカルト黄斑ジストロフィ　　e Stargardt-黄色斑眼底

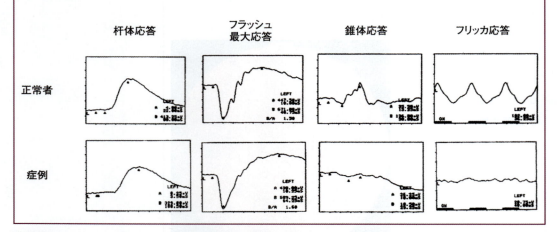

解説 錐体ジストロフィは進行性の錐体機能障害をきたす黄斑ジストロフィで，中心窩を囲んで網膜色素上皮細胞の萎縮がしばしばみられる．しかし，小児期は正常眼底を呈することもある．問題のERG（electroretinogram；網膜電図）は錐体応答とフリッカ応答が著しく低下しており，杆体機能は保たれていることがわかる．したがって，aの網膜色素変性，cの杆体1色覚ではない．また，dのオカルト黄斑ジストロフィでは，full-field ERGはまったく正常で黄斑局所ERGや多局所ERGで黄斑部のa，b波振幅が低くなることが特徴である．eのStargardt病は黄色斑眼底とともに，金属粉様の反射（beaten-metal appearance）を伴い，FAで背景蛍光が低蛍光（dark choroid）となる．10～20歳で視力低下を主訴に発症することが多いが，羞明は普通ない．ERGは，杆体応答やフラッシュ最大応答も軽度低下が普通である．

模範解答 b

（中山百合）

謝辞
国立障害者リハビリテーションセンター病院眼科の視能訓練士長，三輪まり枝先生に写真提供およびケアの具体的な手法などを教授いただいた．

色覚異常

先天色覚異常と後天色覚異常

　色覚異常はその原因から大きく先天色覚異常と後天色覚異常に分けられる．先天色覚異常は遺伝性で疾患の本質が色覚異常であり，後天色覚異常は他疾患に伴う一症状として生じ，原疾患が遺伝性であっても先天色覚異常でないものはすべて含まれる．

　先天色覚異常は進行せず，大半は赤緑異常である．異常3色覚と2色覚では色覚以外の視機能が障害されず，自覚に乏しい（杆体1色覚とS-錐体1色覚では視力障害，眼振，羞明などを伴う）[*1]．

　後天色覚異常では原疾患の変動による悪化や軽快があり，通常は青黄異常と赤緑異常が混在し，重症化すると全色盲に近くなる．ほかの視機能障害による支障が大きいために，自覚はできても色覚異常を訴えることはあまりない．しかし，眼疾患があれば多かれ少なかれ色覚異常をきたしている可能性があり，男性では先天色覚異常との合併も念頭におく必要がある．

　先天色覚異常では赤緑異常の対策[3,4]と教育上および社会的な問題への対応[5]が指導の主となる．後天色覚異常では，先天色覚異常で推奨される色変換では役に立たないことがあり，文字や模様などでの補強にも工夫が必要となる．また，無彩色の明度差（白黒の濃淡）による区別や音声による色名認知なども対策に入ってくる[4]．

色覚異常の見えかたの特徴とシミュレーション[*2]

　先天色覚異常1,2,3型2色覚における光スペクトルのシミュレーションを示す（図1）．

　1，2型である赤緑異常に共通して，緑～赤または紫～青の間の色同士で明度が類似した色の見分けが困難である．緑～赤では黄緑を中心として左右対称に見分けにくい．青～緑は見分けやすいが，間に無彩色の灰色と混同しやすい波長の青緑がある．1型では濃い赤が暗く黒ずんで見える．代表的な色パッチの1，2型2色覚のシミュレーションも示す（図2）．

[*1] **先天色覚異常の分類名**[1,2]
1色覚は杆体のみが機能する杆体1色覚か錐体のみが機能する錐体1色覚である．3種類の錐体視物質のいずれか一つが欠損したものが2色覚，その最大感度波長が正常と異なるものが異常3色覚で，それぞれ長波長感受性錐体（L-錐体），中波長感受性錐体（M-錐体），短波長感受性錐体（S-錐体）の異常が1型，2型，3型と分類される．

文献はp.303参照．

[*2] 図1，2を作成したようなコンピュータのシミュレーションソフトは数多く出ており，ウェブサイトからダウンロードできるものが多い．本項では，色覚補助ソフトウエア"Visolve"（両備システムソリューションズ）を利用した．
http://www.ryobi-sol.co.jp/visolve/
特定非営利活動法人カラーユニバーサルデザイン機構の下記URLにも多数，紹介されている．
http://www.cudo.jp/colorud/simulation/tools
　ただし，色覚異常にはバリエーションがあり，フィルタやパソコンのソフトウエアはあくまでも模擬で，実際の見えかたと同じではない．

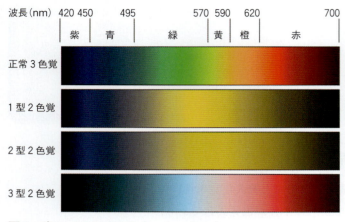

図1　光スペクトルのシミュレーション

1, 2, 3型2色覚での見えかたをシミュレーションソフト"Visolve"で変換したもの．異常3色覚での見えかたは，これと正常3色覚との間で，程度に差がある．

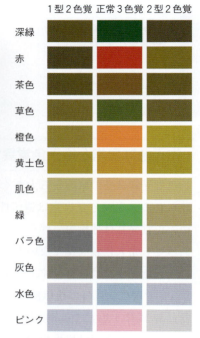

図2　色パッチのシミュレーション

1, 2型2色覚での見えかたをシミュレーションソフト"Visolve"で変換したもの．赤色は緑，橙，茶色と，ピンク色は水色や灰色と見分けにくく，色名を間違いやすく，ほかにも似た組み合わせがあることがわかる．

　3型の青黄異常では青の範囲が広く，青紫〜黄緑を青として知覚し，緑の感覚を失う（この原因は解明されていない）．色誤認の例として，

1. 低明度・低彩度の色→青か無彩色
2. 黄色→白
3. 緑→青か黒
4. 茶→紫か黒
5. 紫→青か茶か黒
6. 青→黒
7. オレンジ→ピンク

などが知られている[6]．

　これら色判別の難易については，色度図[*3]上の混同色線[*4]を参照すると理解しやすい（**図3**）[7]．同じ線上の色同士を誤認しやすく，線に垂直な方向では見分けやすい．

　1, 2型2色覚を体験できる模擬フィルタ"バリアントール"が販

[*3] **色度図**
光の色の特性を数値で表した色度を平面座標の点として表示した図形．色を表すためには三つの数値が必要だが，明るさを統一して二つの数値で表したもの．単色はこの周囲の波長で表され，周囲以外の色は混色を表す．

[*4] **混同色線**
2色覚で混同する色を結んだ色度図上の直線で，交点を通って無数にあり，同一線上の色同士が区別しにくい．1, 2型と3型で直交しているため，全例，あるいは後天色覚異常のような赤緑異常と青黄異常の併発例で，判別容易な組み合わせを同じ明度で探すのは難しいことがわかる．

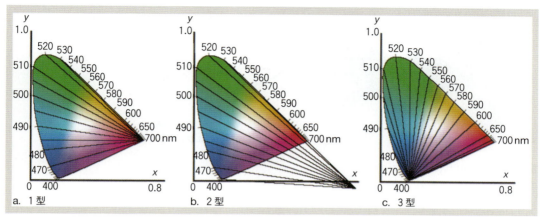

図3 色度図*³ と混同色線*⁴
色度図で混同色線上の色同士は見分けにくい．各型における色判別の難易度が推測でき，呈示物作成の参考になる．
(岡部正隆ら：色覚の多様性と色覚バリアフリーなプレゼンテーション 第2回 色覚が変化すると，どのように色が見えるのか？ 細胞工学 2002；21：909-930.)

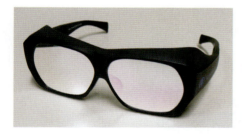

図4 バリアントール（伊藤光学工業）
1型2色覚と2型2色覚を合わせた見えかたのシミュレーションゴーグルで，模擬体験に役立つ．

売されており，患者に関わる人たちへの説明や製作物のチェックなどに有用である．ゴーグルタイプ（図4）とルーペタイプがある．

色の判別に役立つグッズ

色覚異常があると，同程度の明るさで色相だけが違う色同士を区別しにくいため，フィルタによって特定の色を抑えたときの変化で元の色を推測する方法がある[4]．たとえば，赤いセロファンを透して見ると，緑の成分が遮断されて緑が暗くなる．緑では，赤の成分が遮断されて赤みがうせる．しかし，フィルタを透すと元より似た組み合わせも生じうるので，かざしたり外したりした際の変化に注目すべきであり，眼鏡として装用したままでは効果が限られる[8]．この点に配慮した製品に"Seekey®"（図5）や"イーガ"（図6）などがある．"Seekey®"はセロファンに比してかなり高価だが，丈夫でスタイリッシュな点が好まれている．"イーガ"はこれまで色覚補正レンズとうたわれた眼鏡[8]に比して安価であり，下方を透明にすることにより上下で見比べて変化をとらえやすくしてある．

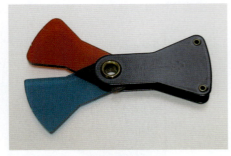

図5 Seekey®（スウェーデン）
携帯に便利な赤緑フィルタ.

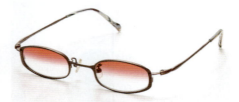

図6 イーガ（伊藤光学工業）
レンズの上方のみに赤フィルタを入れ，下方を透明にした眼鏡.

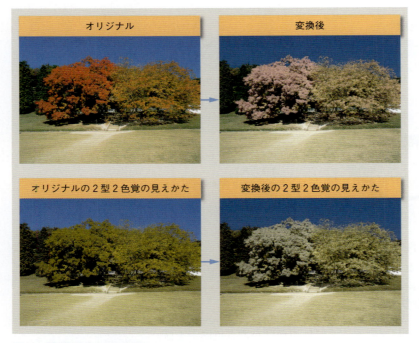

図7 明度差をつける例
赤味が強いほど明るく，緑味が強いほど暗く変換する.

　最近は色を見分けやすく変換するコンピュータソフトの開発もなされている（上記"Visolve"による工夫を図7〜9に例示する）.

色より存在を際立たせるグッズ

　白い紙における色（文字）は黒（文字）に比して背景とのコントラストが低いため，ロービジョン者には見つけにくいことがある．振込用紙のように色自体より文字や罫線が見やすいことが肝要なものは多く，赤には緑フィルタ，青には黄フィルタといった補色を紙面上でも眼鏡としてでも眼との間に挟むことが奏効する場合がある．

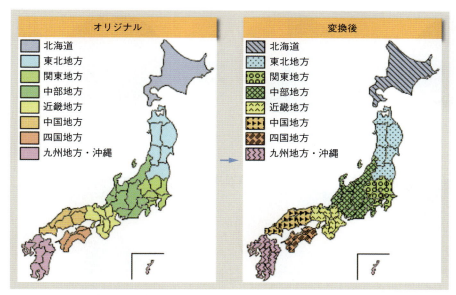

図 8 ハッチ（模様）を施す例
色に応じて異なるハッチパターンを描画する．

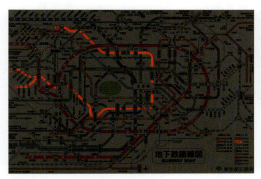

図 9 ポイント強調の例
指定色以外を暗く変換する．
（東京都庁のウェブサイト http://www.metro.tokyo.jp/SUB/SUBWAY/）

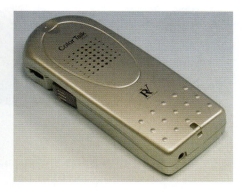

図 10 カラートーク・プラス
　　　　（レハ・ヴィジョン）
ロービジョン対応で，色名を音声と音色で知らせる．

拡大読書器の白黒反転機能や色変換機能は，その最たるものであり，たいへん有用である．

色名を知るのに役立つグッズ

"カラートーク・プラス"（図10）という視覚障害者に色を音で伝えるために開発された携帯型色識別装置がある．知りたいものに直接当てると，色を高精度で識別して色名を音声と音色（楽器と音程の違い）で知らせる．測定窓に密着させ，直径 6 mm 円以上の面積をもつ必要があるため，遠くの物体や光源の色，液体の透過光には使えない．

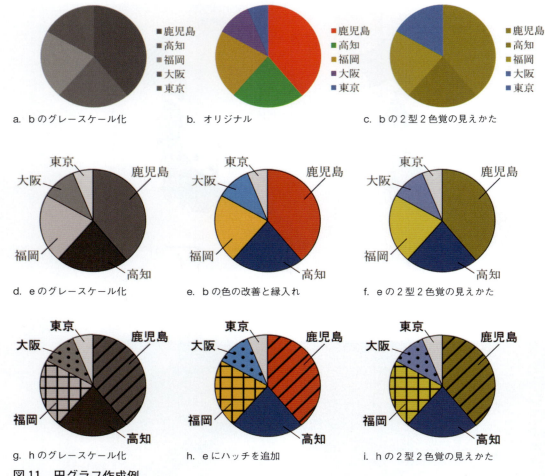

図11 円グラフ作成例
1段目中央のオリジナルの色を変え，縁をつけると，2段目のように2型2色覚でも（f），色覚がほとんど機能しなくても濃淡で（d），区別しやすくなる．さらに，3段目のようにハッチ（模様）を付加すると補強になる．また，凡例をデータラベルにすると照合せずにすむ（ここではロービジョン対応のため，文字を大きく，明朝体からゴシック体へ変えた）．なお，白黒印刷など，ハッチを強調し，色づけが不要であれば，ハッチの地を白にしてコントラストを上げたほうがよい．

　Microsoft Windows用の"色々の色"やMac OS用の"Color Quest"などのコンピュータソフトは，マウスカーソルで指した部分に対応する色名を表示する．物体をデジタルカメラで撮影してパソコン画面に表示すれば，小さな物や光源，遠くの物体の色名も調べられる．

色覚異常に配慮した図版の作成

　赤緑異常と青黄異常とでは混同しやすい色の組み合わせが異なる（図3）ため，後天色覚異常を含むすべての人に見分けやすい色を選ぶことは難しい．このため，色相のみに頼らず，明度差をつけ，濃

6. 疾患別のロービジョンケア　221

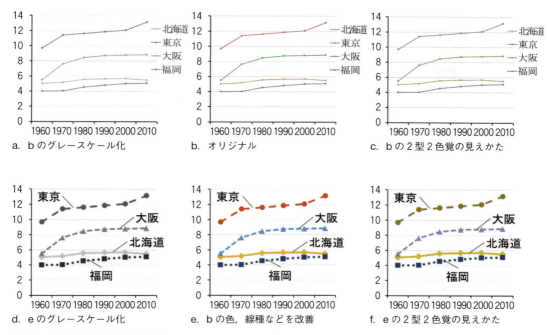

図12　折れ線グラフ作成例
1段目中央のオリジナルの線の色，太さ，線種およびシンボルの大きさと形を変えると，2段目のように2型2色覚でも（f），色覚がほとんど機能しなくても濃淡で（d），区別しやすくなる（ロービジョン者のため，グレートーンが薄すぎないようにする）．凡例をデータラベルにすると照合せずにすむ．ここではロービジョン対応のため，文字を大きくし，また明朝体からゴシック体に変えた．

淡だけでも見分けられるようにしておくとよい．図版作成時の工夫を例示し（図11，12），以下に要点を記す．

1. 先天色覚異常2色覚のいずれの型でも区別できる色をシミュレーションソフトで確認しながら選択する．この際，パソコンのグレースケールや白黒コピー機で濃淡のみでも区別できるかを確認する．
2. 面積のあるものでは境界線（縁・枠）をつけ，必要に応じてハッチ（模様）を入れる．
3. 線で示すものでは線を太くし，線の種類やシンボルの形も変える．
4. 名称の記載は，苦手な照合が必要な凡例より，これをしなくてすむデータラベルのほうがよい．
5. 後天色覚異常では視力やコントラスト感度も低下していることが多いため，薄い線を避けたり，ハッチも線なら太く，点なら大きくし，さらに地を白くしたり，データラベルの文字を大きくしたりというロービジョン対策も追加する．

なお，"色覚バリアフリーのポイント"（表1）[3,4]も参考にしていただきたい．

表1 色覚バリアフリーのポイント

色の組み合わせ

- ○ 一つの図に使う色を可能な限り少なくする
- ○ 明るい色と暗い色を対比（明度差を大きく）する
- ○ 暖色系と寒色系を対比する
- ○ 淡い色は濃い色と合わせる
- ○ 青系の中では水色と青を配分する
- ● 混同色同士を組み合わせない
- ● 濃い赤は黒と混同する
- ○ 黒に対しては，朱色か彩度の高いオレンジか，白が入った明るい赤を使う
- ● 明るい緑，黄緑，黄色，彩度の低いオレンジ，黄土色は混同する
- ○ 緑でも青みが強いと上記の色と区別できる（ただし，青緑の一部と灰色は混同する）
- ● 暗い緑と赤と茶色は混同する
- ● 青に近い紫は青と混同する（赤に寄せた紫がよい）
- ● ピンクは水色と混同する（ピンクより赤紫がよい）
- ● 明るい黄色は後天色覚異常で白と混同するため，彩度を上げ明度を抑える（白との差を付けるため，彩度を上げ明度を抑える）
- ● 青から緑は正常者で差を感じにくい
- ● 青は正常者には暗く（黒く）見える

背景に対する文字の色つけ

- ○ 背景と文字の明度差を大きくする
- ● 色つきの背景では混同色の文字を使わない
- ○ 明るい背景に黒文字列の中で強調したい場合は，赤ではなくオレンジや朱色を使う
- ○ 線の細い明朝体でなく，太いゴシック体を使う（細い文字に黄色や水色は使わない．青はよい）
- ○ 色だけでなく，書体，太字，イタリック，傍点，下線，囲み枠など，形の変化を併用する

画像表示

- ○ 可能であれば白黒グレースケールのみで示す
- ○ 2色が必要なら緑とマゼンタ（赤紫）で示す

図版の作成

- ● 区別が必要な情報を色だけで識別させない
- ○ 白黒でも意味が通じるように図をデザインする
  - ○ 明度差を付ける
  - ○ 文字，記号，ハッチ，境界線を併用する
  - ○ シンボルは形を変える
  - ○ 実線，点線，波線などの線種を組み合わせる
- ○ 色情報を載せる線は太く，シンボルは大きくする
- ○ 色相の差でなく，明度の差を利用して塗り分ける
- ○ 図と凡例という離れた2点間での色の照合を省くため，図中に説明を書き込んで示す
- ○ 凡例や図中に色名を記入する

図の指し方

- ○ 対象物を色名だけで示さない
- ○ 形を示したり，ポインターで指したりする
- ● 赤のレーザーポインターは見つけにくい
- ○ 緑のレーザーポインターは見つけやすい

黒板

- ○ 白・黄色（・朱色）の順にチョークを使う
- ● 赤・青・緑のチョークは見にくい

ホワイトボード

- ○ 黒，青，明るい赤の順にマーカーを使う
- ● 緑と赤のマーカーは見（分け）にくい

黒板・ホワイトボード共通

- ○ 大きくはっきりと書く
- ○ 文字，記号，ハッチ，囲みなどを併用する

色名の呼称

- ○ 色を使う際は色名を告げる
- ○ 色のあるものには，その色名を記入しておく
- ● 指示と違う色を使ってもとがめない
- ● 色名を答えさせる質問をしない（とくに人前では）
- ● 作業等を指示する際に対象物を色名だけで示さない
- ○ 作業等を指示する際は場所や形も指定する

○：推奨点，●：注意点．
（守本典子：色覚異常．樋田哲夫編．眼科プラクティス14 ロービジョンケアガイド．東京：文光堂；2007. p.162-166.
岡部正隆ら：色覚の多様性と色覚バリアフリーなプレゼンテーション 第3回 すべての人に見やすくするためには，どのように配慮すればよいか．細胞工学 2002；21：1080-1104.）

眼科医の役割

1993年に進学時の調査書から，2001年に雇用時の健康診断から色覚検査が外され，進学や就職に際しての制限が緩和された（下記"カコモン読解"の解説を参照）．2003年からは小学校で行われていた定期健康診断での色覚検査が任意となっている（実質，廃止され

た）．これらによって自分の色覚特性を知る機会が遅れ，日常生活上の不自由さやミスへの対応，進学・就職時の選択，就職後の実務に支障をきたす例が増えたため，2014年に学校医による個別の検査，指導などの適切な対応，教職員の知識向上と指導上の配慮，積極的な保護者への周知などを促す文部科学省通知が出たが，色覚検査は任意のままである．

自分に見分けにくい色があることや，他人と共有できない色名があることなどを知っておく必要があり，眼科医はこれを指導する役割を担う．一部の職種には色覚による制限が残っているため，希望する職業については早めに調べておくよう助言されたい[5]．

便利グッズの有用性は個人によって異なるが，患者が知らないまま過ごすことのないよう情報提供され，またユニバーサルな提示法が普及することは，ロービジョンケアに共通した願いである．

最後に，患者自らが相談したり勉強したりしやすい団体を紹介する（表2）．主に先天色覚異常対応だが，その活動や情報提供には眼科医も学ぶべき内容が多い．

表2　患者に有用な団体

ぱすてる：色覚問題研究グループ
http://www.pastel.gr.jp/
特定非営利法人カラーユニバーサルデザイン機構（NPO法人 Color Universal Design Organization；CUDO）
http://www.cudo.jp/

カコモン読解　第19回　一般問題66

国家試験または資格試験で強度の色覚異常が制限を受けているのはどれか．2つ選べ．
a 医師　b 看護師　c 美容師　d 航空機乗組員
e モーターボート選手

解説　1993年に文部省（当時）から出された『平成6年度 大学入学者選抜実施要項について』の通知により，"色覚に障害のある入学志願者に対して"，"真に教育上止むを得ない場合のほかは，これらの制限を廃止あるいは大幅に緩和する方向で引き続きその見直しを行うことが適当である"ことが示され，"調査書の'色覚'の欄を削除した"ことが知られた．

2001年には厚生労働省が『雇入時健康診断における色覚検査の廃止等について（回答）』として"労働安全衛生法に基づく雇入時の健康診断の項目のうち，色覚検査を廃止する"と出し，就職に際しても色覚異常者に対して根拠のない制限を行わないよう指導を始めた．

最新の情報は個々に調べるしかないが，文献[5,9,10]が参考になる．a, b, cの医師，看護師，美容師はともに国家資格であるが，色覚

異常による制限はない．大学医学部の入学においても，1993年時点で皆無となっている．

dの航空機乗組員は，上記1999年の資料では"色覚が正常であること"と記され，現在の航空身体検査基準マニュアルでも"航空業務に支障を来すおそれのある色覚の異常がないこと"および"不適合状態：石原色覚検査表で正常範囲と認められないもの"と規定されている．同マニュアルの備考に"色覚検査表による検査で異常のある者が国土交通大臣の判定を受けようとする場合は，パネルD-15およびアノマロスコープを用いた検査の結果を付して申請すること"とあり，国土交通大臣によって業務に支障がないと判断されれば航空身体検査証明が発行されうる(以前よりは緩和されている)が，ここでは強度の場合を問われているため，制限を受けるものと思われる．

eのモーターボート選手は，上記1999年の資料では"色弱・色盲いずれも不可"と記されているが，現在の競艇学校への入学資格には"弁色力：強度の色弱でないこと"とあり，緩和はされているが，強度の異常については制限が残っている．

【模範解答】 d, e

カコモン読解　第24回　一般問題61

後天色覚異常の定量的評価に適した検査はどれか．

a ランタンテスト　　b 石原色覚検査表

c パネルD-15テスト　　d 東京医大式色覚検査表

e Farnsworth-Munsell 100 hue test

【解説】　a．ランタンテストは赤・緑・黄の3色光のうち2色が上下に並んで9通り呈示され，その色名を答えさせる検査で，正常者は通常一つも間違えることがなく，色覚異常者では一つも間違えないことがまれである．これで四つ以上を誤れば中等度以上と診断でき，先天色覚異常1型・2型の異常3色覚の程度判定に使える．

b．石原色覚検査表は仮性同色表の代表的なもので，赤緑異常に感度が高く，先天色覚異常の検出力に優れているため，スクリーニングには適している．後天色覚異常の評価には向かない．程度判定はできず，型別の分類も不十分とされる．

c．パネルD-15テストは15色を用いた色相配列検査で，2色覚と異常3色覚の強度のものがフェイルし，異常3色覚でも軽度（中等

度以下）のものはパスするため，強度か否かの分類はできるが，パスしても正常とはみなせない．フェイルの場合は1型と2型の判定ができる．後天色覚異常にも使える．

d. 東京医大式色覚検査表も仮性同色表で検出にはよいが，型別判定や程度判定については分類表と程度表があるものの信頼性に乏しく，十分な有効性はないとされている．

e. Farnsworth-Munsell 100 hue-test は85色を用いた色相配列検査で，総偏差点を算出できるため，定量的な判定に用いることができる．主に後天色覚異常で疾患の推移を判定するために用いられる．

なお，仮性同色表のなかで標準色覚検査表第2部（SPP-2）と同検査表の第3部（SPP-3）は後天色覚異常を検出できるが，程度判定まではできない．

また，パネルD-15テストとランタンテストにおける程度判定については，パネルD-15テストをフェイルすると強度，パネルD-15テストがパスでランタンテストを四つ以上誤れば中等度，誤りが三つ以下なら弱度，と3通りには分類できるとされている．

2色覚と異常3色覚を区別するには，アノマロスコープでの確定診断によるしかない．厳密には"色合わせ法"という検査法でなければ正確でないとされているが，臨床的にはアノマロスコープが最も信頼できる．

このように，aのランタンテストとcのパネルD-15テストを組み合わせれば3段階の程度判定はできるが，この問題では"定量的評価"を問われているので，回答はeとなる．なお，色覚異常の検査については本シリーズ他巻[1,11,12]に詳しいので参照されたい．

[模範解答] e

（守本典子）

謝辞
図1, 2, 7, 8, 9, 11, 12は株式会社　両備システムソリューションズの下田雅彦氏から提供していただいた．ここに謝意を表す．

高次脳機能障害とは何か教えてください

Answer 高次脳機能障害とは，脳損傷に起因する認知障害全般をいい，記憶障害，社会的行動障害，地誌的障害，遂行機能障害，注意障害，半側空間無視，半側身体失認，失語，失行，失認などを指します．ただし，行政用語としては失語が除外されます．

クエスチョンの背景

社会の高齢化と医学の進歩に伴い，脳外傷や脳血管障害などの脳損傷をきたしても障害をもちながら生存する患者の数が近年，飛躍的に増加している．脳損傷が生じると半身麻痺などのような明確な身体障害ばかりではなく，高次脳機能障害と呼ばれるさまざまな認知・行動障害をきたすことがある．高次脳機能障害のなかには，高次視覚中枢の損傷による視覚認知異常と考えられる病態を含み，これは，広義のロービジョンとしてとらえることもできる．そのため，患者が眼疾患による症状ではないかと考え，眼科を受診することが少なくない．

アンサーへの鍵

高次脳機能障害への行政的対策：かつては失語を除いては，高次脳機能障害をもっていても行政的には障害者とみなされなかった．そこで，2001（平成13）年度から調査研究が国を挙げて進められ，現在では精神障害者保健福祉手帳の取得とそれを根拠とした支援が行われるようになった．上記研究に基づいて作成された『高次脳機能障害者支援の手引き』はインターネットからダウンロード可能である[*1]．

損傷部位と症状：大脳はその部位ごとに異なる機能を有する．そのため，どの部位が損傷するかで生じる症状が異なる．高次脳機能障害では多彩な症状がみられるが，脳梗塞のような限局した病巣の場合は，病巣と症状を対応づけることが可能である．しかし，びまん性軸索損傷などの全体的な脳損傷の場合のように病巣が特定できないことがあり，その診断は容易ではない．脳損傷患者のうち，特に視野異常をきたしている者は眼科を受診する．彼らは，視神経から後頭葉までの広い範囲にわたる視路のどこかに問題を抱えているた

[*1] 『高次脳機能障害者支援の手引き』
http://www.rehab.go.jp/ri/brain_fukyu/tebiki_all.pdf

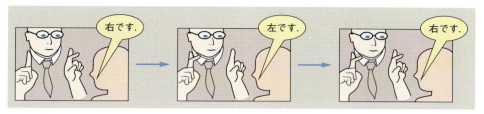

図1 消去現象のとらえかた
患者に検者の顔を見てもらって，両側視野内に人さし指を立てて，その片方または両方を動かす．左右片方を動かしたとき，その動きが認識されることを確認し，次に両方を動かし，片方しかわからなかった場合，"消去現象"ありと判定する．

め，さまざまな高次脳機能障害を合併している可能性がある．特に広義のロービジョンとして認識すべき症状として，注意障害・半側空間無視・視覚失認を挙げることができる．

注意障害・半側空間無視・視覚失認が鍵

注意障害：ある刺激に焦点を当てることが困難となり，ほかの刺激に注意を奪われやすい．軽症例でも，長時間注意を持続させることが困難になる．時間の経過とともに課題の成績が低下する．課題を行わせると最初はできても15分と集中力がもたない．これでは，視力検査も視野検査もままならない．1回の検査でも小分けにして，短時間の検査を複数回行うことでより正しい評価が可能になる．

半側空間無視：注意障害の特殊型である．損傷部位の反対側の空間にあるものを無視する行動がみられる．右脳損傷に伴う左半側空間無視が圧倒的に多い．左同名半盲を伴うこともあるが，半側空間無視のない左同名半盲では，視線を向ければ認識できるため，無視行動を示すことはない．軽症例では，単独刺激が無視側に出たときには気がつくが，両側同時に出現した場合に無視側の刺激に気づかない．これを消去現象という（図1）．

視覚失認：失認とは，任意の感覚を使って対象を認知できない障害のことである．すなわち視覚失認は，基本的な視覚が存在するにもかかわらず，対象がわからず，視覚以外の感覚で提示すればわかるという症状である．視力がある程度測定できても，目の前にあるものが何であるかわからない．これは，高次視覚中枢の障害であり，その損傷範囲が限局している場合は，色がわからない（大脳性色覚異常），顔がわからない（相貌失認），文字がわからない（純粋失読），ランドマークがわからない（街並失認）など個別の視覚要素だけがわからないという症状を呈する場合もある．

（仲泊　聡）

7. ロービジョンケアと社会との連携

身体障害者福祉法

どのような法律か？

身体障害者の福祉の増進を図ることを目的として 1950 年に施行された．ここでいう身体障害者とは，身体障害者手帳を交付された人である．2006 年の障害者自立支援法（現 障害者総合支援法）の施行により同法は大幅に改正され，身体障害者の自立への努力および社会経済活動への参加を促進するための援助などについて提唱されている．そのための身体障害者の努力義務と社会参加の機会確保が与えられることが述べられており，国，地方公共団体，国民の責務が明らかにされている．

身体障害者手帳

身体障害者手帳（以下，手帳）は，身体障害者福祉法に基づき，申請によって交付される[1]．障害者総合支援法による障害福祉サービスをはじめ各種福祉サービスの利用を希望する場合には，法に定められた身体障害者であるという認定を受ける必要があり，手帳取得が基本となる．手帳には，障害名，障害等級などが記載されている．視覚障害の手帳申請基準は，視力障害，視野障害と 2 種類に分かれている．視力障害は 1 級から 6 級まで，視野障害は 2 級から 5 級までそれぞれ等級があり，数字が少ないほど障害が重い（表1）．視力，視野ともに障害がある場合には，それぞれの障害等級に割り当てられた指数と呼ばれる数値を足し合わせて，最終的に患者の障害等級を検討する（図1）．

手帳申請を希望する場合，患者の住民票がある地域の福祉事務所（市区町村の障害福祉担当課）で配布されている身体障害者診断書・意見書（以下，診断書）を身体障害者福祉法第十五条指定医（以下，15 条指定医）[*1] に記入してもらい，福祉事務所へ提出する（図2）．この診断書は，眼科医であればだれでも書けるわけではなく，15 条指定医しか記入することができない．どこの医療機関に 15 条指定医がいるのかについては，福祉事務所から情報を得ることもできる．

文献は p.303 参照．

[*1] 身体障害者福祉法第十五条指定医
身体に障害のある者を診察，診断し，身体障害者診断書・意見書を作成する医師で，医療機関において診療に従事し，かつその診断に関する相当の学識経験を有する医師と定義づけられている．眼科では，経験年数 5 年以上のものと規定されている．

表1 視覚障害等数

級別	視覚障害	
	視力	視野
1級	両眼視力和0.01以下	
2級	両眼視力和0.02以上0.04以下	両眼視野が各10°以内でかつ両眼視野の視能率による損失率95%
3級	両眼視力和0.05以上0.08以下	両眼視野が各10°以内でかつ両眼視野の視能率による損失率90%
4級	両眼視力和0.09以上0.12以下	両眼視野が各10°以内
5級	両眼視力和0.13以上0.2以下	両眼視野が2分の1以上欠損
6級	両眼視力和0.2を超え，一眼0.02以下，他眼0.6以下	

障害等級	指数	→	合計指数	認定等級
1級	18		18以上	1級
2級	11		11〜17	2級
3級	7		7〜10	3級
4級	4		4〜6	4級
5級	2		2〜3	5級
6級	1		1	6級

(例) 視力2級(指数11)＋視野3級(指数7)＝指数18で1級となる

図1 視覚障害の等級と視力や視野の等級との関連

　福祉事務所へ提出された診断書は，都道府県の社会福祉審議会で審議される．必ずしも申請時に記載された障害等級がそのまま通るとは限らないので，トラブルを避けるためにもこの点は患者によく説明しておいたほうがよい．自治体にもよるが，約1〜3か月で患者へ直接手帳交付決定通知書が届く．その後，患者自身が福祉事務所で手続きを行い，ようやく患者は手帳を手にすることができる．手帳は，本人の顔写真入りであり，身分証明書のひとつとして使用することも可能である．

　いったん手帳取得をした後に，障害程度が変わることもありうるが，その場合の手帳等級変更手続きは自己申告制である．また，特に小児や頭蓋内疾患などで短期間に病状の変化が起こる可能性が高い場合は，1・3・5年度に再認定という条件付きで手帳交付されることがある．この場合は，その時期になると，自動的に市区町村から再認定手続きの通知が本人あてに送られてくる．いずれも初回の手帳申請同様の手続きが必要である．

手帳取得で可能になることと取得する際の留意点

補装具の支給[*2,3]：手帳取得者は等級にかかわらず，必要と判定された場合，補装具費の支給対象者となる．視覚障害を対象とした品目は眼鏡，義眼，盲人安全つえである．利用者負担は原則定率1割負担で，所得に応じ負担上限月額が設定されている．支給の詳細については，市区町村の窓口へ問い合わせることが必要である．

[*2] **補装具**
失われた身体機能を補完，代替する用具．視覚障害関連では，眼鏡，義眼，盲人安全つえなどがある．補装具費支給制度のとり決めが自治体によって異なる場合があり，事前に確認したほうがよい．

[*3] "補装具の支給"，"日常生活用具の給付"，"障害福祉サービスの利用"，"同行援護"は，障害者総合支援法に基づいて利用できるサービスであり，国で定められた難病などの場合も同様のサービスが利用可能である．

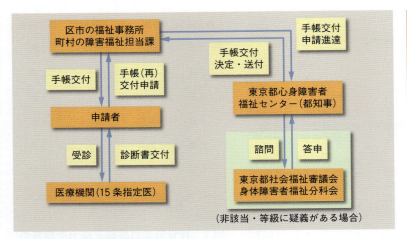

図2　身体障害者手帳申請のしくみ（東京都の例）

日常生活用具の給付[*3,4]：主に音声を使用した用具では，給付対象等級が1級，2級など，限定されていることが多い．しかし，拡大読書器はこの装置により文字などを読むことが可能になる者，点字図書は主に情報の入手を点字によって行っている者になっていて等級の規定がない場合が大半である．日常生活用具の支給は地域支援事業となっており，品目や費用などは市区町村の判断となるので，必ず地域の福祉事務所へ確認することが望ましい．

障害福祉サービスの利用[*3]：障害福祉サービスは手帳取得者が利用できるが，居宅介護，施設入所支援などの介護給付系のサービスを利用する場合は，手帳等級とは別に，障害程度区分認定調査を受けサービスの対象の判定を行う．歩行やパソコン訓練などを行う自立訓練（機能訓練：歩行やパソコン訓練など），就労移行支援（あん摩マッサージ指圧師，はり師，きゅう師の国家試験の受験資格を得るなど）などの訓練等給付に該当するサービスの利用には，障害程度区分認定は必要ないが，市区町村による訪問調査を受ける必要がある．

同行援護[*3]：視覚障害者が移動の支援と情報の提供（必要に応じて身体介護も含む）を受けられるサービスで，手帳取得者またはそれと同等の障害がある児童が対象である．手帳等級とは別に同行援護アセスメント票によるアセスメントが必要である．

税の控除，減免：所得税および住民税の障害者控除（障害等級および条件により控除額が異なる）をはじめ，相続税，贈与税，個人事業税，自動車税の控除または減免制度がある．具体的な要件などは，税務担当の窓口に問い合わせることが必要となる．

医療費の給付：手術などにより障害を軽減し，生活上の便宜を増す

[*4] **日常生活用具**
障害者や難病患者などが日常生活を円滑に過ごすために必要な用具．拡大読書器，視覚障害者用ポータブルレコーダー，点字タイプライター，視覚障害者用時計などがある．等級や自治体によって給付を受けられる品目が異なるため，事前に確認したほうがよい．

ことを目的とした医療費の一部を公費で負担（原則受給者は1割負担）する．また，各自治体で行っている重度心身障害者医療費の給付があるが，対象となる手帳等級など自治体により異なる場合があるので留意が必要である．

その他の割引，控除，減免：公共交通運賃の割引（鉄道，バス，タクシー，航空，有料道路通行など），公共料金の減免（NHK放送受信料，郵便料金，NTT番号案内など）などが挙げられる．具体的な内容については，該当する事業所（会社），市区町村などに問い合わせが必要となる．

障害者支援施設利用：等級にかかわらず手帳取得者は，利用可能である．ここでは，あん摩マッサージ師，はり師，きゅう師などの技術を修得し，国家試験の受験資格を得ることができる．その他に，日常生活動作機能訓練，点字教育やコミュニケーション技術指導などの訓練を受けることもできる．

雇用：障害者雇用促進法に基づき，事業主に対して，その雇用する労働者に占める身体障害者・知的障害者の割合が一定率（法定雇用率）以上になるよう義務づけている．また，企業に対して雇用の促進と継続のため施設・設備の設置や整備の努力義務が課せられている．ちなみに，2013年度から障害者の法定雇用率は，民間企業の場合1.8％から2.0％に引き上げられた．

取得による留意点：手帳取得によるマイナス面として，手帳取得によって本人の心的ストレスが増える恐れがある．心的ストレスの一例には家族や学校，職場を含めた周囲からの理解が得られないといったことや，"障害者"と認定されることへの抵抗感などが考えられる．

手帳取得のタイミング

手帳は，病状に応じて自動的に交付されるものではなく，自己申告制であるため，手帳取得可能な状態であっても知らずに長期間過ごしている患者は多い．たとえ，5級や6級でも，手帳取得によって障害者支援施設利用で社会復帰することができた例や，補装具，日常生活用具の活用で学業や仕事を継続できた例も多く，決して等級が軽いから取得しても意味がないというわけではない．ただし，等級に該当するからという理由のみで強制的に手帳申請する必要はなく，患者のおかれた状況や患者自身の希望などをよく把握したうえで検討していくことが望ましい．

カコモン読解　第18回　一般問題17

身体障害者福祉法に基づく視野判定で誤っているのはどれか.
a 周辺視野は I/4 視標で測定する.
b 周辺視野が10度以上であれば中心視野の測定は不要である.
c 中心視野は I/2 視標で測定する.
d 視能率の計算には8方向の視野測定を行う.
e 両眼の視能率による損失率は左右眼の平均で求める.

解説　a. 周辺視野は I/4 視標で測定するので，正しい.
b. 障害程度等級表に記されている"両眼の視野が10度以内"とは，求心性視野狭窄の意味であり，"周辺視野が10度以上"ということは，求心性視野狭窄ではないという解釈になる．つまり，視野障害2〜4級には該当しない．中心視野は，視能率から損失率を求めるために測定する．よって，周辺視野が10度以上であれば，中心視野の測定は不要であり，正しい.
c. 中心視野は I/2 視標で測定するので，正しい.
d. 視能率の計算は，各眼ごとに上，上外，外，外下，下，下内，内，内上の計8方向の I/2 視標で視野の角度（半径）を求めて行う.
e. 正常眼の8方向を合わせた視能率は，560度とされており，これに対してどのくらいの割合の視能率かを計算し，左右各眼の損失率を割り出す．両眼の損失率は，下記の式で求められる．

$$\frac{3\times 損失率の低いほうの眼の損失率 + 損失率の高いほうの眼の損失率}{4}$$

よって，損失率は左右眼の平均ではないので，誤りである.

模範解答　e

カコモン読解　第19回　臨床実地問題5

83歳の女性．15年前から緑内障で通院加療している．視力は右0.1（0.4×-1.00 D），左0.2（0.5×-0.50 D）．眼圧は右14 mmHg，左13 mmHg．視野および障害程度等級表を図A，B，Cに示す．身体障害者診断はどれか．
a 2級　　b 3級　　c 4級　　d 5級　　e 6級

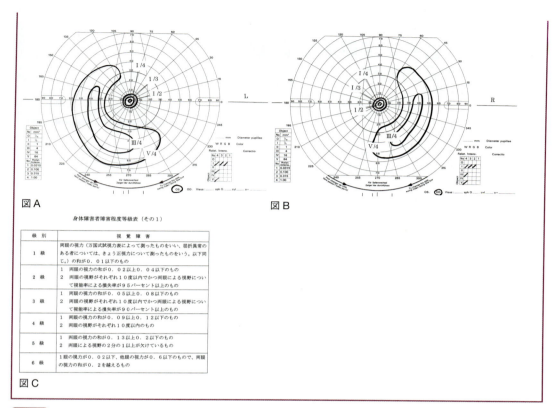

図A

図B

図C

解説 視力は，矯正視力が右眼0.4，左眼0.5であり，身体障害者手帳等級基準に該当しない．視野は，I/4が両眼それぞれ10度以内の求心性視野狭窄であり，視野障害2〜4級のいずれかに該当する．周辺の残存視野にはI/4は検出されておらず，10度以内のみに限局しており，求心性視野狭窄と考えることができる．I/2の視野の範囲から損失率を計算すると，両眼ともに8方向が2度として，各眼ともに16度となり，

$$\frac{16}{560} \times 100 = 2.857 (3\%)$$

の視能率で，損失率は97%である．これを

$$\frac{3 \times 損失率の低いほうの眼の損失率 + 損失率の高いほうの眼の損失率}{4}$$

の式に入れると，97%となり，視野障害2級に該当する．よって，正解はaの2級である．ただし，緑内障は，求心性視野狭窄の代表疾患ではないので，現症の眼底所見の欄に，単に緑内障と記載するのではなく，必ず視神経を含む眼底の所見を明記しておく．

模範解答 a

（西田朋美，久保明夫）

厚生労働省特定疾患治療研究事業，その他の公的給付

"難病とは"およびその対策[1,2]

　難病とは医学的に明確に定義された病気の名称ではなく，いわゆる"不治の病"として社会通念上用いられた言葉であり，その時代の医療水準や社会事情によって変化する．1972（昭和47）年の厚生省が発表した難病対策要綱において，難病は，"① 原因不明，治療方法未確立であり，かつ，後遺症を残すおそれが少なくない疾病，② 経過が慢性にわたり，単に経済的な問題のみならず介護等に著しく人手を要するために家族の負担が重く，また精神的にも負担の大きい疾病"と定義されている．わが国の難病対策を**表1**にまとめる．特定疾患治療研究事業は難治性疾患克服研究事業の一部であり，それに含まれる疾患もその一部となる．

難治性疾患克服研究事業

　国の難治性疾患克服研究事業（臨床研究分野）は，症例数が少なく，原因不明で治療方法も未確立であり，かつ，生活面でも長期にわたる支障がある疾患について，研究班を設置し，原因の究明，治

文献は p.304 参照.

表1　わが国の難病対策

症例数が少なく，原因不明で，治療方法が確立しておらず，生活面への長期にわたる支障がある疾患	1	調査研究の推進（難治性疾患克服研究事業：対象は臨床調査研究分野の130疾患）
	2	医療施設等の整備（重症難病患者拠点・協力病院設備）
	3	地域における保健・医療福祉の充実・連携（難病特別対策推進事業など）
	4	QOLの向上を目指した福祉施策の推進（難病患者等居宅生活支援事業）などの対策
難治性疾患克服研究事業における臨床調査研究対象疾患130疾患のうち，診断基準が一応確立し，かつ難治度，重症度が高く，患者数が比較的少ないため，公費負担の方法をとらないと原因の究明，治療法の開発などに困難をきたすおそれのある疾患	5	医療費の自己負担の軽減（特定疾患治療研究事業）対策

（『難病情報センターホームページ』http://www.nanbyou.or.jp/entry/1360）

療方針の確立に向けた研究を行うものである．現在130疾患がこの事業の対象になっており，眼科に関連する疾患としては視覚系疾患である網膜色素変性，加齢黄斑変性，難治性視神経症のほか，免疫疾患のBehçet病がある．そのなかで，特定疾患治療研究事業の対象疾患は網膜色素変性とBehçet病である．

特定疾患治療研究事業

特定疾患治療研究事業は，"原因不明，治療方法未確立であり，かつ後遺症を残すおそれが少なくない疾病"として調査研究を進めている疾患のうち，診断基準が一応確立し，かつ難治度，重症度が高く，患者数が比較的少ないため公費負担の方法をとらないと原因の究明，治療方法の開発等に困難をきたすおそれのある疾患を対象としている．現在，56疾患あるが，眼科と関連する疾患は前述したが網膜色素変性とBehçet病である．

その概要は一言でいえば，難病患者の医療費の助成制度である．保険診療では治療費の自己負担分（現在は，多くは3割相当）だが，その自己負担分の一部を国と都道府県が公費負担として助成している．疾患ごとに認定基準があり，主治医の診断に基づき都道府県に申請し認定されると，"特定疾患医療受給者証"が交付される．治療を行う医療機関は都道府県知事が，本事業を行うに適当と認められる医療機関を選定し委託している．治療研究期間は原則として1年間である．対象者は，特定疾患治療研究事業対象疾患（56疾患）に罹患し，医療を受けており，保険診療の際に自己負担がある患者である．特定疾患治療研究事業における医療受給者証交付申請手続きの流れを**図1**に示す[3]．

われわれ眼科医は決められた認定基準に従い，臨床調査個人票を記入する必要がある．参考までに**表2**に網膜色素変性症の認定基準を，**図2**にその臨床調査個人票を示す．

その他の公的給付

身体障害者福祉法に定められている障害に該当すると認められる場合，身体障害者手帳が各市区町村から交付される．それにより，さまざまな公的な優遇措置を受けられる．それらは，税金の減免，年金や各種手当，更生医療給付や医療費助成，公共施設入場料や交通機関運賃の割引，補装具や日常生活用具の給付などがある．そのなかでも，眼科医に直接関係してくるのは日常生活の支援に欠かせ

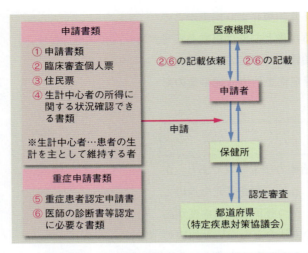

図1　特定疾患治療研究事業における医療受給者証交付申請手続きの流れ
(『難病情報センターホームページ』http://www.nanbyou.or.jp/entry/512)

表2　網膜色素変性症の認定基準

1. 自覚症状
① 夜盲 ② 視野狭窄 ③ 視力低下
2. 臨床検査所見
(1) 眼底所見（網膜血管狭小，粗糙胡麻塩状網膜，骨小体様色素沈着，白点状） (2) 網膜電図の振幅低下または消失 (3) 蛍光眼底造影所見で網膜色素上皮萎縮による過蛍光
3. 診断の判定
① 進行性の病変である． ② 自覚症状で，上記のいずれか1つ以上がみられる． ③ 眼底所見で，上記のいずれか2つ以上がみられる． ④ 網膜電図で，上記の所見がみられる． ⑤ 蛍光眼底造影で，上記の所見がみられる． 　（アレルギーがあり検査不可能な場合は除外） ⑥ 炎症性または続発性でない．
上記，①〜⑥のすべてを満たすものを，特定疾患としての網膜色素変性症と診断する．
4. 重症度分類
Ⅰ度：矯正視力0.7以上，かつ視野狭窄なし Ⅱ度：矯正視力0.7以上，視野狭窄あり Ⅲ度：矯正視力0.7未満，0.2以上 Ⅳ度：矯正視力0.2未満 　注：矯正視力，視野ともに，良好なほうの眼の測定値を用いる．
5. 特定疾患治療研究事業の対象範囲
診断基準により網膜色素変性症と診断された者のうち，重症度分類のⅡ，Ⅲ，Ⅳ度の者を対象とする．

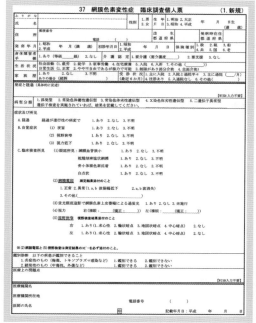 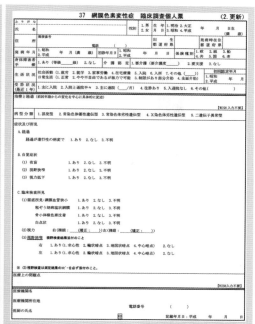

図2 網膜色素変性症の臨床調査個人票

ない補装具や日常生活用具の給付となる．視覚障害者の補装具や日常生活用具の給付，補助，貸与の基準は，各市町村，障害等級，障害者の収入により異なることを患者に説明する必要がある．

補装具：補装具とは，"障害者等の身体機能を補完し，又は代替し，かつ，長期間に渡り継続して使用されるもの，その他の厚生労働省令で定める基準に該当するものとして，義肢，装具，車いす，その他の厚生労働大臣が定めるもの"と定義され，次のいずれにも該当することとする．

1. 障害者等の身体機能を補完し，または代替し，かつその身体への適合を図るように製作されたものであること．
2. 障害者等の身体に装着することにより，その日常生活においてまたは就労もしくは就学のために，同一の製品につき長期間に渡り継続して使用されるものであること．
3. 医師等による専門的な知識に基づく意見または診断に基づき使用されることが必要とされるものであること．

補装具の支給のしくみを図3に示す[4]．視覚障害者への補装具として代表的なものとして，眼鏡関連では矯正眼鏡，弱視眼鏡，コンタクトレンズ，遮光眼鏡があり，そのほかに盲人安全つえ，義眼がある．

日常生活用具：視覚障害者の生活の質を向上させるもので，身体障

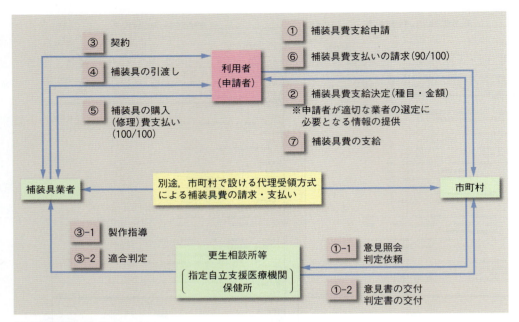

図3　補装具支給のしくみ
(『厚生労働省ホームページ』http://www.mhlw.go.jp/bunya/shougaihoken/yogu/dl/kanousei_02.pdf)

害者手帳があれば（品物によっては級が関与する）医師の処方が必要なく，用具が給付，補助，貸与が受けられるものである．日常生活用具として考えられるべきものとして，以下が挙げられている．

1. 安全かつ容易に使用できるもので，実用性が認められるもの
2. 日常生活上の困難を改善し，自立を支援し社会参加を促進するもの
3. 制作や改良，開発にあたって障害に関する専門的な知識や技術を要するもので，日常生活品として一般的に普及していないもの

　具体的に最も代表的なものは，拡大読書器であるが，そのほかに点字ディスプレイ，点字器，視覚障害者用ポータブルレコーダー，盲人用時計，視覚障害者用活字文書読み上げ装置，点字図書，電磁調理器，音声式体温計，音声式体重計，障害者向けパソコンソフトウエアなどがある．

障害者総合支援法[5]

　2013（平成25）年4月1日から，"障害者自立支援法"を"障害者総合支援法"とするとともに，障害者の定義に難病等を追加し，2014（平成26）年4月1日から，重度訪問介護の対象者の拡大，ケアホームのグループホームへの一元化などが実施されるようになっ

た．"障害者総合支援法"という名称は通称で，正確には"障害者の日常生活及び社会生活を総合的に支援するための法律"である．このなかで，われわれ眼科医に直接関係してくることは，"障害者の範囲の見直し"である．

　障害者自立支援法では，支援の対象が身体障害者，知的障害者，精神障害者（発達障害者を含む）に限定されていたが，障害者総合支援法では一定の難病の患者が対象として加えられる．一定の難病とは，"難治性疾患克服研究事業"の対象である130疾患と関節リウマチとされている．難病の患者への福祉サービスについては，これまでは補助金事業として一部の市区町村での実施にとどまっていたが，障害者総合支援法の対象となることにより，すべての市区町村での実施が可能となる．

　すなわち，今まで，障害者としての支援を受けるにはまず身体障害者手帳という概念であったが，この法律の改定で眼科領域では，身体障害者手帳がなくても前述した難治性疾患克服研究事業の対象疾患である網膜色素変性，加齢黄斑変性，難治性視神経症，Behçet病であれば，障害者と定義し，障害者総合支援法の対象になりうるようになったのである．もちろん，この疾患患者が福祉サービスとして補装具の給付を求めてきたときは医師の意見書と行政の判断が必要と考えられる．補装具の種類として盲人安全つえ，義眼，眼鏡が挙げられる．身体障害者に該当しない上記疾患の患者に矯正眼鏡や遮光眼鏡を補装具として給付する場合には，その裏づけとなる財源が必要と考える．

〈加藤　聡〉

クリニカル・クエスチョン

診断書，意見書の正しい書きかたについて教えてください

Answer 氏名や生年月日などの基礎事項および視力・視野検査結果を規定通り記入するのに加えて，初診日や就労については，後日，当事者の不利とならないように十分留意して作成しなければなりません．

診断書の意義と分類

診断書は，医師もしくは歯科医師のみが，書くことができる書類で，医師は医師法第十九条2項により，"患者から依頼があった場合には正当な理由がない限り診断書作成を拒否できない"と規定されている．すなわち，医師，歯科医師以外の視能訓練士，薬剤師，看護師などの医療従事者が作成することはできない．作成を拒否できる正当な理由には，①患者に病名を知らせることが好ましくないとき（癌告知が拒否されている場合など），②診断書が恐喝や詐欺など不正使用されるおそれがあるとき，③雇用者や家族など第三者が請求してきたとき，④医学判断が不可能なときが挙げられる[1]．

医師が作成する各種診断書を分類して示したものを**表1**に示す[2]．そのなかでも，ロービジョンケアに深く関連するものとしては，身体障害者診断書・意見書（視覚障害者用）と補装具交付意見書なので，ここではそれを中心に解説する．視覚障害による身体障害認定基準とその解説を東京都の例で**表2**に示す．

文献は p.304 参照．

意見書はだれが書くか

身体障害者診断書・意見書（視覚障害用）（以降，意見書）は身体障害者福祉法第十五条により定められた医師が指定された医療機関で書くことになる．すなわち，指定医師であっても指定された医療機関以外で意見書を書いて発行することはできない．ただし，複数の医療機関で指定医師となることは手続きさえ行えば可能である．身体障害者福祉法第十五条により，視覚障害の指定医師となるには**表3**のように規定されている．

その一方，補装具交付意見書は身体障害者福祉法第十五条に定められた医師以外にも**表4**に示すように認められており，ロービジョ

表1 医師が作成する各種診断書

1. 死亡診断書，出生証明書

死亡診断書（死体検案書）
死産書
死産証書（死胎検案書）
出生届
出生証明書

2. 障害者のための福祉制度

診断書（愛の手帳交付用）
身体障害者診断書・意見書（視覚障害用）
身体障害者診断書・意見書（聴覚障害用）
補装具交付意見書
人工内耳手術を行うための施設となるための申請に必要な届出書類
診断書（障害年金用）
病歴・就労状況等申立書
受診状況等証明書
受診状況等証明書が添付できない理由書
特別児童扶養手当認定診断書
障害児福祉手当認定診断書
特別障害者手当認定診断書
介護給付決定のための医師意見書
身体障害者診断書・意見書（平衡障害用）
身体障害者診断書・意見書（音声・言語障害用）
身体障害者診断書・意見書（そしゃく機能障害用）
身体障害者診断書・意見書（肢体不自由用）
身体障害者診断書・意見書（脳原性運動機能障害用）
身体障害者診断書・意見書（心臓機能障害用）
身体障害者診断書・意見書（腎臓機能障害用）
身体障害者診断書・意見書（呼吸器機能障害用）
身体障害者診断書・意見書（ぼうこう・直腸機能障害用）
身体障害者診断書・意見書（小腸機能障害用）

3. 医療費の交付制度

養育医療意見書
精密健康診査受診票
自立支援医療（育成医療）意見書
自立支援医療（育成医療）の給付について
自立支援医療（育成医療）受給者証

自立支援医療（更生医療）概略書
自立支援医療（更生医療）受給者証
自立支援医療（更生医療）見積り明細書
1類，2類，3類，4類，及び5類感染症検査票（病原体）
1～5類感染症発生届
感染症発生動向調査
後天性免疫不全症候群発生届け（HIV感染症を含む）
エイズ病原体感染者報告票
抗HIV薬予防服用同意書
小児慢性疾患医療意見書
小児慢性疾患医療費助成申請書兼同意書
パーキンソン病関連疾患 臨床調査個人票
自立支援医療診断書（精神通院）
診断書（精神障害者保健福祉手帳用）
措置入院に関する診断書
精神障害入院医療費公費負担のための診断書
結核医療費公費負担・東京都医療費助成申請書
結核患者届出書
結核定期病状調査報告書
不妊手術同意書
人工妊娠中絶同意書

4. 老人福祉・保健制度

健康診断書（特別養護老人ホーム入所申請用）
訪問看護指示書
在宅患者訪問点滴注射指示書

5. 労働災害医療

障害補償給付支給請求書・診断書

6. 公害健康被害者医療

（公害健康被害）認定申請書
健康状態に関する申告書
主治医診療報告書
生活環境等に関する質問票

7. 自動車損害賠償保障法

自動車損害賠償責任保険後遺障害診断書

ン患者に便宜を図っている．その他の診断書は，医師であればだれでも発行できる．

身体障害者意見書を書く際の注意点

氏名，生年月日，性別，住所：書き忘れ，書き誤りのないようにする．
障害名：視力障害 and/or 視野障害（両方のときは視覚障害でも可）
原因となった疾患・障害名：次々項の現症と一致する疾患名もしくは障害名を記入し，最後にあてはまるものに○をする．
疾患・外傷発生年月日：疾患の場合，推定日を記入し，不明ならば不詳でも可．外傷なら，発生日を必ず記載する．

表2 視覚障害程度等級（東京都の例）

障害等級	視力障害*1	視覚障害*2
1級	両眼の視力の和が0.01以下のもの	
2級	両眼の視力の和が0.02以上0.04以下のもの	両眼の視野がそれぞれ10°以内でかつ両眼による視野について視能率による損失率が95%以上のもの
3級	両眼の視力の和が0.05以上0.08以下のもの	両眼の視野がそれぞれ10°以内でかつ両眼による視野について視能率による損失率が90%以上のもの
4級	両眼の視力の和が0.09以上0.12以下のもの	両眼の視野がそれぞれ10°以内のもの
5級	両眼の視力の和が0.13以上0.2以下のもの	両眼による視野の2分の1以上が欠けているもの
6級	一眼の視力が0.02以下，他眼の視力が0.6以下のもので，両眼の視力の和が0.2を超えるもの	

*1 視力障害
視力は，万国式試視力表によって測定．屈折異常のある者については，矯正後の視力によって判定
"両眼の視力の和"とは，両眼の視力を別々に測った数値の和
視力0.01に満たないもののうち，明暗弁・手動弁は視力0，指数弁（50cm以下）は0.01として計算
*2 視覚障害
視野はGoldmann視野計，自動視野計（またはこれらに準ずるもの）を用い，中心視野測定にはI-2の視標，周辺視野測定にはI-4の視標を用いる．Goldmann視野計以外はこれに相当する視標を用いる．
視能率による損失率は，両眼の視野がそれぞれ10°以内の場合にのみ，各眼ごとに8方向の視野の角度を測定し，その合算した数値を560で割ることで求める．

（視野の正常域と視能率および損失率）

上	上外	外	外下	下	下内	内	内上	計①	視能率②	損失率③
60	75	95	80	70	60	60	60	560	100%（①÷560×100）	0%（100−②）

（両眼の視能率による損失率計算式）

$$\frac{3\times 損失率の小さいほうの眼の損失率＋損失率の大きいほうの眼の損失率}{4}$$

二つ以上の障害が重複する場合の障害等級の認定方法（視力障害と視野障害の両方が該当する場合は，重複障害認定）
重複する障害の合計指数に応じて，次により認定する（a）．合計指数は，bの等級別指数表により，それぞれの障害の該当する等級の指数を合計したものとする．

合計指数	認定等級	障害等級	指数
18以上	1級	1級	18
11〜17	2級	2級	11
7〜10	3級	3級	7
4〜6	4級	4級	4
2〜3	5級	5級	2
1	6級	6級	1
		7級	0.5

a.　　　　　　　　　　b.

（身体障害者福祉法施行規則別表第5号視覚障害．平成7〈1995〉年．／身体障害者障害程度等級表の解説〈身体障害認定基準〉について．平成15〈2003〉年．）

参考となる経過・現症：障害固定または障害確定日は必ず記載すること．

総合所見：疾患名，後述する現症と矛盾しない内容で，視覚障害の原因が明確にわかるように記載する．将来再認定の欄は必ず記載す

表3 身体障害者福祉法第十五条に定められた医師（視覚障害）

主として標榜する診療科（眼科，小児眼科，神経内科，脳神経外科）．ただし，眼科以外は視力喪失者を主な対象とする．
主として標榜する診療科名において，医師免許取得したのち，大学病院またはそれに準ずる病院（医師法第十六条の2第1項の規定による臨床研修を行う病院等）の当該診療科で，5年以上の臨床経験を有する者とする．
都道府県知事が定める

表4 補装具交付意見書を作成する医師

身体障害者福祉法第十五条に定められた医師
障害者総合支援法第五十九条に基づく更生医療を主として担当する医師
国立障害者リハビリテーションセンター学院の補装具適合判定医師研修会を修了している医師
上記と同等と認められた医師

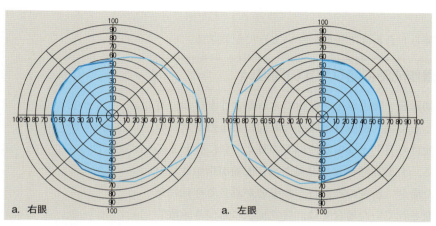

図1 視野計測での注意点
図のような両耳側半盲では5級にあてはまらない．

ること．1級ならば不要，一般的には3年後に再認定が多いが，今後の治療により改善する可能性が高いときは1年後軽度化とする．
その他参考となる合併症：視覚障害に関連する合併症を記載する．
病院および診療所の名称，指定医師の署名：前述したが，身体障害者福祉法第十五条指定医師が指定された医療機関から発行したものである必要がある．
障害の程度：身体障害者福祉法別表に掲げる障害に"該当する"に〇をする．該当しない場合は意見書を発行しない．
障害者程度等級意見についての参考意見：視力障害と視野障害が合併している場合は，等級別に指数が決められており，その合計の指数で認定する．
視力：医学的に矯正に耐えざるものは，"矯正不能"とする．"p（パーシャル）"は記載しない．光覚弁・手動弁は0，眼前50cm指数弁は0.01とする．0.15は0.1とする．両眼を同時に使用できない複視は，非優位眼の視力を0とする．

視野：Goldmann 視野計にて I-4e で測ることのできた結果を記載する．I-4e にて，視野面積の 2 分の 1 以下だと 5 級に相当するが，交叉性半盲（両耳側半盲）ではあてはまらない（図1）[3]．I-4e にて両眼とも中心 10°以内の場合のみ，次の中心視野の欄に I-2e で行った結果を記載する．I-4e が測定できないときは，V-4 で測定し，そのことを記載したうえで，求心性視野狭窄か否かを判定する．中心視野は I-2e で行い，計算する．右眼，左眼それぞれに 8 方向測定し，その角度を合計して，視能率を計算する．95％以上で 2 級，90％以上で 3 級となる．

現症：原因疾患と照らし合わせて矛盾のないように記載する．

その他の診断書作成時に陥りやすい間違い

障害年金診断書の初診日：障害年金を受給できるかどうかにおいて重要である．定義としては"初診日は障害の原因になった疾病につき，初めて診察を受けた日"となるが，以下の日もそれに代わるので注意が必要である．① 健康診断にて発見され，療養が指示された日，② 転医があった場合は前医の初診日，③ 患者が訴える症状に対し，他の疾患と診断されていた場合では，自覚症状に基づき診療した日．

就労に関しての診断書作成："視機能低下により就労困難"と診断すると職場復帰には視機能改善を条件とされてしまうため，事実上，中途失明者が仕事を失う原因となってしまう．そのような際には，"視覚障害を考慮した環境整備下での就労は可能と思われる"のような記載が望ましい．また，一時的に休業するときにも"術直後につき自宅安静を要する"または"一時的にリハビリテーションを要する"などと，休業が一時的なことを明らかにする．

〔加藤　聡〕

教育・就労

視覚障害児・者の教育と就労の問題

　視覚障害になった患者の年齢や生活環境などにもよるが，退職年齢を迎えた高齢者以外は，日常生活上の困難よりも早くから教育と就労に問題が生じる可能性が高い．しかし，子どもは不自由さへの気づきが遅く，またそれをだれにもいわないことが多いため，学業の遅れを招いたり，いじめにつながったりしやすい．劣等感を抱き，自信をなくす前に気づいて対処することが大切である．大人の場合も職場での不自由さをがまんし，眼科で相談することではないと思っていることが多いため，仕事の能率が落ち，同僚と摩擦が生じ，果ては何の手立ても講じないまま退職に追い込まれることがある．そして，いったん退職すると，再就職は難しい．

　眼科診療にロービジョンケアがとり入れられつつあるが，すべての眼科医がこの観点と危惧をもって患者を診療しない限り，早期に適切な情報を提示したり，当該の相談先へつなげたりできず，視覚障害による弊害が拡大することになる．眼科医が患者の視機能からそこまで気づいて自らアドバイスするか，関連機関への紹介ができるようになるためには，ある程度の知識と情報を備えておく必要がある．このような趣旨から，教育と就労に関して知っておくべきと思われるポイントを以下に述べる．

特別支援教育

　近年，視覚障害の学校は形態や名称が変わりつつあるが，現時点では特別支援学校[*1]（いわゆる盲学校），特別支援学級（いわゆる弱視学級），通級指導教室（いわゆる弱視指導教室）と区別され，就学基準は**表1**の通りである．

　盲学校は各都道府県に最低1か所は都道府県立として設置され，加えて市立，私立校のある府県もある．ただし，最近は他障害との併置校化が進行しており，視覚障害の単独校が減りつつある．筑波大学附属視覚特別支援学校（東京）は国立大学法人が運営しており，

[*1] **特別支援学校**
2007年の学校教育法改正により，盲学校・聾学校・養護学校は法令上"特別支援学校"と称されることになった．

表1 学校教育法施行令第二十二条の三（2002年）の就学基準

盲学校	両眼の視力がおおむね0.3未満のもの又は視力以外の視機能障害が高度なもののうち，拡大鏡等の使用によっても通常の文字，図形等の視覚による認識が不可能又は著しく困難な程度のもの
弱視学級	拡大鏡等の使用によっても通常の文字，図形等の視覚による認識が困難な程度のもの（実際には終日"固定学級"より同一校内で移動する"校内通級"の形のほうが多い）
弱視指導教室	拡大鏡等の使用によっても通常の文字，図形等の視覚による認識が困難な程度のものであって，通常学級におおむね参加でき，一部特別な指導を必要とするもの（こうした教室のある学校へ自校から定期的に通う）

対象者の居住地は国内全域である．

盲学校での教育の目的は，通常の幼小中高校教育に準じ，能力に応じて可能な内容を教えることと，ハンディキャップの低減として，社会生活で困らぬように（リ）ハビリテーションを行うことにあるとされる．したがって，"自立活動"としてコミュニケーション（拡大などを施した文字[*2]，点字，音声：録音図書・パソコンの音声ソフトなど），移動（介助歩行，白杖歩行），日常生活（衣食住におけるさまざまな工夫）や，視覚認知能力を向上させる訓練，障害に応じた補助具を使用する訓練も行っている．なお，義務教育である小学部，中学部に対して，義務教育でない幼稚部はすべての盲学校に設置されているわけではない．また，高等部には普通科以外に職業教育（後述）を目的とする科を置く学校が多い一方，職業教育課程のみを設置する私立盲学校もある．

市町村の教育委員会では，小中学校へ就学予定の児童生徒のうち就学基準（**表1**）に該当する場合は"認定特別支援学校就学者"として盲学校へ就学させ，これ以外の場合は通常の小中学校へ就学させること（平成25〈2013〉年9月1日施行の『改正学校教育法施行令第五条，第十一条』）とされている．さらにこの就学先（中途転学も含む）の決定にあたっては，"保護者及び教育学，医学，心理学その他の障害のある児童生徒等の就学に関する専門的知識を有する者の意見を聴くものとする（同第十八条）"と規定されている．よって今後は，就学にあたって眼科医の意見や情報提供は重要になってくると思われる．

なお，現在，多くの当事者・保護者は通常の小中学校への就学志向が強く，この意思を尊重して通常学校へ就学し，あわせて専門家の支援も受け入れ，盲学校では地域の視覚障害者センターとしてこれを提供する，という"インクルーシブ教育"が広まりつつあり，

[*2] 最近では，文字の拡大に拡大教科書，拡大鏡，拡大読書器，パソコンの拡大ソフトのほか，タブレット端末やデジタル図書の利用が注目されている．

ボランティア頼みだった拡大教科書[*3]も制度化された.

一方,盲学校で十分な学力をつけて一般の大学へ進学する学生も少なくない.この場合,入試における受験特別措置(表2)が大学入試センター試験にならって実施されていることが多く,これを受けるためには医師の診断書が必要となる.

職業教育

多くの盲学校に高等部専攻科があり,あん摩・マッサージ・指圧師を目指す保健理療科,これに加えてはり師,きゅう師まで目指す理療科が設置されている.近年の傾向として,これらの専攻科には高等部普通科からの入学者より一般の社会生活を営んでいた中途視覚障害者の入学が多くなっている.また,中学卒業者を対象とした高等部本科保健理療科を置く学校があり,高校卒業の資格とともに,あん摩・マッサージ・指圧の受験資格が得られる.専攻科も本科保健理療科も,3年間の勉学の後に国家試験を受けて国家資格を得ることができる.その後の進路は表3の通りである.

このほか,数は少ないが高等部に理学療法科,音楽科,情報処理科など,特色のある科を置く盲学校もある.

筑波技術大学(茨城)は視覚障害と聴覚障害に特化した4年制の国立大学で,視覚障害者を受け入れる"保健科学部"には"保健学科鍼灸学専攻","保健学科理学療法学専攻","情報システム学科"の3コースがある.

三療[*4]の免許修得者が筑波大学理療科教員養成施設(東京)へ進学し,盲学校理療科教員養成課程(2年制)を卒業すると,この教職に就くことができる.

就労移行支援(養成施設)

文部科学省所管の盲学校とは別に,厚生労働省が所管する4施設(表4)で就労移行支援として訓練を受け,三療師になることもできる.このうち国立障害者リハビリテーションセンター自立支援局(埼玉)には中学卒業者を対象にした5年の高等課程と高校卒業者を対象にした3年の専門課程があるが,ほかのセンターは後者のみである(いずれにも,あん摩・マッサージ・指圧師だけを目指す課程はない).ほかにも,自治体立の京都府立視力障害者福祉センターをはじめ,社会福祉法人の施設が数か所ある.これらは旧厚生省の枠組みに則って運営されるため,身体障害者手帳の取得が必須であり,平

[*3] **拡大教科書**
2008年6月に成立した『障害のある児童及び生徒のための教科用特定図書等の普及の促進等に関する法律』(教科書バリアフリー法)により,拡大教科書の発行が出版社に義務づけられ,無償化されたが,標準的な規格(下記URL参照)で作成されるため,個別の対応は依然として拡大写本ボランティアに頼るところが大きい.
http://www.mext.go.jp/a_menu/shotou/kyoukasho/1282361.htm

表2 受験特別措置の例

試験時間の延長(1.3倍,1.5倍)
点字または文字解答用紙の使用
拡大文字問題冊子の配布(ただし1.4倍の単純拡大のみ)
照明器具,拡大器具の配置

[*4] **三療(師),あはき(師),理療(師)**
あん摩・マッサージ・指圧,はり,きゅう(師)を一般的に"三療(師)"あるいは"あはき(師)"という."理療(師)"とも呼ばれる."理療"は盲学校の学科課程の名称にもなっており,本文にも記したように,"あん摩・マッサージ・指圧"のみの場合は"保健理療科"として"理療科"と区別されている.

表3　あはき国家資格取得後の進路

治療院の開業（最近は出張施術のみの形態もある）
下記への勤務
治療院 病院のリハビリテーション部 企業（ヘルスキーパーとして） 高齢者福祉施設（機能訓練指導員として） 各種健康増進施設
筑波大学理療科教員養成施設への進学：本文参照 （卒後は盲学校や養成施設の教師）

表4　厚生労働省直轄の就労移行支援養成施設

国立障害者リハビリテーションセンター自立支援局
同上（埼玉県所沢市）
同上　函館視力障害センター
同上　神戸視力障害センター
同上　福岡視力障害センター

成25（2013）年4月施行の障害者総合支援法の規定による費用負担がある（なお，同じ三療を学ぶ盲学校では，この費用がかからない）．

職業訓練

　最近のIT（information technology）技術の進歩は視覚障害者の職域[*5]を広げている．

　厚生労働省（旧労働省）の施設である国立職業リハビリテーションセンター（埼玉），国立吉備高原職業リハビリテーションセンター（岡山）では視覚障害者を対象としたコース（前者は1年，後者は2年）を設け，主に事務系の分野で活躍できる人材を養成している．身体障害者手帳取得者と難病患者が対象で，訓練自体に上述の費用はかからない．

　その他，国立県営である宮城，神奈川，大阪，広島，福岡の職業能力開発校，また社会福祉法人日本盲人職能開発センター（東京），社会福祉法人日本ライトハウス（大阪）でも同様の訓練を受けられる．

　これらのほかに厚生労働省が設けている職業訓練制度として"障害者の態様に応じた多様な委託訓練"がある．これは各都道府県の中核的職業訓練施設に障害者職業訓練コーディネーターを配置し，企業，社会福祉法人，NPO法人，民間教育訓練機関など多様な委託先を開拓し，個々の障害者に対応した委託訓練を大幅に拡充して機動的に実施することを趣旨としている．

　患者には上述のような訓練機会に関する情報を提供し，最寄りのハローワークに相談するよう勧める．また，傷病休暇や休職制度を利用してリハビリテーションを受けられるよう，"就労の継続や復職のために必要な訓練であり，これを修了すれば継続・復職の見込みがある"旨を診断書に記載する．その際，具体的な支援や配慮事項

[*5] **視覚障害者の職域**
視覚障害者の職種として従来は三療が有力であったが，近年はこの分野への晴眼者の進出，特に専門学校を卒業した鍼灸師による営業，エステや整体といった類似産業の増加が状況を厳しくしている．

を記載した情報提供書を発行し，産業医とも協力して支援にあたるとよい．

独立行政法人 高齢・障害・求職者雇用支援機構のウェブページを検索すると，法定雇用率[*6]，ジョブコーチ支援制度[*7]，各種助成金制度などについて情報を得ることができ，参考資料なども提供されているので，よい勉強になる．

当事者による就労支援団体

視覚障害によって就労が難しくなり始めたとき，同じ体験をした人たちが継続就労についての相談を受け，支援することを主目的とする団体にNPO法人タートル（東京）がある．眼科医，訓練施設，労使団体，行政など関係機関と連携して，視覚障害者が安心して働くことのできる環境づくりを目指している．

社会との連携

以上が教育および就労に関して眼科医が知っておき，患者に伝えるべき社会資源と考えて紹介した．相談できる機関へつなげることも眼科医の責務であるし，患者の生涯にとって何より有益なことと心得たい．また，情報を提供する際には，ぜひとも先人たちの生きかたを伝え，将来に希望がもてるように話していただきたい．今後は「字が読みにくいから読書は嫌いだ」，「パソコンができなくなったので仕事を辞めました」という患者がなくなることを願う．

（守本典子）

[*6] **法定雇用率**
『障害者の雇用の促進等に関する法律』では，事業主に対して，雇用する労働者に占める障害者の割合が一定率（法定雇用率）以上になるよう義務づけている（従業員50人以上の民間企業：2％，国・地方公共団体等：2.3％，都道府県等の教育委員会：2.2％）．

[*7] **ジョブコーチ（職場適応援助者）支援制度**
職務の再設計や職場環境の改善を提案し，職場定着を図る．新規就労のみならず雇用後においても，障害者の職場適応に必要な助言を行う．個別に必要な期間が設定され，永続的に実施するものではない．

謝辞
本稿執筆に際し，"教育"に関して元 岡山県立岡山盲学校長の河田正興氏，"就労"に関して元 厚生労働省障害者雇用対策課の工藤正一氏にご指導をいただいた．ここに厚く感謝の意を表す．

支援団体

情報の重要性

　視覚に障害をもつようになると，その程度によっては日常生活をはじめ，学業，就労などに支障をきたすことが多い．近年は，インターネットの普及もあり，一昔前よりは各種情報が得られやすくなっているが，それでも見えにくくなったら具体的にどのように生活していけるのかについて適切な情報を得ることは簡単ではない．特に視覚障害者になったばかりの患者にとっては，自身の今後の身の振りかたに大きく関わるため，これらの情報の有無は切実な問題である．身体障害者手帳（以下，手帳）を取得することで，公的な各種福祉支援サービスを受けることはできるが，手帳取得のみにとどまり，自身の今後に必要な情報を得られないまま過ごしている患者は決して少なくない．

　全国には，日常生活一般，就学，就労などあらゆる側面から視覚障害者を支えている各種支援団体がある．支援団体の構成員は，当事者から一般のボランティア，専門職など多岐にわたっている．活動範囲としては，全国のネットワーク組織で活動している団体から，地域で草の根的に活動している団体まで非常に幅広い．受障して間もない患者が，これらの団体のいずれかにたどり着くことができれば，自身に適した情報を得ながら必要な支援サービスを受けることも可能である．本来は，眼科医療機関でこれらの情報が得られることが望ましく，主な支援先のリストだけでも患者や家族に伝えられる準備をあらかじめしておくと患者にとってはたいへん心強い．受障したばかりの患者のなかには，仮に情報を与えられても，心理的にとてもすぐに受け入れることができない患者もいるであろう．そのようなときには無理に紹介する必要はないが，時間経過とともに患者にとって情報提供が役立つこともあるため，必要時に情報提供目的で患者が戻ってこられるような環境を整えておくことも大切である．

　上手に支援団体からの支援を利用しながら，学業や就労を継続で

きた例や，家庭での生活をうまく乗り切っている例などは，決して珍しくない．支援団体とコンタクトがとれると，自身と同じような病状，環境でがんばっている仲間にもめぐり合うことができる．仲間同士の交流は貴重な情報交換の場であり，患者だけではなく，家族など患者の周囲の人々にも有益なことが多い．

種類

地域差はあるものの，視覚障害関連の支援団体は全国的に存在する（表1, 2）[1-3]．視覚障害者情報提供施設（点字図書館），視覚特別支援学校（盲学校），日本盲人会連合関連の団体をメインに，各都道府県に少なくても1か所は設置されている．そのほか，規模の大小はさまざまだが，視覚障害，ロービジョン関連の地域的な組織も少しずつできており，当事者を交えた勉強会や情報交換の場を設けているところもある．地域に根ざした支援団体は，各地の社会福祉協議会[*1]で情報を得られることがある．

文献は p.304 参照．

医療関係者との関係

支援団体は，福祉領域の関係者が多く，医療関係者が少ないという特徴があるため，眼科医療機関のなかで支援団体について把握できているところはそれほど多くはない．医療と福祉が双方で情報交換ができると，当事者である患者にとってはたいへん有益なことが多い．これらの問題に着目し，改善策として提唱されているのが，"スマートサイト"や"中間型アウトリーチ支援"である[4,5]．

スマートサイト：米国で始まったシステムで，眼科医が行うべきロービジョンケアを2段階に分けて行うという考えかたである．レベル1は，すべての眼科医が行うべきロービジョンケアであり，レベル2は，より専門的なロービジョンケアとされている．つまり，レベル1の眼科医が行うことは，視覚障害者の発見と情報提供である．よいほうの眼の矯正視力が0.5未満，視野に暗点や欠損がある，コントラスト感度が低下しているという患者を診た場合には，各種ロービジョン関連の情報が掲載された患者向けのハンドアウトを渡すという，非常にシンプルなシステムである．

わが国でも，兵庫県で国内初のスマートサイトが出たのを皮切りに，地域でスマートサイトをつくり活用しているところも出てきている．眼科医療機関で患者に渡されるスマートサイトには，視覚障害関連の支援団体の連絡先が記されている．そこに患者が連絡をと

[*1] **社会福祉協議会**
民間の社会福祉活動を推進することを目的とした，営利を目的としない民間組織で，"社協"と呼ばれる．福祉のまちづくりを目指したさまざまな活動を行っている．
『全国社会福祉協議会』
http://www.shakyo.or.jp/

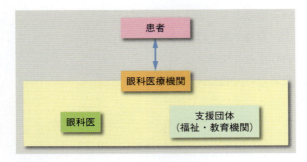

図1 中間型アウトリーチ支援
現状，医療と福祉が完全に離れた状況で訓練が進められていることがほとんどだが，眼科医療機関で患者と支援団体のスタッフが初めて会い，支援や訓練のきっかけをつくる支援のありかたを中間型アウトリーチ支援と呼ぶ．

ることで，その患者に必要な支援に関する情報を得ることができるような仕組みになっている．また，眼科医療機関向けのスマートサイトに関する説明も記されており，どの患者にスマートサイトを渡したかがわかるように，スマートサイトの半券をカルテに残しておけるようになっている．

中間型アウトリーチ支援：仮に，眼科医療機関で支援団体のことを教えてもらったとしても，視覚障害の患者にとって，初めてのところに出かけていくというだけでかなりハードルが高いことも多い．この問題点を改善する目的で，昨今，中間型アウトリーチ支援と呼ばれる方法が提唱されている（**図1**）．これは，支援団体の職員が眼科医療機関に直接出向き，そこでロービジョンの患者に実際会い，患者のニーズを聞き，必要な支援内容を検討していくというシステムである．必要な支援内容によっては，実際に支援団体の場まで患者に来てもらう必要もあるが，一度実際に会って話をしている職員がいるというだけで，患者にとっては安心感につながることも多い．また，眼科医療機関は，患者にとっては治療ということで通い慣れた場所であり，新たな支援団体の場所へ出向くよりはるかに安心である．さらには，患者が日頃通院している眼科医療機関なので，眼科的な病状，視力や視野の結果を正確に把握し，医療的なアドバイスを参考にしながら，支援団体の職員は患者に必要な訓練，支援内容を考えることができる．

運用上の問題点などで，解決しなければならない点はあるものの，実際に，このシステムをとり入れ始めている眼科医療機関もある．また，支援団体のなかには入所訓練を主とした旧来の訓練方式で利用者が減っているという現実に直面しているところもあり，眼科医療機関との連携強化が今後ますます望まれる．これらは，患者にとってためになるだけではなく，医療，福祉の双方にとってもメリットが大きい．

支援団体の今後

　支援団体の実情は，設立母体や規模もまちまちであり，全国の最新情報を把握することは難しいが，せめて自身の勤務先近くの情報だけでも整理して，いつでも情報が必要な患者がいた場合には提供できる準備をしておきたい．現在もさまざまな方式で模索中ではあるが，情報通信技術を用いた情報の普遍化，眼科医療機関とのより強固な連携が大いに期待される．

表1　全国の主な支援団体一覧

北海道・東北
釧路市身体障害者福祉センター（併設：釧路市点字図書館）
（社福）旭川点字図書館
（社福）北海点字図書館
（公社）札幌市視覚障害者福祉協会
（公財）北海道盲導犬協会
北海道視覚障害リハビリテーション協会
札幌市視聴覚障がい者情報センター
（一社）北海道視力障害者福祉連合会
日本赤十字社北海道支部点字図書センター
小樽市総合福祉センター　点字図書館
千歳市点字図書室
国立障害者リハビリテーションセンター　自立支援局　函館視力障害センター
NPO法人　函館視覚障害者図書館
（一社）青森県視覚障害者情報センター
岩手中途失明者の会
岩手県立視聴覚障がい者情報センター
（社福）岩手県視覚障害者福祉協会
NPO法人　アイサポート仙台
仙台市中途視覚障害者支援センター
（公財）宮城県視覚障害者情報センター
仙台市視覚障害者福祉協会
（公財）日本盲導犬協会　仙台訓練センター
（公財）宮城県視覚障害者福祉協会
（特社）秋田県視覚障害者福祉協会
秋田県点字図書館
NPO法人　山形県視覚障害者福祉協会
山形県立点字図書館
福島県点字図書館
（公社）福島県障がい者総合福祉センター

関東
（社福）日本盲人会連合
（社福）日本盲人福祉センター情報部
東京都視覚障害者生活支援センター
（社福）日本盲人職能開発センター
（公社）東京都盲人福祉協会
NPO法人　タートル
（社福）日本点字図書館
（社福）東京ヘレン・ケラー協会　点字図書館
（公財）すこやか食生活協会
荒川区立心身障害者福祉センター（荒川たんぽぽセンター）
（公財）世田谷区立総合福祉センター
（社福）日本盲人社会福祉協議会
日本網膜色素変性症協会
全日本視覚障害者協議会
東京視覚障害者協会
豊島区立中央図書館（ひかり文庫）
霊友会法友文庫点字図書館
（社福）ぶどうの木　ロゴス点字図書館
大田区立新蒲田福祉センター声の図書室
NPO法人　Tokyo Lighthouse（東京ライトハウス）
（社福）武蔵野　生活リハビリサポートすばる

社福：社会福祉法人，公社：公益社会法人，公財：公益財団法人，一社：一般社団法人，社：社団法人

(表1のつづき)

（社福）東京光の家　新生園	（公社）群馬県視覚障害者福祉協会
弱視者問題研究会	群馬県立点字図書館
神奈川県ライトセンター	（一社）山梨県視覚障がい者福祉協会
NPO法人　横浜市視覚障害者福祉協会	（社福）山梨ライトハウス盲人福祉センター
（社福）横浜訓盲院　生活訓練センター	山梨県視覚障害を考える会
（公財）日本盲導犬協会神奈川訓練センター	信越・北陸
（社福）くるみ会　横浜光センター	（社福）新潟県視覚障害者福祉協会
NPO法人　海外たすけあいロービジョンネットワーク	新潟県点字図書館
NPO法人　川崎市視覚障害者福祉協会	NPO法人　障害者自立支援センターオアシス
川崎市視覚障害者情報文化センター	（社福）長野県視覚障害者福祉協会
NPO法人　神奈川県視覚障害者福祉協会	長野県立総合リハビリテーションセンター
神奈川ロービジョンネットワーク	長野県上田点字図書館
（社福）神奈川県総合リハビリテーション　事業団七沢更生ライトホーム	（社福）富山県視覚障害者協会/富山県視覚障害者福祉センター（とやまライトセンター）
横須賀市点字図書館	（社福）石川県視覚障害者協会/石川県視覚障害者情報文化センター
（社福）光友会　湘南希望の郷藤沢障害者生活支援センター	福井県視覚障害者福祉協会情報提供センター
藤沢市点字図書館	（社福）光道園　障害者支援施設　ライトホープセンター
相模原市立保健と福祉のライブラリー	東海
NPO法人　さいたま市視覚障害者福祉協会	（社福）愛知県盲人福祉連合会
埼玉県視覚障害者福祉センター　埼玉点字図書館	点字図書館「明生会館」
埼玉県視力障害者福祉協会	名古屋市視覚障害者協会
埼玉県立熊谷点字図書館	（社福）名古屋市総合リハビリテーションセンター
NPO法人　視覚障がい者支援協会・ひかりの森	（社福）聖霊会　聖霊病院
（社福）全国ベーチェット協会　江南施設	NPO法人　てのひら
埼玉県総合リハビリテーションセンター	豊田市障がい者福祉会館
国立障害者リハビリテーションセンター	（一社）岐阜県視覚障害者福祉協会
（公社）千葉県視覚障害者福祉協会	（社福）岐阜アソシア　視覚障害者生活情報センターぎふ
視覚障害者総合支援センターちば	（公社）静岡県視覚障害者協会
（社福）愛光　障害者支援施設　リホープ	静岡光の家　生活訓練ホーム
（社福）あかね　ワークアイ・船橋	静岡県点字図書館
茨城県視覚障害者協会	静岡改革派キリスト教盲人伝道センター
（社福）茨城県立視覚障害者福祉センター　点字図書館	NPO法人　日本点字技能師協会
（社福）常陸青山会　光風荘	（公財）日本盲導犬協会日本盲導犬総合センター/盲導犬の里富士ハーネス
とちぎ視聴覚障害者情報センター	NPO法人　六星　ウイズ半田
（一社）栃木県視覚障害者福祉協会	NPO法人　六星　ウイズ蜆塚
（公財）東日本盲導犬協会	（社福）三重県視覚障害者協会
（社福）足利市視覚障害者福祉ホーム	

(表1のつづき)

三重県視覚障害者支援センター	中国・四国
NPO法人　アイパートナー	（公社）鳥取県視覚障害者福祉協会
上野点字図書館	（社福）鳥取県ライトハウス点字図書館
近畿	（公社）島根県視覚障害者福祉協会
（一財）大阪府視覚障害者福祉協会/大阪府盲人福祉センター（点字図書館）	ライトハウス・ライブラリー
大阪市視覚障害者福祉協会	（社福）島根ライトハウス
（社福）日本ライトハウス　視覚障害リハビリテーションセンター	（公財）日本盲導犬協会　島根あさひ訓練センター
	島根県西部視聴覚障害者情報センター
（社福）JBS　日本福祉放送	（社福）岡山県視覚障害者協会
大阪市立早川福祉会館点字図書室	岡山県視覚障害者センター
日本ライトハウス情報文化センター	岡山県視覚障害を考える会
NPO法人　全国視覚障害者情報提供施設協会	金光図書館
きんきビジョンサポート	広島県視覚障害者団体連合会
堺市立健康福祉プラザ　視覚・聴覚障害者センター	広島県立視覚障害者情報センター
豊中市立障害福祉センター　ひまわり	（社福）光清学園
NPO法人　神戸アイライト協会	広島市総合リハビリテーションセンター　自立訓練施設
（社福）兵庫県視覚障害者福祉協会	広島視覚障がい者の問題を考える会
兵庫県点字図書館	（公社）広島市視覚障害者福祉協会
神戸市視覚障害者福祉協会	（社福）広島聖光学園
神戸市立点字図書館	（社福）山口県視覚障害者団体連合会
国立障害者リハビリテーションセンター自立支援局　神戸視力障害センター	（社福）山口県盲人福祉協会点字図書館
	山口県身体障害者福祉センター
西宮市視覚障害者図書館	山口県点字図書館
（社福）関西盲人ホーム	NPO法人　周南視覚障害者図書館
京都府視覚障害者協会	（公財）徳島県視覚障害者連合会
（社福）京都ライトハウス　情報ステーション	徳島県立障害者交流プラザ　視聴覚障害者支援センター
（社福）京都ライトハウス　障害者支援施設鳥居寮	香川県視覚障害者福祉センター
NPO法人　視覚障害リハビリテーションネットワーク	（公財）愛媛県視覚障害者協会
（社福）丹後視力障害者福祉センター	（社福）愛媛県視聴覚福祉センター
（社福）滋賀県視覚障害者福祉協会	高知県視力障害者協会
滋賀県立視覚障害者センター	高知点字図書館
（社）奈良県視覚障害者福祉協会	高知県ルミエールサロン
奈良県視覚障害者福祉センター	高知市福祉事務所　元気いきがい課
天理教点字文庫	九州
和歌山市視覚障害者福祉協会	（社）福岡市視覚障害者福祉協会
和歌山点字図書館	福岡市立心身障害福祉センター（あいあいセンター）

(表1のつづき)

国立障害者リハビリテーションセンター　自立支援局　福岡視力障害センター	声の奉仕会・マリア文庫
ロービジョン研究会アナミ	(社福)　熊本県視覚障がい者福祉協会
福岡県盲人協会	熊本県点字図書館
(社福)　福岡点字図書館	(社福)　大分県盲人協会
北九州市立点字図書館	大分県点字図書館
NPO法人　北九州市視覚障害者自立推進協会あいず	(公財)　宮崎県視覚障害者福祉協会/宮崎県立視覚障害者センター
福祉用具プラザ北九州	都城市点字図書館
(一社)　佐賀県視覚障害者団体連合会	延岡ライトハウス点字図書館
佐賀県立図書館	(一社)　鹿児島県視覚障害者団体連合会
佐賀ライトハウス六星館	(社福)　鹿児島県視聴覚障害者情報センター
(一社)　長崎県視覚障害者協会	(社福)　沖縄県視覚障害者福祉協会
長崎県視覚障害者情報センター	(社福)　沖縄点字図書館

表2　全国視覚特別支援学校（盲学校）一覧

北海道・東北	埼玉県立特別支援学校 塙保己一学園
北海道旭川盲学校	熊谷理療技術高等盲学校
北海道帯広盲学校	千葉県立千葉盲学校
北海道札幌盲学校	茨城県立盲学校
北海道函館盲学校	栃木県立盲学校
北海道高等盲学校	群馬県立盲学校
青森県立盲学校	山梨県立盲学校
青森県立八戸盲学校	信越・北陸
岩手県立盛岡視覚支援学校	新潟県立新潟盲学校
宮城県立視覚支援学校	長野県松本盲学校
秋田県立盲学校	長野県長野盲学校
山形県立山形盲学校	富山県立富山視覚総合支援学校
福島県立盲学校	石川県立盲学校
関東	福井県立盲学校
筑波大学附属視覚特別支援学校	東海
東京都立文京盲学校	愛知県立名古屋盲学校
東京都立久我山青光学園	愛知県立岡崎盲学校
東京都立葛飾盲学校	岐阜県立岐阜盲学校
東京都立八王子盲学校	静岡県立静岡視覚特別支援学校
神奈川県立平塚盲学校	静岡県立沼津視覚特別支援学校
横浜市立盲特別支援学校	静岡県立浜松視覚特別支援学校
横浜訓盲学院	三重県立盲学校

(表2のつづき)

近畿
大阪府立視覚支援学校
大阪市立視覚特別支援学校
兵庫県立視覚特別支援学校
神戸市立盲学校
京都府立盲学校　花ノ坊校地（中・高等部）
京都府立盲学校　大徳寺校地（幼小・中・高等部）
滋賀県立盲学校
奈良県立盲学校
和歌山県立和歌山盲学校

中国・四国
鳥取県立鳥取盲学校
島根県立盲学校
岡山県立岡山盲学校
広島県立広島中央特別支援学校
山口県立下関南総合支援学校
徳島県立盲学校
香川県立盲学校
愛媛県立松山盲学校
高知県立盲学校

九州・沖縄
福岡県立福岡視覚特別支援学校
福岡県立福岡高等視覚特別支援学校
福岡県立北九州視覚特別支援学校
福岡県立柳河特別支援学校
佐賀県立盲学校
長崎県立盲学校
熊本県立盲学校
大分県立盲学校
宮崎県立明星視覚支援学校
鹿児島県立鹿児島盲学校
沖縄県立沖縄盲学校

（西田朋美，中西　勉，久保明夫）

ユニバーサル社会の構築

わが国における"障害者"

2010年頃まで,わが国で障害者と認定される対象は身体障害,精神障害,知的障害の三つであった.これらは1950年前後に相次いでつくられた法律(身体障害者福祉法,精神衛生法,精神薄弱者福祉法)によってその対象が規定された.三障害(特に精神障害と知的障害)をもつ人は入院・施設入所などにより社会からの隔離が長く行われていた.長い間,障害の基準は変わらず,視覚障害の基準も60年以上大きな変更はない.両眼の検査値の和をとること,視力・視野以外の障害が認められないなどの問題があり,改正のためのとり組みが続いている.

ところで21世紀に入って,わが国でも障害者の対象や障害者を支援する形が徐々に変化してきた.これには外国からの影響が大きいと思われる.そのなかで大きな働きがあった国際生活機能分類(International Classification of Functioning, Disability and Health;ICF)と障害者の権利条約について,以下に簡単に説明したい.

ICF以前

"バリアフリー"という用語が使われ始めた1980年,国際障害分類(International Classification of Impairments, Disabilities and Handicaps;ICIDH)が発表された.ICIDHは障害を疾患や機能障害だけでなく能力障害や社会的不利(ハンディキャップ)という点からもとらえた点で画期的であった(図1).しかし,その後ICIDHは"障害を疾患から社会的不利へと一方向に導いており運命論的で

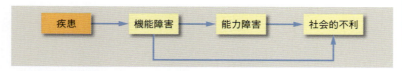

図1 国際障害分類(ICIDH)の概念
ICIDH:International Classification of Impairments, Disabilities and Handicaps

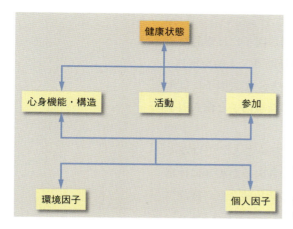

図2　国際生活機能分類（ICF）における評価分野
ICF：International Classification of Functioning, Disability and Health

ある"とか，"障害をもつ人のマイナス面のみ見ている"，"環境因子を考慮していない"，"発想が欧米中心で障害者の意見を入れていない"などの批判が浴びせられた．

1980年以降，1981年の国際障害者年，1990年の"障害を持つアメリカ人法"[*1]制定が契機となり，各国で障害者に対する理解が深まりを見せた．特にわが国はこの間に，障害者スポーツが盛んになる，公共施設でエレベーターや点字ブロックが増えるなどの変化があり，とり組みが大きく進んだ国の一つとされる．社会の側での変化とともに障害当時者の意識も変化し始めた．障害者も社会の一員でありあらゆる活動に参加する権利をもつ．隔離された施設に収容されることが多かった精神障害者，知的障害者が北欧で始まったノーマライゼーションの思想に触発され，施設を出て社会のなかで生活をすることを目指す動きも出てきた．

[*1] 障害を持つアメリカ人法
Americans with Disabilities Act of 1990（ADA）

ICF

ICFは，ICIDHの後継として2001年，世界保健機関（WHO）総会で採択された．採択まで8年間の議論を重ね，障害当事者の意見も反映された．ICIDH改定作業中には，わが国でも"WHO国際障害分類日本協力センター"がつくられたが，その委員は研究者，専門職（中間ユーザー），障害当事者それぞれ1/3という構成であった．

ICFでは，障害自体ではなく，人間が生きていくことそのものを評価しようとする．評価は，心身機能・構造，活動，参加，環境因子，個人因子の五つの分野で行われる（図2）．前三者はまとめて生活機能（functioning）と呼ばれる．これらは生きている個人の生命の状態（心身機能・構造），生活状況（活動），人生における役割（参

加）を反映している．これら三つは互いに影響し合っている．また，環境因子，個人因子は背景因子と呼ばれる．環境因子には物的な道路・建物・交通機関のほか車いすや杖などの補助具，人的な家族・友人，制度的な医療・福祉などが含まれる．また，個人因子には年齢，性別，民族，生活歴，価値観などがあり，環境因子と個人因子は生活機能と相互に影響を与え合っている．

ICFは，①機能という言葉で障害を"できないこと"ではなく"できること"で評価している，②生活機能の各因子が相互に作用していることを強調している，③環境や個人の価値観などが機能に影響を与えるとしている点で，障害を新しい視点からとらえている，ということができる[1,2]．

文献はp.304参照．

障害者の権利条約

障害者の権利条約は2006年採択，2008年4月批准した国が20か国に達し正式に発効した．2013年8月現在，133か国が批准している．わが国は，2014年1月20日に批准した．ICF同様，障害当事者が条約の成立に大きな役割を果たした[3]．同条約では障害者観の転換が行われた．以下に障害者の概念を記す．

障害者の概念（第1条）

> 障害者には，長期的な身体的，精神的，知的又は感覚的な機能障害であって，様々な障壁との相互作用により他の者との平等を基礎として社会に完全かつ効果的に参加することを妨げ得るものを有する者を含む．

"障害者には〜を含む"とされていて，短期の機能障害者も含まれうる．また，障害者の"概念"であり，"定義"としなかった理由は，障害者の範囲を狭くとられないようにするためであったという[3]．現在ドイツなどでは，癌治療中の患者も障害者として，就労などに際し特別な配慮がされる．

障害の概念（前文）

> （この条約の締約国は，）障害が発展する概念であることを認め，また，障害が，機能障害を有する者とこれらの者に対する態度及び環境による障壁との間の相互作用であって，これらの者が他の者との平等を基礎として社会に完全かつ効果的に参加することを妨げるものによって生ずることを認める．

その他：次に，同条約では策定規定のみならず実施過程においても障害当事者が関わることになった．すなわち，他の主要人権条約同様各国が条約を遵守していることを障害者権利委員会へ報告する義務があるだけでなく，国内でも監視機関をつくるよう求められており，それらの委員会には障害のある専門家が含められるよう求められている．

内容に関しては非常に多岐にわたっており，当然ながら障害に基づく差別の禁止をうたっているほか，特にわが国の制度に関わる点として，障害があっても他の子どもと一緒に教育を受ける（インクルーシブ教育）権利，団体・企業などは障害をもつ者に対して必要かつ適切な調整を不釣り合いな，または過重な負担を課さない限り行わなければいけないという合理的配慮を行うよう求めている．

わが国における新しい障害観の登場

わが国では，現在に至るまで障害者の権利を詳しく定めた法律はない．日本国憲法第14条の"法の下での平等"に障害者が含まれるのは当然であるが，ほかの法律を見ると2004年改正された障害者基本法で"何人も，障害者に対して，障害を理由として，差別すること，その他の権利利益を侵害する行為をしてはならない"とあるが，身体障害者福祉法（1949年）にもほぼ同様の文言があり，どちらもどんな行為が差別に当たるか示されていないうえ，違反に対する罰則などもなく実効性は乏しかった．

前述の通り，わが国では障害をばらばらに，かつ狭くとらえていたが，1980年発表されたICIDH，"完全参加と平等"をスローガンとした国際障害者年（1981年）の後，ノーマライゼーションの理念が広がり，障害をもつ人たちのできることや可能性に目を向けようという考えが徐々に広がってきた．障害者に対する福祉を保証するものとして2005年，障害者自立支援法が成立，翌年より施行された．自立支援法はそれまでの制度と異なり障害者自身が必要なサービス内容を専門家と協力しながら決定するもので，身体・精神・知的の三つの障害も一元化した．また必要なサービスを地域で行えるようさまざまな財政上・制度上の変化があった．この時点で三つの障害をまとめる流れはできたが，サービスの対象となる障害者は身体障害者福祉法，精神保健福祉法，知的障害者福祉法の定義がそのまま用いられた．その少し前，2004年に障害者基本法（1970年制定）が大幅に改正され，障害者の自立および社会参加の支援などの

ための施策を総合的かつ計画的に推進することがうたわれるようになった．しかし，そのなかで障害者とは"身体障害，知的障害または精神障害があるため，継続的に日常生活または社会生活に相当な制限を受ける者をいう"とされ，従来の定義を踏襲している．2011年，障害者基本法はさらに改正された．これは国連の障害者権利条約批准に向けた国内法整備の一環とされ，そのなかで障害者とは"<u>身体障害，知的障害，精神障害（発達障害を含む）その他の心身の機能の障害</u>があるものであって，障害および社会的障壁により継続的に日常生活または社会生活に相当な制限を受ける状態にあるものをいう"と変更され，障害の範囲をこれまでより広くとらえ，社会的障壁という言葉で環境要因を考慮に入れている．さらに2013年，身体障害者自立支援法は障害者総合支援法に衣替えし，対象に従来の三障害のほか難病（難治性疾患克服研究事業の130疾患と関節リウマチ）を加えることになった．このなかにはサルコイドーシス，Behçet病，網膜色素変性のほかに加齢黄斑変性や多発性硬化症，Stevens-Johnson症候群なども含まれる．また，受けられるサービスを決定するための評価法も従来の"障害程度区分"から2014年以降"障害支援区分"に改められることになり，特に知的・精神障害者の評価方法が変化する．また，将来は介護保険との統合も視野に入れているとされる[4]．

今後は2013年6月に成立した，障害を理由とする差別の解消の推進に関する法律（障害者差別解消法）が2016年に施行される予定である．成立した障害者差別解消法では合理的配慮が国・自治体・公立学校などの公的機関では法的義務となっているが民間企業などでは努力義務にとどまること，新たな紛争解決機関が設けられていないなど当初障害者団体が目指した内容より後退している点もあり，今後の課題と考えられる．

このように2001年以降ICF，障害者権利条約によりわが国でも障害の対象が広がり，また，障害を個人の問題と限定せず社会的な障壁も解決の対象であること，そのために合理的配慮が必要であることが認められるようになった．

視覚障害における変化

視覚障害においては従来より身体障害者福祉法において視力，視野障害が規定の範囲内にあり，永続する場合は身体障害者として身体障害手帳が交付され遮光眼鏡などの補装具，拡大読書器などの日

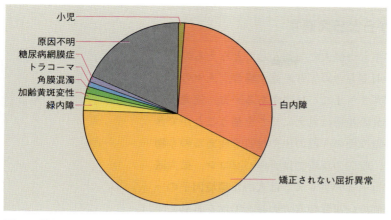

図3 世界における全盲を含む視覚障害の原因割合（2010, WHO）

常生活用具，等級によっては同行援護やパソコンソフトウエアなどのサービスを身体障害者自立支援法に基づいて入手できる．2013年の障害者総合支援法施行以後は，視機能に変動がある視神経炎などの疾患でも障害者として各種サービスが受けられる可能性が出てきた．また，2012年4月からロービジョン検査判断料が診療報酬として認められ，その対象は身体障害手帳に相当する視覚障害者とされ，身体障害者福祉法の基準に合わない場合も対象となる．視覚障害を広くとらえようとする動きは，日本ロービジョン学会の"(ロービジョンケアとは) 視覚に障害があるため生活に何らかの支障を来している人"[5]のように眼科医療の現場でもみられ，特別支援教育を行う対象も以前はよいほうの眼が矯正視力0.3以下などの"目安"があったが，最近は緩和されている．また，特別支援教育の方法も従来は盲学校に集め，寄宿させる形が多かったが，最近は地元の小中学校に弱視学級を設立し教育を行うことが増えてきた．

　WHOでは2010年からロービジョン者の定義を変更し，その結果ロービジョンの原因1位は矯正されない屈折異常となった（**図3**）．
　これは矯正しても見えにくさがあるという，従来の視覚障害の定義の根本的な見直しであり，障害の範囲を広くとらえるだけでなく，メガネやコンタクトレンズが手に入らないことが社会的障壁となって障害を引き起こしていることを明らかにしている．わが国においても今後，障害者総合支援法の施行に伴い，機能の点から障害をとらえなおすことになると思われる．障害をもつ個人の能力を正しく評価するだけでなく，障害者権利条約の批准を機に，さらに障害を社会的な視点からとらえる必要性が出てくると考えられる．

視覚障害を環境要因からとらえ直す

　視覚障害をもっぱら障害をもつ個人の問題としてとらえるのではなく，彼（彼女）の周囲の環境も含めて考え直す場合，人々の無理解，視覚に頼った表示などさまざまなバリアがある一方，遮光眼鏡や拡大鏡，白杖などの補助具の使用は見えにくさを補うことができる．点字ブロックや階段の踏み面の一部の色や材質を変えるのも物的な環境因子の改善となる．就労の現場では音声パソコン，拡大読書器の利用のほか，ジョブコーチのアシストは人的な環境因子の一つである．同行援護などの制度は視覚障害者の社会参加を容易にする．現在は介護保険の要介護認定において，視覚に障害をもつことは四肢の障害などと比較して重症度を低く見積もられることが多い．今後は高等教育や就労の現場で，これまで以上に合理的配慮が求められるべきである．また，世界の潮流を考えれば視覚障害者が社会に参加しやすい状況をつくるよう，制度をつくり替えるだけでなく障害者自身が積極的に社会を変えるよう働きかけること，それを他の者がサポートすることが求められる．ユニバーサル社会とは，さまざまな背景をもつ個人が自分の意思で社会と向き合い，参加が保証される社会といえる．過去十年でユニバーサル社会を現出させる素地がわが国にはできつつあるともいえるが，個々人の決定を尊重し，それらが誠実に実行できるようになるには制度上も社会観念上もまだまだ改善の余地があろう．インターネットなど匿名性の高いメディアの登場で，実社会での他者との関わりにさまざまな変化が世界的にみられるようになった．他者を理解し有意義な関係を築ける，成熟した社会への成長を望みたい．

〔陳　進志〕

障がい者ITサポート

電子情報支援技術

電子情報通信技術：20世紀後半以降，コンピュータと通信技術の発展によって，社会の情報化が急激に進み，行政，企業から個人まで，社会のあらゆる領域に影響を与えた．このような社会の情報化は，障害者の生活も大きく変えた．健常者は従来から物理的移動も情報収集・発信もコミュニケーションもできたが，障害者は困難なことが多かった．下肢に重度の障害があれば，車椅子を利用しても移動が制限され，発達に重度の遅れがあれば，コミュニケーション能力そのものが育ちにくかった．そのような物理的な制約は，コンピュータと情報通信技術の発達により，解消ないし著しく低減されることとなった．移動できなくても，ウェブカメラを用いた遠隔会議には参加でき，重度の肢体不自由者でも，特別なインタフェースを使えば，コンピュータを自分で操作して，基本的には健常者と同じように使いこなすことができる．すなわち，電子情報通信技術は，潜在的に障害者を支援する技術となっている．

支援技術：障害者個人の心身機能を改善したり，維持したり，向上したりする技術のことを支援技術（assistive technology）という（ISO/IEC GUIDE 71, 2001年）．この技術は，装置，製品，ハードウエアだけでなく，ソフトウエアやサービスまでも含んでいる．個別の機器は支援機器（assistive devices）と呼ぶ．支援技術のなかで，特に電子情報通信技術に関係するものを"電子情報支援技術"と呼ぶ．ここで述べる"障がい者ITサポート"とは，主にこの技術を用いた障害者支援のことである．

視覚障害者に関する電子情報支援技術：視機能が低下すると，字が読みにくくなるだけでなく，コンピュータも使いにくくなる．前者を補う支援機器が拡大読書器である（**図1**）．弱視者が読みやすいように，高コントラストにする白黒反転機能，読んでいる行だけ見えるようにするマスキング機能などがある．全盲者が印刷文字を読むときは，音声読書器を使う．文字のデジタイズには，平型スキャナー

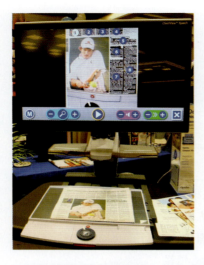

図1　拡大読書器
この機種では，文字を自動認識してテキストに変換し，音声で読み上げる機能をもつ．

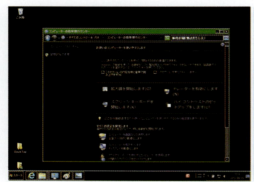

a．ハイコントラスト

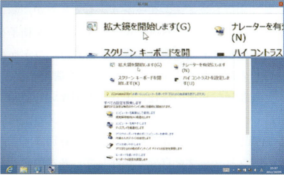

b．拡大鏡

図2　Microsoft Windows の"コンピュータの簡単操作センター"の二つの機能例

やカメラが使われている．米国リハビリテーション法 第508条（2001年改訂）は，連邦政府が調達するすべての電子情報通信機器・システムに対して，障害者が利用できることを義務づけている．それに対応して Microsoft Windows も，障害者が使えるように，最大限配慮されている．その設定を行うのが"コンピュータの簡単操作センター"である．視覚障害に対しては，ハイコントラスト（**図2a**），拡大鏡（**図2b**），ナレーターなどの機能がある．表示装置には，点字を機械的に表示するピンディスプレイがある．全盲者がコンピュータを使えるようにするには，キーボードだけで操作でき，かつテキスト情報をコンピュータが音声で読み上げるようにすればよい．そのような支援を行うソフトウエアをスクリーンリーダーという．

表1 視覚障害者の支援機器の認知度，使用率 (%, $n=41$)

支援機器	知らない	聞いたことはある	知っているが不要	必要だが未使用	使用中
拡大読書器	79.5	4.7	7.7	3.0	5.1
Microsoft Windowsの拡大鏡	85.5	3.8	6.4	1.3	3.0
ピンディスプレイ	94.4	1.3	3.0	0.9	0.4
スクリーンリーダー	94.4	2.1	0.0	0.4	3.0

(新潟市障がい者ITサポートセンターによる調査結果，2008年)

障害者へのIT支援の必要性

　電子情報支援技術は，障害者の自立に大きく貢献する可能性があるが，それを必要とする利用者が実際に活用できるためには，それを支援する社会資源がなければならない．新潟市の障害者が電子情報支援機器をどの程度認知していて，利用しているかを調べるために，新潟市は障害者手帳をもつ障害者全員に対してアンケート調査を行った（2008年）．視覚障害者の代表的な支援機器に関する認知度，使用率を表1に示す．先に述べた4種類の電子情報支援機器は，約8割以上の視覚障害者が知らなかった．ほかの障害種別においても，新潟市の障害者は支援機器を使っていないばかりか，知ってさえいなかった．

　支援機器は，その特殊性から，一般製品のように市販するだけでは使用できない．利用者の心身・経済状態に応じて，周辺環境を整備し，機器を選択・カスタマイズし，必要ならば本人ないし関係者に適切な訓練・教育も行う必要がある．支援機器は障害者の生活・就労のさまざまな局面で使われるため，各局面で専門家との連携が必要となる．たとえば，教育機関で利用するときは教師と保護者との連携が，医療機関で利用するときは医師やコメディカル（理学療法士，作業療法士，言語聴覚士，視能訓練士など）との連携が不可欠である．これら関係者に電子情報支援技術に関する知識と経験がないことが，障害者が支援機器を知らないことの背景にあるため，現状では，障害者とその関係者に対する広範な広報・啓発・研修活動も必要となる．国際連合が定めた障害者権利条約（2006年）を批准した日本は，今後さらに障害者の自立・社会参加の拡大に努めなければならない．そのためには，障害者に対するITサポートの拡充およびそのための社会資源の整備が急務である．

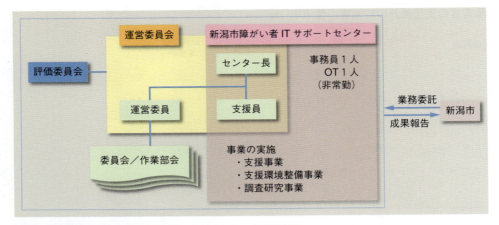

図3　新潟市障がい者ITサポートセンターの組織図
新潟市の委託事業として，平成20（2008）年に新潟大学・人間支援科学教育研究センター内に設置された．構成員は兼任のセンター長，支援員，作業療法士（occupational therapist；OT），事務員各1人の計4人である．

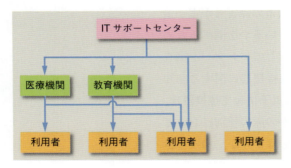

図4　地域におけるITサポートモデル
医療・教育機関の職員の一部にIT支援員としての機能ももたせ，その上部機構としてITサポートセンターを位置づける．この階層構造により，センターの規模を大きくしなくても，社会全体に支援員を配置して，多くの利用者を支援できる．

　上記の課題を解決するために，新潟市では地域の国立大学法人新潟大学と連携して，学内に"新潟市障がい者ITサポートセンター"を設置した（図3）．工学部に電子情報支援技術に関する学科"福祉人間工学科"があったこともその理由のひとつである．この技術に関する社会資源が未開発のわが国では，単なる支援の拡充のみならず，社会における支援のありかたそのものについても研究し，同時に実践を通じて試行錯誤もしていかなければならない．その意味でも，多面的な教育研究能力をもつ総合大学への設置は適切であった．

ITサポートにおける地域連携（図4）

　障害者の生活・就学・就労支援におけるITサポートは，前にも述べたように，各場面における専門職との連携が不可欠である．機器だけで解決できることは少ないため，原則的にはチームアプローチが基本である．関与する機会が多い職種は，特別支援学校・学級の教師，コメディカル，社会福祉士，医師，介護・介助スタッフであ

る．ITサポートの成否は，これら専門職とのコラボレーションの質にかかっている．ほとんどの支援は，初期の試行段階を含めて長期的に行われるため，場当たり的な対応にならないように，連携そのものも組織的に行う必要がある．以下，新潟市障がい者ITサポートセンターの具体例について述べる．

　新潟市障がい者ITサポートセンターでは，いくつかの特別支援学校およびリハビリテーション病院と連携体制をつくり上げた．前者については，月1回の定例相談会を開いたり，校内の研修会に参加したりしている．新潟大学医歯学総合病院のロービジョン外来にも月1回参加している．新潟県難病相談支援センターとは"難病ITコミュニケーション講座"（1日コース，年1回）を，新潟県作業療法士会とは福祉情報技術コーディネーター認定試験のための講座（各3.5時間・全5回）を，新潟県視覚障がい者福祉協会とは"視覚障害者のためのパソコン講習"（各2時間・全10回，年2回）を開催している．上記のロービジョン外来を中心として六つの視覚障害者支援団体・組織が支援ネットワーク"ささだんごネット"を構築し，新潟県内のすべての眼科医院にパンフレットを置いてもらっている．目的は，支援を求めている視覚障害者ができるだけ早く適切な支援が受けられるようにするためである．

〔林　豊彦〕

サイエンティフィック・クエスチョン

ロービジョンケアの観点から視覚障害者スポーツの有用な点と注意点を教えてください

Answer 視覚障害者に多くみられる身体活動量の低下を防ぎ，健康づくりに役立つのみならず，生きがいや社会参加という観点からも，大いに視覚障害者の生活の質（quality of life；QOL）の向上に寄与しています．筋力をはじめとする運動機能の向上によりボディーバランスがよくなり，転倒や外傷を防ぐことが期待できます．ただし，活動力が上昇することにより，必要食事摂取量や飲水量が変わり，血圧・血糖値のコントロールや脱水症状などへの注意が必要です．

文献は p.304 参照．

視覚障害者は運動不足

これまでの研究で，視覚障害者と健常者を比較すると，視覚障害者は身体活動力が少なく，体格・体力・有酸素機能的作業機能が劣ると報告されている[1-3]．また，日常生活を送るうえでもボディーバランスは大事な能力であるが，高齢者における視覚障害者と晴眼者を比較したものでは，明らかに視覚障害者のバランスが悪く，日々の活動量の違いを反映する結果となっている[4]．

日々の生活のなかに軽度の運動をとり入れることは，健常者のみならず，視覚障害者にとっても必要なことである．水中運動や水泳が身体組成，握力，膝屈伸力，骨密度に効果があったとの報告もある[5]．体のバランスを整え，筋力低下や関節の可動域低下を防ぎ，凹凸のある道や階段に対応できるようになれば，さらに活動量が上がり，健康維持に努められる．視覚障害者に転倒が多いことが知られているが，今後ますます高齢社会を迎えるにあたり，視覚障害者の健康増進はより注目される可能性が高い[6]．

視覚障害者スポーツ

日々の体操は室内でも可能なラジオ体操，ストレッチ，ヨガなど比較的安全なものから始めてみるとよいだろう．外でのウォーキングやランニング，水泳などや，さらに運動強度を上げたスポーツは視覚障害者単独では難しく，自宅では限界がある．

全国には障害者を受け入れているスポーツセンターや福祉セン

表1 主な視覚障害者スポーツ団体

日本視覚障害者柔道連盟
日本ゴールボール協会
日本ブラインドサッカー協会
全日本グランドソフトボール連盟
日本ブラインドゴルフ振興協会
日本盲人マラソン協会
日本視覚障害者卓球連盟
日本視覚障害者セーリング協会
日本障害者スキー連盟
日本フロアバレーボール連盟
日本ブラインドテニス連盟
モンキーマジック（クライミング）
全日本視覚障害者ボウリング協会
日本身体障がい者水泳連盟

『日本障がい者スポーツ協会』のウェブサイト（http://www.jsad.or.jp/）に団体リストが公開されている．

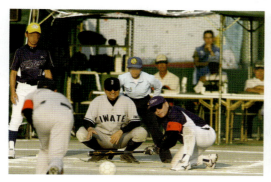

図1　グランドソフトボール
1チーム10人制の野球．全盲選手が4人以上必要で，投手は必ず全盲となっている．衝突を避けるために，走塁用ベースと守備用ベースが分かれている．毎年，全国大会が開かれている．

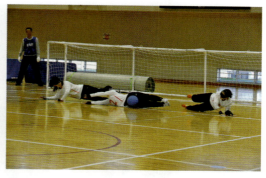

図2　ゴールボール
1チーム3人がアイシェードをし，鈴の入ったボールを投げ込んでゴールを奪い合う競技．2012年ロンドンパラリンピック大会で日本が金メダルを獲得した．

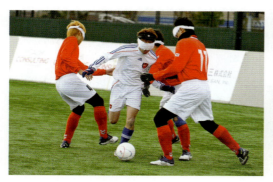

図3　ブラインドサッカー
1チーム5人制（フィールドプレーヤー4人，ゴールキーパー1人）のサッカー．B1クラスはフィールドプレーヤーが全員アイシェードを着用する．鈴の入ったボールの音源やゴールキーパー，コーチの声を頼りにプレーをする．B2/B3クラスでは，アイシェードをせずに，ほとんど普通のフットサルと変わらないルールで試合を行う．

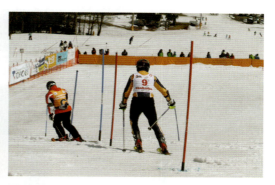

図4　スキー
アルペンスキーとクロスカントリースキーがある．前走者（腰にスピーカーが装着されている）が音声でコース案内をして，視覚障害者はガイドを聞きながら滑る．

ターが約100施設あり，施設によっては視覚障害者用のプログラムを提供しているところもある．また，自治体には福祉施設があり，そこでも視覚障害者を対象にスポーツプログラムを組んでいるところもあるので，必要に応じて視覚障害者の患者へ紹介することもできる．

そのほかには，いわゆる"視覚障害者スポーツ団体"（表1）として活動しているところがあり，大半は初心者から受け入れ，広く門戸を開放している[*1]．

競技スポーツとして（図1～7）

中途視覚障害者のなかには，受障以前にスポーツ歴があって積極

[*1] 視覚障害者スポーツに触れる（1）
各競技団体では，一般公開で大会や練習を行っていることが少なくない．なかには晴眼者参加型で活動をしている団体もある．視覚障害者の活躍を現場で見学できるよい機会である．

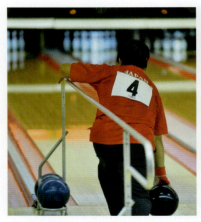

図5　ボウリング
B1クラスはアイシェードを着用する．B1とB2クラスはガイドレールを使う．それ以外は，ほとんど普通の10ピンボウリングと同じ．残ピンやボールの軌道などの情報は口頭で伝えてもらえる．

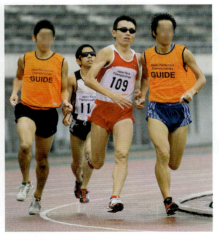

図6　陸上競技
マラソンではB1の選手は伴走者が必要となる．伴走者が1歩以上先行すると失格となる．伴走者と息のあった走りが重要になる．トラック競技（短距離走など），フィールド競技（走り幅跳びなど）もある．

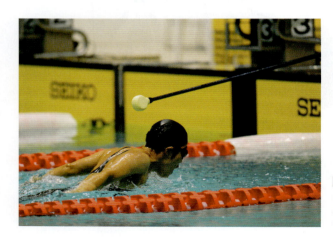

図7　水泳
ターンをする場合に頭をタップしてもらい，コースの端を教えてもらう．飛び込みスタートと水中からのスタートを選択できる．

的にスポーツに参加している選手もいる．先天性の視覚障害者にも，幼少期からスポーツを始め，活躍している選手もいる．トップクラスの競技大会の場として，パラリンピックを筆頭に，各種国内外の大会があり，受障時期を問わず各選手は多数出場している[*2]．2012年のロンドンパラリンピックにおける視覚障害選手の目覚ましい活躍は記憶に新しい．2020年の東京オリンピック・パラリンピック開催が決定した今，国の政策のなかにも障害者スポーツをさらに強化していく動きがあり，視覚障害者スポーツの今後の発展が大いに期待される．

[*2] 視覚障害者スポーツに触れる（2）
毎年，各地で国民体育大会いわゆる国体が行われ，その後に同じ開催場所で全国障害者スポーツ大会が開催されている．視覚障害者競技もあり，本大会出場は選手にとってひとつの目標となっている．

眼科医としての関わり（1）MDF の作成

　視覚障害者スポーツは視機能により"クラス分け"[*3]が行われる．クラス分けには，国内と国際のクラス分けがあり，国際クラス分けを受ける選手たちは，"かかりつけ眼科医"のもとで Medical Diagnostics Form（MDF[*4]，図 8）を作成する必要がある．それをもとに，大会直前に国際クラス分け委員が再度診察，検査を行い，選手のクラスが最終決定される．MDF 記入に特別な資格はなく，眼科医であればだれでも作成可能なので，選手から要望があれば作成できるようにしておきたい．MDF はインターネット上で検索するとワープロソフトのデータファイルで取得可能である．記入実例を提示するので参考にしていただきたい．

眼科医としての関わり（2）選手の相談役，よき理解者

　普段の日常診療で選手（＝障害当事者）の眼をケアすることはもちろんのこと，選手の相談役，よき理解者でいることが重要である．スポーツを奨めることで患者の健康増進を促すだけではなく，時には禁止させる判断も眼科医に委ねられる．また，各スポーツ関係団体や施設から選手の眼の状態や前述の MDF を含めた診断書について問い合わせがあるケースも想定される．そのためにも，視覚障害者スポーツに対する知識と理解を深めておいたほうがよい．

　2012 年より"ロービジョン検査判断料"が診療報酬化され，眼科医のロービジョンケアに対する関心が高まっている．しかし，視覚障害者スポーツの領域は眼科医にほとんど知られていないのが実情のようである．眼科医が視覚障害者スポーツについて正しい知識をもち，必要としている選手・患者への情報提供も立派なロービジョンケアであるといえよう．

眼科医としての関わり（3）"クラス分け委員"の資格取得

　普段の診療以外に視覚障害者スポーツに関わることもできる．MDF の解説で前述した"クラス分け委員"の資格を眼科医自ら取得することである．実際の大会現場に出向き，選手のクラス分けに携わるクラス分け委員になるには，日本障がい者スポーツ協会が毎年行っている"障がい者スポーツ医養成講習会"を受講し，障害者スポーツ医の資格を取得することが推奨される．パラリンピックや各種目の国際大会など活躍の場を広げるのであれば，国際パラリン

[*3] クラス分け
選手の視力，視野の結果や眼科的所見などにより，クラス分け基準に従い "B1"，"B2"，"B3" に分けられる．

[*4] MDF
眼科医であればだれでも作成可能で，必ず英語で記入する．視野検査については，Goldmann 視野計で測定する際には，イソプタ "III-4e" での計測も必要である．また，可能なら OCT や VEP（visual evoked potentials；視覚誘発電位），ERG（electroretinogram；網膜電図）を添付する．"Registration Number" の欄は，日本の医師免許番号でよい．選手は競技団体を通して，大会運営側に MDF をあらかじめ送付するが，大会当日には検査結果を含めたすべての書類の写しを持参する必要があるので，コピーをして 2 部手渡すと親切である．記入例を別に示す．

Medical Diagnostics Form
for athletes with visual impairment

The form is to be completed in English and by a registered ophthalmologist.
All medical documentation required on pages 2-3 needs to be attached.
The form and the attached medical documentation may not be older than 12 months at the time of the Athlete Evaluation.

Athlete Information

Last name: Last
First name: First
Gender: Female ☒ Male ☐ Date of Birth: dd/mm/yyyy
Sport: Goalball IF registration ID (if applicable):
NPC/NF: Japan

Medical Information
Diagnosis:

Retinitis pigmentosa

Medical history:
Age of onset: 22 years old
Anticipated future procedure(s): poor
Athlete wears glasses: ☐ yes ☒ no Correction: Right: Left:
Athlete wears contact lenses: ☐ yes ☒ no Correction: Right: Left:
Athlete wears eye prosthesis: ☐ right ☐ left

Medication:

Eye medications used by the athlete:	none
Ocular drug allergies:	none

1

Athlete:

Assessment of visual acuity and visual field

Visual Acuity

	Right eye	Left eye
With correction	n.c	0.08(-2.50d=cyl-0.50dAx90)
Without Correction	0.01	0.04

Type of correction: glasses
Measurement Method: Landolt C

Visual Field:

In degrees (radius)	Right eye	Left eye
	As per the attached sheet	As per the attached sheet

Attachments to the Medical Diagnostic Form

1. **Visual field test**

For all athletes with a restricted visual field a visual field test must be attached to this form.
The athlete's visual field must be tested by full-field test (120 degrees) and a 30 degrees, 24 degrees or 10 degrees central field test, depending on the pathology.
One of the following perimeters should be used for the assessment: Goldmann Perimetry (Intensity III/4), Humphrey Field Analyzer or Octopus (Interzeag).

2. **Additional medical documentation**

Please specify which eye condition the athlete is affected by.

Eye condition	Additional medical documentation required (see below)
☐ Anterior disease	none
☐ Macular disease	• Macular OCT • Multifocal and/or pattern ERG* • VEP* • Pattern appearance VEP*
☒ Peripheral retina disease	• Full field ERG* • Pattern ERG*
☐ Optic Nerve disease	• OCT • Pattern ERG* • Pattern VEP* • Pattern appearance VEP*
☐ Cortical / Neurological disease	• Pattern VEP* • Pattern ERG* • Pattern appearance VEP*

The ocular signs must correspond to the diagnosis and degree of vision loss. If eye condition is obvious and visible and explains the loss of vision, no additional medical documentation is required. Otherwise the additional medical documentation indicated in the above table must be attached to this form. If the medical documentation is incomplete, the classifiers will not be able to allocate a sport class.

Medical Diagnostics Form - Version 2014 Page 2 of 4

Athlete:

***Notes on electrophysiological assessments (VEPs and ERGs):**
Where there is discrepancy or a possible discrepancy between the degree of visual loss, and the visible evidence of ocular disease the use of visual electrophysiology is often helpful in demonstrating the degree of impairment.

Submitted data should include the report from the laboratory performing the tests, copies of the original data, the normative data range for that laboratory, and a statement specifying of the equipment used, and its calibration status. The tests should be performed as a minimum to the standards laid down by the International Society for Electrophysiolgy of Vision (ISCEV) (http://www.iscev.org/standards/).

A Full Field Electroretinogram (ERG) tests the function of the whole retina in response to brief flashes of light, and can separate function from either the rod or cone mediated systems. It does not however give any indication of macular function.

- A Pattern ERG tests the central retinal function, driven by the macular cones but largely originating in the retinal ganglion cells.
- A Multifocal ERG tests the central area (approx. 50 degrees diameter) and produces a topographical representation of central retinal activity.

A Visual evoked cortical potential (VEP) records the signal from produced in the primary visual cortex, (V1), in response to either a pattern stimulus or pulse of light. An absent or abnormal VEP is not in itself evidence of specific optic nerve or visual cortex problems unless normal central retinal function has been demonstrated.

- A Pattern appearance VEP is specialised version of the VEP used to establish visual threshold which can be used to objectively demonstrate visual ability to the level of the primary visual cortex.

☐ **I confirm that the above information is accurate.**
☐ **I certify that there is no contra-indication for this athlete to compete at competitive level in sport, with the exception of ____________.**
Name: First Last
Medical Specialty: Ophthalmology
Registration Number: No.000000(Japanese medical doctor's registration number)
Address: 4-1,Namiki
City: Tokorozawa-shi,Saitama Country: JAPAN
Phone: +81-4-2995-3100 E-mail:
Date: dd/mm/yyyy Signature: 直筆のサイン

This Medical Diagnostic Form with attachments is to be submitted to the respective IF:

IF/ Sport	Address	To be submitted to:
IPC Sports - Alpine Skiing, Athletics, Nordic Skiing, Swimming	International Paralympic Committee Adenauerallee 212-214 53113 Bonn Germany	Upload to athlete's profile in the SDMS database at least four weeks before the competition
IBSA – Football 5-a-side,	IBSA Neil O'Donovan	E-mail: exd@ibsasport.org

Medical Diagnostics Form - Version 2014 Page 3 of 4

Athlete:

Goalball, Judo (& all IBSA sports)	IBSA Executive Director Khyber Pass, Sorrento Road Dalkey, Co. Dublin Ireland	
UCI - Cycling	UCI – Para-Cycling UCI Headquarters Chemin de la Mêlée 12 1860 Aigle Switzerland	Fax +41-24-468-5812 E-mail: christophe.cheseaux@uci.ch
FEI - Equestrian	Fédération Equestre Internationale HM King Hussein I Building Chemin de la Joliette 8 1006 Lausanne Switzerland	Fax +41 21 310 4760 E-mail: trond.asmyr@fei.org
FISA - Rowing	FISA Attn. FISA Head of Classification Maison du Sport International Av. de Rhodanie 54 1007 Lausanne Switzerland	Fax +41 21 617 8375 E-mail: info@fisa.org with attn. FISA Head of Classification
IFDS - Sailing	IFDS Ariadne House Town Quay Southampton, Hampshire SO14 2AQ United Kingdom	Fax. +44 23 8063 5789 E-mail: ifds@isaf.co.uk
ITU - Triathlon	International Triathlon Union (ITU) #221, 998 Harbourside Dr. North Vancouver, BC, Canada, V7P 3T2	E-mail: eric.angstadt@triathlon.org

Medical Diagnostics Form - Version 2014 Page 4 of 4

図 8 MDF 記入例

1. 眼科医であればだれでも作成できる（他の資格は不要）.
2. すべて英語で記入する.
3. 視野検査で Goldmann 視野計を用いるときには，イソプタ“III-4e”での計測も必要.
4. 診断補助になる OCT，VEP，ERG などを，可能であるなら添付する.
5. “Registration Number”については，医師免許証の番号でかまわない.
6. 最後は直筆のサインを記入して終了.

（ファイル入手元 URL：http://www.visionsports.ie/News/TabId/90/ArtMID/437/ArticleID/207/IBSA-Medical-Diagnostics-Form---download-here.aspx）

ピック委員会（International Paralympic Committee）主催の研修を受け，国際クラス分け委員の資格を得ることも可能である．

注意点

　感染症や周術期には細心の注意が必要であり，運動の可否や強度について検討を要する．また冒頭にも述べたように，活動量が上昇することによって血圧，血糖値などに変化が生じることが考えられる．それに伴い，必要栄養摂取量や水分摂取量の調整も必要となるかもしれない．スポーツドリンクによる糖摂取や，スポーツ後のアルコール摂取なども十分ありうるので，事前に注意を促すことも大切である．

　眼の状態だけではなく，体調への配慮や，内科医との連携にも配慮しながらスポーツを導入することが大切である．

2020年に向けて

　2020年に東京でオリンピック・パラリンピックが開催されることとなった．視覚障害者スポーツにとっても，競技人口を増やし，各関連団体の連携を深め，裾野を広げるよい機会となるはずである．それには，選手（＝障害当事者）に直接関わる眼科医の協力が必須である．実際，選手や関係者から眼科医の視覚障害者スポーツへの理解や協力を望む声が大きくなっている．クラス分け委員として関わらずとも，日常診療での情報提供やMDFの記載，クラス分け基準の理解，選手の大会参加の可否決定などは大事な眼科医の仕事である．今後ますます視覚障害者スポーツの領域は発展していく可能性が高い．眼科医のみならず眼科医療関係者全員に，視覚障害者スポーツへ関心をもっていただきたい．

（林　知茂，西田朋美）

8. ロービジョンケアの最先端

北米のロービジョンケアとスマートサイトモデル

"ロービジョン"という言葉が使われはじめたのは1950年代のニューヨークであり，さまざまな視覚補助具の開発やロービジョンクリニックの開設・普及など，歴史的に北米がこの分野での先進的な役割を担ってきた．また，現在，わが国の眼科分野に普及しつつあるロービジョンケアも，基本的には北米のスタイルを手本としているという経緯がある．医療者の資格制度や医療保険制度，そのほか社会的な背景要素の差異があるために単純な比較や模倣は難しいが，北米の状況を知ることは今後のわが国のロービジョンケアを展望するうえで参考となる．

北米のロービジョンケアの特徴

オプトメトリストの存在：わが国の現状との顕著な差異の一つがオプトメトリスト[*1]（Optometrist/Doctor of optometry；OD）の存在である．わが国では医療現場でのロービジョンケアは主として視能訓練士と眼科医が担当するが，北米ではODが主役となることが多い．ロービジョン者の視機能評価や視覚補助具の選定など，OD本来の職能的指向に合致した業務内容であることから，当然の成り行きともいえる．ODは，医療機関に所属して眼科医とチームを組んで業務を分担するほかに，医療機関以外の視覚障害者施設に所属したり，独立して開業することもできるので，このことがロービジョンクリニックの多様な設置形態がみられる一因となっている（図1）．同時に，ODという専門職種があることが，ロービジョンに専門的に携わる眼科医が少数にとどまる理由ともなっている．

そのほかの専門職の関与：ODのほかにも，occupational therapist（OT；作業療法士）や看護師などの資格で，専らロービジョンケアに携わる人々がいる．OTの業務対象は日常生活動作全般であり，視覚補助具の使用訓練や，補助具や補助手段を用いてのさまざまな動作についてもOTの守備範囲となる．ロービジョンケアの対象の大部分を占める高齢者の場合，視覚以外にも日常生活動作に影響を及ぼしうる慢性的な身体上の問題が併存していることが多く，この点

[*1] オプトメトリスト
検眼医または検眼士．北米や欧州を中心に数十か国で国家資格とされている．北米では，合計7～8年間の大学での教育課程と国家試験を経て資格を取得する．専門領域である屈折矯正のほか，各種の眼疾患の診断にも携わり，点眼薬・内服薬の処方も一部の州を除き認められている．

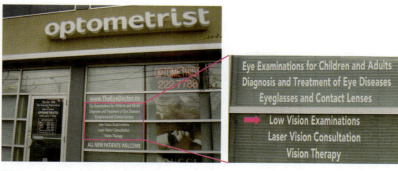

図1　オプトメトリストのクリニック
オプトメトリストが個人で開業しているクリニックで，サービスの内容にロービジョンへの対応（矢印）を標榜している例．

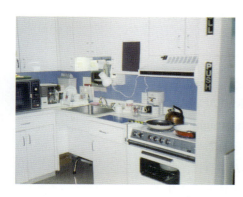

図2　ロービジョンクリニックにみられる模擬キッチン
Massachusetts Eye and Ear Infirmary（ボストン）のロービジョンクリニックにある模擬キッチン．実際の調理器具や日常生活に用いる道具を使いながら，個々の視機能障害に対応した動作を主にOTが指導する．

では視覚分野に特化した専門医療資格者よりもOTのほうがケアの実施者として優位性があるとされる．大規模なロービジョンクリニックでは，OTが多職種からなるチームのメンバーに加わり，日常生活動作に直結する訓練の場となることを反映して，模擬キッチンなどの設備を整えているところが多い（図2）．教育分野では，視覚障害児あるいはロービジョン児のほとんどが，ほかの障害との重複がないかぎり，地域の普通学校に在籍するインクルーシブの制度下に置かれる．それに対応して，視覚障害専門の巡回教員が各州に相当数配置され，地域や個人による差はあるものの，彼らの専門性も高い．それら多くの専門職が存在するおかげで，眼科医の立場としては適切な連携先に紹介しさえすれば，あとは安心して任せられる体制ができているともいえる．

北米特有の課題：北米では，まちづくりの構造的な特徴として，自家用車による移動ができないと日常生活が成り立たない地域が多い．自動車の運転は日常生活動作の一部ともいうべき状況を反映し，自動車運転免許の一般の視機能条件を満たさないロービジョン者に対しても，多くの州で限定付きの運転免許が与えられており，ロー

ビジョン者向けの運転技能講習も実施されている[1]．

わが国と共通する課題：大学病院などの教育病院の多くはロービジョンクリニックをもっているが，視覚障害リハビリテーション全般にわたる多分野の専門職チームを擁するセンター的施設は医療機関以外の組織の一部であることが多い．また，個人開業の OD がロービジョンケアを標榜することも多いが，これらの場所は，眼科医との日常的なつながりが総じて希薄であり，眼科診療との連携が必ずしも円滑とはいいがたいのが現状である．結果的に，眼科医がロービジョンケアを必要とする患者を診ていても，望ましい連携先への紹介や情報提供がなされないまま，ロービジョン者が地域に潜在してしまう例が少なからず発生する．このことは，わが国の現状とも共通する課題である．

連携へのとり組み：スマートサイト

上述の課題を解消するために，米国眼科学会（American Academy of Ophthalmology；AAO）では，スマートサイト（SmartSight™）[2]というプログラムを策定し，専門的なロービジョンケアあるいは視覚障害リハビリテーションが必要と思われる患者を診た場合に，すべての眼科医が確実にその導入の役割を果たすことを可能とする仕組みを整えている．SmartSight™ は AAO のホームページに収められたガイドラインの一つであり，2005 年に運用が開始され，その後 3 回の改訂を経て現在に至る．現行（2012 年版）の SmartSight™ は，眼科医に期待されるロービジョンへの対応を，すべての眼科医に求められるレベル 1 と，専門的にロービジョンケアに携わる眼科医を想定したレベル 2 の 2 段階に分けている．レベル 2 の内容を含む詳細な情報は，AAO のホームページから"Preferred Practice Patterns（PPP）"の一つとして提供されている[3]．

すべての眼科医に求められる対応としてのレベル 1 の内容は，2005 年の初版から一貫して変わらず，ロービジョンケアあるいは視覚障害リハビリテーションが必要と思われる患者を診た場合に，AAO のホームページから患者向けハンドアウトをダウンロードして本人に渡すという，きわめて容易なものとなっている．その際，対象とすべき患者の視機能障害の程度は表 1 に示すとおりで，わが国の身体障害者（視覚障害）の障害程度（等級）の基準と比較すれば，かなり広くかつ大雑把なものとなっている．

患者向けのハンドアウトは 9 ページからなり，眼疾患や視覚障害

文献は p.305 参照．

表 1　AAO SmartSight™ におけるレベル 1 の対象

視力 0.5 未満
視野の欠損や暗点
コントラスト感度の低下

上記のような視覚上の問題を把握した場合，それが患者の生活に及ぼす影響を考慮し，SmartSight™ の患者向けハンドアウトを提供することがすべての眼科医に求められている．

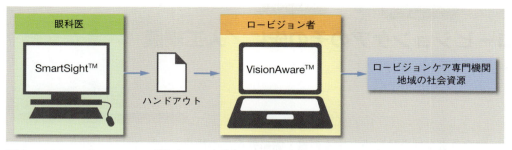

図3　AAOのSmartSight™（2012年版）による連携の流れ
レベル1の対応として，眼科医はSmartSight™に収められたハンドアウトをダウンロードしてロービジョン者に提供する．ロービジョン者およびその家族などを含む当事者は，ハンドアウトの情報やVisionAware™を介する検索により，居住地域の専門機関へつながることが期待される．

に関する基本的な知識，保有（残存）視機能の活用法など生活に役立つヒント，視覚障害関連の支援団体など全米規模の社会資源のリストなどが収載されている．同時に，米国盲人援護協会（American Foundation for the Blind；AFB）[*2]が提供するビジョンアウェア（VisionAware™）[4)]というウェブサイトに誘導し，ここからそれぞれの当事者が居住する地域のロービジョンクリニックやそのほかの相談先が検索できるようになっている（図3）．

このSmartSight™の仕組みを用いれば，ロービジョンケアについての専門的な知識がなくとも，また，時間，設備，経費などの面で特段の負担を生じることなく，眼科医であればだれでもレベル1の対応を実行することは可能となる．眼科医からロービジョンケアへ，さらに総合的な視覚障害リハビリテーションへの連携を図るうえでの有用なツールである．

スマートサイトモデルの応用

AAOによるSmartSight™の導入以来，わが国でもこれをモデルとしたとり組みが各地で進められている[5)]．わが国の現状では，北米におけるAFBに匹敵するような全国的かつ多分野包括的な組織が発達していないため，全国一律のスタイルでスマートサイトモデルを構築することは難しく，主に都道府県単位で，それぞれの地域の実情に合わせたとり組みがなされている．日本眼科医会を中心として，各地域または各眼科医療機関ごとにスマートサイトモデルを設計することが推進されており，近い将来，これらの集合体としての日本版スマートサイトが眼科診療のなかに定着すれば，眼科医療と視覚障害リハビリテーションとの連携が格段に円滑になるものと期待される．

（永井春彦）

[*2] AFB
1921年に設立された，視覚障害者（児）に対する種々のサービスを展開する全国的な非営利組織．ニューヨークに本部を置く．北米の1,000を超える専門機関と連携し，相談業務，図書館業務，技術開発，出版・広報・社会啓発活動，スタッフ養成，資金調達などを行う．

ロービジョンケアのその先に／人工網膜

　現在，網膜色素変性をはじめとする網膜・脈絡膜疾患の治療として，各国で人工視覚の開発が行われている．より良好な視力を得るための機器や手法の改良には目覚ましいものがある．しかし，現状では得られる視力はいわゆるロービジョン状態を脱するものではなく，必然的に人工視覚を利用する患者にはその得られた視力を有効利用するためのロービジョンケアが必要である．

人工視覚のメカニズムと種類

　眼や頭を強く打った際に，瞬間的に火花が見えることがある．これは phosphene（光視）と呼ばれる擬似的な光で，網膜，または大脳視覚領への機械的刺激によって光が感じられるものである．人工視覚はこの phosphene を利用したものである．網膜から脳に至るまでの視路のいずれかの部位に電極を設置し，ビデオカメラから得られた映像の対応部位に電気刺激を行い人工的に phosphene を発生させることで事物を認識する（**図 1**）．網膜刺激型の人工視覚（人工網膜）に関しては，米国の Humayun らが網膜上刺激型，ドイツの Zrenner らが網膜下刺激型の人工視覚を開発しており，一定の成果を上げている．わが国では大阪大学を中心に脈絡膜上−経網膜刺激

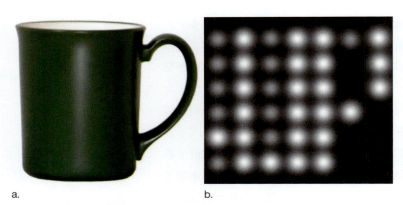

a.　　　　　　　　　　　　　　b.
図 1　人工視覚における実際の見えかた
a. 写真．
b. 人工視覚における見えかたの模式図．a のコップの輪郭が光の点で表示されている．

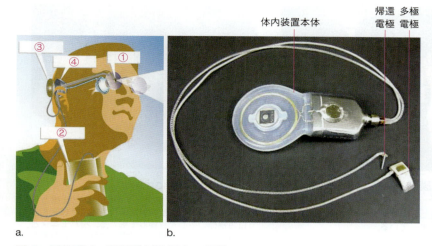

図2 脈絡膜上-経網膜刺激型人工視覚
a. 装置の模式図. ①ビデオカメラ：画像取り込み，②体外コントロール装置：画像処理・バッテリー，③体外無線コイル：電力・画像データ送信，④体内埋め込み装置：電力・画像データ受信.
b. 実際の体内埋め込み装置部分. ビデオカメラから撮られた映像を変換した情報が体内装置本体へと送られ，それを基に多極電極が網膜を刺激する.

型人工視覚（suprachoroidal-transretinal stimulation；STS，図2）[1]）の開発が進められている[*1].

人工視覚を利用するうえでの問題点：定位の誤認

人が物を手にとる，物に手を伸ばすといった"到達運動"は日常生活において非常によく行われる動作であり，残存する視力を日常生活においてどのくらい上手に使えているかという，"生活視力"を評価するのに適当な指標だと思われる．

人工視覚を利用するうえで問題となるのは，患者が認識している映像はもともとビデオカメラで撮影されたものであるため，どうしても患者が感じる物の位置と実際の位置にずれが生じてしまう（定位の誤認[*2]）ということである．健常者の場合，定位の誤認があっても視覚的フィードバックによりすぐに修正することができるが，手動弁以下の視力のロービジョン患者においては自分の手や指の位置が認識できないためこのフィードバックが困難である．実際，2010年にSTSの亜急性臨床試験が行われた際，箸箱や茶碗といったものがあることを認識できたが，それを触ろうとすると位置がずれていたということが多くみられた（図3）[2]．Humayunらは人工視覚の視機能評価の一つとして，PCモニタ上の白色視標をタッチすることで到達運動を評価する"Square Localization"を開発した[3]．

文献は p.305 参照.

[*1] 人工視覚は電極を埋め込む場所によって，主に網膜刺激型（人工網膜），視神経刺激型，脳刺激型の三つに分類される．

[*2] 定位の誤認は通常のロービジョン患者にも発生するが，人工視覚患者においてはそこにビデオカメラのセットアップによるずれも加わる．長年ロービジョンとなっている患者が比較的通常の生活が送れていることが多いのは，学習による修正のためと思われる．

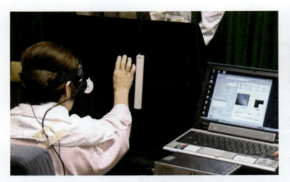

図3 脈絡膜上-経網膜刺激型人工視覚の亜急性臨床試験の様子
眼前に提示された白い棒をつかもうとしているが,手を出す位置と棒の位置がずれてしまっている.

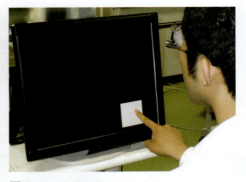

図4 Localization test
弱視治療用眼鏡箔を貼付して擬似的な超低視力をつくり,PCモニタ上にランダムな位置に表示される白色視標の中心を目指して触れる.指がモニタと接触した点を自動計測し,視標の中心からの距離を定量した.

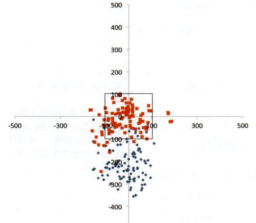

図5 Localization testにおける音声フィードバックの効果
ある被検者においてLocalization testで音声フィードバックを使用した場合としなかった場合の視標からのずれの比較.音声フィードバックありの場合,視標からのずれが小さくなっている.$n=100$,t-test $p<0.001$.
ドットは,タッチした位置の視標からのずれを示す.
■ フィードバックあり
◆ フィードバックなし

　筆者らもこの検査を参考として,弱視治療用眼鏡箔を用いて手動弁以下の擬似的な超低視力をつくり到達運動を評価した(**図4**).その結果,タッチした位置は実際に視標が表示された位置に比べて ① 下方向へ,② 使用した手の方向へ,③ 画面中心付近の収束点へとずれる傾向があることがわかった.実際には,これら以外にもさまざまな定位の誤認が組み合わさっているのではないかと思われる.
　人工視覚患者は適切な生活視力を得るためには,この定位の誤認を修正するためのトレーニングが必要であると考えられる.Localization testにおいて,それぞれの試行ごとに,タッチした位置と実際の視標の位置のずれを音声フィードバックするようにしたところ,20回の試行では明らかな差は認められなかったが,100回の試行では明らかに音声フィードバックありの群で正確性が向上した

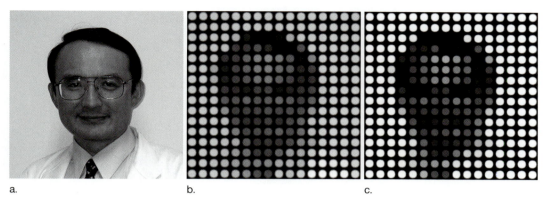

図6 画像処理の一例
a. 元の顔写真.
b. 元の顔写真を単純にその部分の濃淡のみを抽出し,ピクセル化した画像.
c. 元の顔写真に輪郭強調,コントラスト強調処理を行った後にピクセル化した画像
ピクセル化の前に画像処理を行ったcのほうがbよりも人の顔であるということがわかりやすく感じられる.

(図5).実際に人工網膜患者において,こういった学習効果を得,維持するのにどのくらいの回数・頻度の試行が必要かは,今後の検討課題である.

人工視覚で良好な視能力を得るために

　人工視覚において視力を向上させるためにまず最初に考えられる方法は,解像度を上げることである.電極の小型化,高機能化を行うことにより高解像度化は可能だが,単一の網膜神経節細胞の刺激が現実的には不可能である以上,高解像度化には限界がある.しかし適切な画像処理を行うことで,低解像度でも快適に物を見られるようになる可能性がある.

　一つ目の方法としては網膜刺激総量の抑制である.人工視覚の臨床試験において,ある程度の時間,人工視覚を継続して利用した場合,患者は「真っ白になってきて,よくわからなくなった」と訴えることがある.これは視路における電気信号が"飽和"してしまうために起こる現象と思われる.明るい色が多い場所では逆に暗い部分を感知して電気信号を送る,あるいはコントラストの境界線のみを感知するようにすれば電気刺激の総量が減り,飽和状態を軽減できる可能性がある.このことは,通常のロービジョンケアにおけるパソコン画面の白黒反転やタイポスコープと非常によく似ている.

　もう一つの方法は,カメラによる撮影の段階での映像の特徴抽出である.撮影された映像をそのまま色の濃淡で低解像度の電気信号に変換するよりも,輪郭強調,コントラスト強調といった画像処理

を前準備として行うことで,格段に事物の認識率に差が出ることがある(図6)[4].最近の研究では,扁桃核を中心とした辺縁系や下前頭葉などが,顔や表情の低周波数成分の認識に関与している[5]ことがわかっており,顔情報の特徴抽出は特に有用である可能性がある.

　人工視覚患者のロービジョンケアに関しては,新しい技術であるための特異な性質はあるものの,その多くは機械のセットアップや設定に関することである.その他の点に関しては通常のロービジョン患者と大きな違いはないため,対応に関しても同様でよいと思われる.

　　　　　　　　　　　　　　　　(遠藤高生,不二門　尚)

ロービジョンケアのその先に／再生医療

これまでの流れ

　偉大な神経科学者である Cajal[*1] が中枢神経は再生しないと記載してから，100年以上にわたって中枢神経の一部である網膜は再生しないものと考えられてきた．その概念に挑戦する動きは1980年代に現れた．Gouras や Aramant らのグループは胎仔網膜を用いた網膜移植の動物実験を重ね，1990年代には網膜色素変性患者に対して胎児網膜が実際に移植された．しかし，動物実験において生着は確認していたが移植による効果がはっきりと証明されていなかったこと，また一人の患者の治療に4体の胎児網膜が必要であることなどから実際の治療となるには至っていない．筆者らは1990年半ばに現れた神経幹細胞の概念に触れ，これが胎児網膜に変わって網膜細胞移植の細胞源として使用できると考えた．その後，幹細胞研究は進展し，生体内に存在する体性幹細胞のみならず ES 細胞[*2] そして iPS 細胞[*3] が細胞移植材料として使えるようになってきた．われわれは2004年にサル ES 細胞から分化誘導した網膜色素上皮細胞（retinal pigment epithelium；RPE）を用いて RPE 障害モデルラット（RCS ラット）[*4] での治療効果を報告した．その後，2011年にはヒト ES 細胞から分化誘導した RPE 細胞を用いた非滲出型（萎縮型）の加齢黄斑変性（age-related macular degeneration；AMD）の臨床試験が米国で開始され，2014年にはわが国で患者本人の iPS 細胞からつくった RPE が滲出型 AMD に対して移植された．こうして，ES 細胞も iPS 細胞も，他分野に比べて網膜での臨床応用が最も進んでいる状況がつくられた．

眼科領域の細胞治療

　眼科領域では，角膜化学熱傷や Stevens-Johnson 症候群などの角膜上皮幹細胞疲弊症に対して，角膜上皮細胞を用いた細胞シート移植治療が10年以上前から行われている．角膜の場合は透明性が回復できれば視力も良好に回復するが，全例で透明性が回復できるわ

[*1] **Santiago Ramón y Cajal（サンティアゴ・ラモン・イ・カハル）**
中枢神経系が細胞体，樹状突起，軸索をもつニューロンから成り立ちシナプスで連絡するというニューロン説を提唱し，今日の神経科学，神経解剖学の基礎を築いた．ゴルジ染色による神経細胞のスケッチを数多く残している．1906年ノーベル生理学・医学賞．

[*2] **ES 細胞**
embryonic stem cells（胚性幹細胞）．受精卵が育ち胚の状態になった際の内部細胞塊（胎児の体になる部分）を培養した細胞．無限に増殖し，体中のあらゆる細胞に分化する能力（多能性）をもつ．

[*3] **iPS 細胞**
induced pluripotent stem cells（人工多能性幹細胞）．成体の細胞（オリジナルは皮膚の線維芽細胞）に4～6個の遺伝子を導入することによって得られる．ES 細胞と同様に無限に増殖し，あらゆる細胞に分化する細胞．

[*4] **RCS ラット**
RCS：Royal Collage of Surgeons．遺伝子異常によって網膜色素上皮細胞の視細胞外節貪食能がなく二次的に視細胞が変性するラット．レーザー照射による脈絡膜新生血管モデルはあるものの，あくまで新生血管のモデルであり，滲出型加齢黄斑変性の原因である網膜色素上皮障害モデルとしてはこのラットが使われる．

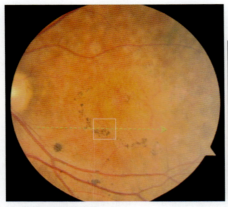
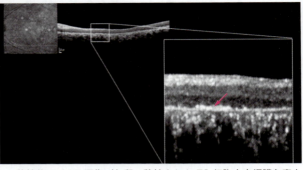

a. 移植後の眼底写真　　b. 移植後のOCT画像（矢印：移植されたES細胞由来網膜色素上皮細胞）

図1　ES細胞由来網膜色素上皮細胞移植
(Schwartz SD, et al：Embryonic stem cell trials for macular degeneration：a preliminary report. Lancet 2012；379：713-720.)

けではなく，術後次第に混濁が出現し治療後もロービジョンにとどまることも多い．

　網膜に関しては，現在海外でいくつかの臨床試験が実施されている．米国のベンチャー企業 Advanced Cell Technology は，Stargardt 病に対するヒト ES 細胞由来 RPE 細胞の移植について 2010 年 11 月に臨床試験実施を許可された．2011 年 1 月には，非滲出型 AMD を対象とする臨床試験も許可され，2011 年 7 月，それぞれ 1 人ずつに 5 万個の RPE 細胞の移植が行われた．2012 年 1 月にその経過が Lancet 誌に掲載され（図1），安全性に関する問題は起きていないこと，Stargardt 病の症例で視力の改善が得られたことが報告された[1]．2014 年 5 月，合計で 34 人の患者に RPE 細胞の移植を行い，安全性に関して問題は起きていないという．また視力が改善した例として，AMD の症例で 0.05 から 0.5 へ（フォローアップ 1 年），Stargardt 病の症例で手動弁から 0.04 へ（フォローアップ 2 年）があったという[2]．同社は英国および提携企業を通じて，韓国でも臨床試験を実施している．

　また英国では，大手製薬企業である Pfizer がロンドン大学を通じて支援する London Project[3] において，急性期の滲出型 AMD に対する ES 細胞由来 RPE 細胞パッチ移植の臨床試験が計画されている．本製品（Pf-05206388）は，ポリエステルの膜に RPE を単層に固定したものであるという．現在のところ，2015 年 2 月の臨床試験開始が予定されている．そして，2014 年 9 月にはわが国で患者 iPS

文献は p.305 参照.

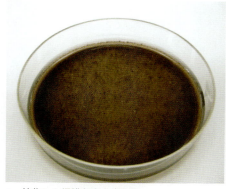
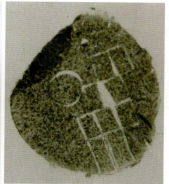

a. 純化した網膜色素上皮細胞　　　　b. レーザーにより切断した細胞シート

図2　ヒトiPS細胞由来網膜色素上皮細胞

細胞から分化誘導したRPEシート移植（図2）を滲出型AMDに血管抜去術とともに施行した．

　しかし，これら実際試みられているRPE移植では，早期には神経網膜がかなり障害された重症症例を対象とすることが多く，また今後計画されている視細胞移植では中枢神経の再構築を必要とすることから，大幅な視力回復は困難でロービジョンの範囲にとどまることが多いと考えられる．

　さらに，これら細胞を置き換える治療のほかに，網膜変性疾患に対してStemCells Inc.による同種神経幹細胞（HuCNS-SC）移植，Janssen Research & Development, L.L.C.による同種臍帯組織由来細胞（CNTO2476）移植，Bioheart, Inc.による自家脂肪由来幹細胞移植などの臨床試験が栄養因子による網膜機能の回復効果をねらって行われている．しかし，いずれにしても網膜の細胞治療では，多くの症例を良好な視力に回復するような治療となるには10年以上の年月が必要であろう．

再生医療治療後に必要なロービジョンケア

　そこで必要となってくるのが，ロービジョンケアである．再生医療だけでは読書ができるような視力までは回復しないとすれば，再生医療を有用な治療とするためには少し回復させた視機能を使って日常生活や仕事ができるようにするロービジョンケアが必要であり，再生医療はロービジョンケアとセットで完成する治療ともいえるのである（図3）．ロービジョンケアとは，よりよく見る工夫（視覚補助具，照明），視覚以外の感覚の活用（音声機器，触読機器），情報入手手段の確保（ラジオ，パソコン），その他の生活改善（点字

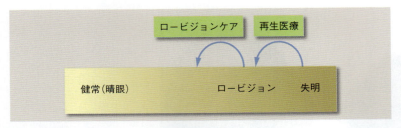

図3 再生医療とロービジョンケアの関係
再生医療は，当面はロービジョンケアとセットで完成する治療である．

図書館，生活訓練施設)，などについての情報提供や，指導，訓練である．しかし，再生医療に伴うロービジョンケアで大事なのは，大きな期待をもって受ける再生医療がそれだけで良好な視力に回復させる治療ではないという現実の認識"健全なあきらめ[4]"である．それによって，ロービジョンケアを積極的に受ける心づもりができる．そして，そのために必要なのは再生医療についての正しい情報である．マスメディアを通して得られる情報は，ともすると輝かしい夢の治療としての再生医療になりがちなので，病院とは別に患者会や視覚障害センターなどのマスメディア以外の情報源をもつことが重要である．

　また，再生医療は従来のロービジョンケアのありかたについても変革をもたらす可能性がある．すなわち特に視細胞移植の場合，視機能の改善を得るためには移植された視細胞が患者の網膜組織とシナプスを形成し有機的な神経回路網を構築することが必須であり，そのためには脳梗塞後のリハビリのように視能訓練的なトレーニング，リハビリテーションが有効である可能性がある．残された機能を活用するための従来型のロービジョンケアから，今後は，真の意味での網膜の機能再生を目指す新しいロービジョンケアを開発する必要もあるであろう．再生医療や人工網膜とともに，ロービジョンケアにもイノベーションがもたらされる可能性がある．

（高橋政代）

文献

項目起始頁	文献番号	文献
		■ ロービジョンケアとは？
2	1	仲泊 聡ら：総合的視覚リハビリテーションシステムプログラムの開発（H22-感覚-一般-005）．平成23年度厚生労働科学研究費補助金事業総括・分担研究報告書．2012. http://www.shikakuriha.net/index.html よりダウンロード可能．
2	2	日本眼科医会研究班：日本眼科医会研究班報告2006～2008年：日本における視覚障害の社会的コスト．日本の眼科 2009；80(6)，付録．
2	3	厚生労働省社会・援護局障害保健福祉部：平成23年生活のしづらさなどに関する調査（全国在宅障害児・者等実態調査）．2013. http://www.mhlw.go.jp/toukei/list/dl/seikatsu_chousa_c_h23.pdf よりダウンロード可能．
		■ ロービジョンケアへの導入
14	1	川瀬和秀：他業種との連携（スマートサイト）．OCULISTA 2014；15：62-68.
		■ 視力とその矯正
22	1	柿澤敏文ら：全国小・中学校弱視特別支援学級及び弱視通級指導教室児童生徒の視覚障害原因等の実態とその推移—2010年度全国調査を中心に—．弱視教育 2012；49：6-17.
		■ 読書視力
29	1	Jackson AJ, et al：Low Vision Manual. Edinburgh：Elsevier Butterworth-Heinemann；2007.（小田浩一監訳：ロービジョンマニュアル．東京：オー・ビー・エス；2010.）
29	2	小田浩一：ロービジョンの読書困難を測定しエイドを適切に選択するための読書チャートMNREAD-J(2). 弱視教育 2001；39：11-14.
29	3	小田浩一：視覚障害とエイド．心理学評論 2001；44：177-190.
29	4	小田浩一：readingの評価．樋田哲夫編．眼科プラクティス14 ロービジョンケアガイド．東京：文光堂；2007. p.98-101.
29	5	Legge GE, et al：Psychophysics of reading-XII. Clinical predictors of low-vision reading speed. Invest Ophthalmol Vis Sci 1992；33：677-687.
		■ コントラスト感度
34	1	Owsley C, et al：Contrast sensitivity, acuity, and the perception of 'real-world' targets. Br J Ophthalmol 1987；71：791-796.
34	2	De Valois RL, et al：Spatial vision. New York：Oxford University Press；1990.
34	3	Peli E, et al：Image enhancement for the visually impaired. Simulations and experimental results. Invest Ophthalmol Vis Sci 1991；32：2337-2350.
34	4	Marron JA, et al：Visual factors and orientation-mobility performance. Am J Optom Physiol Opt 1982；59：413-426.
34	5	Cornelissen FW, et al：Object perception by visually impaired people at different light levels. Vision Res 1995；35：161-168.
34	6	West SK, et al：How does visual impairment affect performance on tasks of everyday life? The SEE project. Arch Ophthalmol 2002；120：774-780.
34	7	池田光男：眼は何を見ているか—視覚系の情報処理．東京：平凡社；1988.

文献番号：アラビア数字（1，2，3…）は本文中に参照位置のある文献，ローマ数字（i, ii, iii…）は項目全体についての参考文献であることを示します．

項目起始頁	文献番号	文献
		■ 動的視野
40	1	友永正昭：動的量的視野．眼科学大系1眼科診断学・眼機能．東京：中山書店；1993．p.489-496.
40	2	小田浩一：中心視と周辺視の機能的差異 ロービジョン研究から．VISION 1999；11：183-186.
40	3	Pelli DG：The visual requirements of mobility. In：Woo GC, editor. Low vision: Principles and Applications. New York：Springer-Verlag；1986. p.134-146.
40	4	Lovie-Kitchin J, et al：When areas of the visual field are important for mobility in low vision patients? Clin Vis Sci 1990；5：249-263.
40	5	和氣洋美：低視力・視野狭窄シミュレーション下での歩行等日常動作．人間科学研究年報 2008；2：5-30.
		■ 静的視野
44	1	障害福祉研究会：第2章 視覚障害．身体障害認定基準及び認定要領．東京：中央法規出版；2003. p.91-135.
44	2	鈴村弘隆：視覚障害認定のための自動視野計による視野検査の要領．東京：カールツァイスメディテック：2003. p.80-84.
44	3	鈴村弘隆：II 視覚障害認定基準 3.視野検査の要領．特集/眼科診療に役立つ情報集．眼科 1996；38：1223-1228.
44	4	加茂純子：視覚障害者等級の視野判別をハンフリー自動視野計（740型）静的プログラムを用いた場合と同社（750型）動的プログラムを用いた際の乖離の可能性．日本眼科紀要 2005；56：176-180.
44	5	加茂純子ら：視覚障害者5級取得目的の周辺視野は静的プログラムで悪化する．日本眼科紀要 2006；57：437-441.
44	6	加茂純子ら：視覚障害者手帳5級の視野面積を測る方法―動的視野測定機能を備えた自動視野計を用いた場合．臨床眼科 2005；59：441-444.
44	7	加茂純子：視覚障害者手帳視野障害5級の面積計算．日本眼科紀要 2005；56：595-598.
44	8	Esterman B：Grid for scoring visual field. II. Perimeter. Arch Ophthalmol 1968；79：400-406.
44	9	Esterman B：Grids for functional scoring of visual field. Doc Ophthalmol Proc Ser 1981；26：373-380.
44	10	Esterman B：Functional scoring of the binocular field. Ophthalmology 1982；89：1226-1234.
44	11	Mills RP, et al：Esterman disability rating in severe glaucoma. Ophthalmology 1986；93：371-378.
44	12	Van Rijn LJ：Binocular visual field measurement for driving assessment：comparison of Esterman and Goldmann techniques. In：van den Berg TJTP, et al, edtors. Assessment of visual function of driving-license holders. Joint research project supported by the European Commission I-TREN E3 200 7 SI2. 282826. 2003. p.61-80.
44	13	Colenbrander A：The Functional Vision Score：A coordinated scoring system for visual impairments, disabilities, and handicaps. In：Kooijman AC, et al, editors. Low Vision：Research and New Developments in Rehabilitation. Studies in Health Technology and Informatics. Amsterdam：IOS Press；1994. p.552-561.
44	14	Colenbrander A：Visual Standards—Aspects and Ranges of Vision Loss. http://www.icoph.org/downloads/visualstandardsreport.pdf

項目起始頁	文献番号	文献
44 - 15		American Medical Association (AMA): Guides to the Evaluation of Permanent Impairment, Chapter 12. Anderson GBJ, et al, editors. 5th ed. 2000. p.277-304.／Rondinelli R, editor. 6th ed, 2008. p.281-319.
44 - 16		Colenbrander A: Assessment of functional vision and its rehabilitation. Acta Ophthalmol 2010；88：163-173.
44 - 17		山縣祥隆：視野障害者の移動困難度評価における Esterman disability score の有用性に関する臨床統計学的研究. 日本眼科学会雑誌 2010；114：14-22.
44 - 18		加茂純子ら：American Medical Association の Visual Field Score の Humphrey Field Score による静的視野と Goldmann 視野の結果の試行. 臨床眼科 2011；65：1243-1249.
44 - 19		原田 亮ら：Goldmann III4e による日本人の正常視野. 日本ロービジョン学会誌 2011；11：102-107.
44 - 20		加茂純子（日本眼科医会身体障害認定基準に関する委員会）：身体障害認定における視覚障害評価 第2回 国際基準であり Quality of Life(QOL) との相関がある Functional Vision Score (FVS). 日本の眼科 2011；82：463-467.
44 - 21		加茂純子（日本眼科医会身体障害認定基準に関する委員会）：身体障害認定における視覚障害評価 第3回 Visual Acuity Score(VAS) と Visual Field Score(VFS) の測定の実際. 日本の眼科 2011；82：755-758.
44 - 22		加茂純子（日本眼科医会身体障害認定基準に関する委員会）：身体障害認定における視覚障害評価 第4回 WHO の障害定義の変遷，FVS と Whole Person Impairment (WPI：個人に対するインパクト). 日本の眼科 2011；82：1069-1072.
44 - 23		加茂純子（日本眼科医会身体障害認定基準に関する委員会）：身体障害認定における視覚障害評価 第5回 自動視野計による評価にも対応しやすい Functional Field Score(FFS). 日本の眼科 2011；82：1339-1341.
44 - 24		加茂純子（日本眼科医会身体障害認定基準に関する委員会）：身体障害認定における視覚障害評価 第6回 ロービジョンケアへの連結，全国の視覚障害原因疾病統計に役立てる. 日本の眼科 2011；82：1617-1619.
		■ マイクロペリメトリ
48 - 1		梶田房枝ら：正常者における2種類の眼底直視下微小視野計の計測結果の比較. あたらしい眼科 2012；29：1709-1711.
48 - 2		Sawa M, et al：A microperimeter that provides fixation pattern and retinal sensitivity measurement. Jpn J Ophthalmol 2006；50：111-115.
		■ 視覚関連 QOL・ADL
52 - 1		Suzukamo Y, et al：Psychometric properties of the 25-item National Eye Institute Visual Function Questionnaire(NEI VFQ-25), Japanese version. Health Qual Life Outcomes 2005；3：65.
52 - 2		Steinberg EP, et al：The VF-14. An index of functional impairment in patients with cataract. Arch Ophthalmol 1994；112：630-638.
52 - 3		鈴鴨よしみ，ら：視覚障害への心理的適応を測定する尺度，The Nottingham Adjustment Scale 日本語版の開発. 心身医学 2001；41：610-618.
52 - 4		島 悟ら：新しい抑うつ性自己評価尺度について. 精神医学 1985；27：717-723.
52 - 5		杉下守弘ら：高齢者用うつ尺度短縮版-日本版 (Geriatric Depression Scale Short Version—Japanese, GDS-S-J) の作成について. 認知神経科学 2009；11：87-90.
52 - 6		川瀬和秀ら：疾患別ロービジョンケア "緑内障". 日本眼科紀要 2006；57：261-266.
52 - 7		Williams RA, et al：The psychosocial impact of macular degeneration. Arch Ophthalmol 1998；116：514-520.

項目起始頁	文献番号	文献
52 – 8		Sugawara T, et al：Relationship between peripheral visual field loss and vision-related quality of life in patients with retinitis pigmentosa. Eye（Lond）2010；24：535-539.
52 – 9		Hahm BJ, et al：Depression and the vision-related quality of life in patients with retinitis pigmentosa. Br J Ophthalmol 2008；92：650-654.
52 – 10		Sieu N, et al：Depression and incident diabetic retinopathy：a prospective cohort study. Gen Hosp Psychiatry 2011；33：429-435.
■ 視覚電気生理（網膜電図，視覚誘発電位）		
58 – 1		Marmor MF, et al：Standard for clinical electroretinography（2008 update）. Doc Ophthalmol 2009；118：69-77.
58 – 2		山本修一ら編：どうとる？ どう読む？ ERG．東京：メジカルビュー社；2004.
58 – 3		Sutter EE, et al：The field topography of ERG components in man-I. The photopic luminance response. Vision Res 1992；32：433-446.
58 – 4		American Clinical Neurophysiology Society：Guideline 5：Guidelines for standard electrode position nomenclature. J Clin Neurophysiol 2006；23：107-110.
58 – 5		Odom JV, et al：ISCEV standard for clinical visual evoked potentials〈2009 update〉. Doc Ophthalmol 2010；120：111-119.
■ 屈折矯正		
70 – 1		Bailey IL, et al：Low vision magnifier—their optical parameters and methods for prescribing. Optom Vis Sci 1994；71：689-698.
70 – 2		Woodhouse JM, et al：Reduced accommodation in children with Down syndrome. Invest Ophthalmol Vis Sci 1993；34：2382-2387.
70 – 3		Jackson AJ, et al：The optometric assessment of the visually impaired infant and young children. Ophthalmic Physiol Opt 1999；19（Suppl）：S49-S62.
70 – 4		佐藤義憲：特集　見逃してはならない 10 の Signs&Symptoms「先生，インスリンを注射してから目が見づらくなったのですが…」．糖尿病診療マスター 2008；6：247-249.
70 – 5		Okamoto F, et al：Refractive changes in diabetic patients during intensive glycaemic control. Br J Ophthalmol 2000；84：1097-1102.
70 – 6		松浦豊明ら：透析患者における眼科的自覚症状および視力の比較．日本糖尿病眼学会誌 2012；17：53-56.
70 – 7		三浦克洋ら：シリコーンオイル注入眼の近用屈折矯正．臨床眼科医報 2003；97：76-80.
70 – i		樋田哲夫編：眼科プラクティス 14 ロービジョンケアガイド．東京：文光堂；2007.
70 – ii		小田浩一総監訳：ロービジョン・マニュアル．東京：オー・ビー・エス；2010.
■ 読書補助具		
75 – 1		藤田京子：読書用補助具の選定と訓練．樋田哲夫編．眼科プラクティス 14 ロービジョンケアガイド．東京：文光堂；2007．p.28-30.
■ 遮光眼鏡		
81 – 1		堀口浩史：遮光眼鏡と羞明―分光分布から羞明を考える―．あたらしい眼科 2013；30：1093-1100.
81 – 2		守本典子：遮光眼鏡．眼科ケア 2003；5：280-285.
81 – 3		新井千賀子：小児と重複障害時・者に対する遮光眼鏡処方．日本ロービジョン学会誌 2011；11：24-26.
81 – 4		永井春彦：遮光眼鏡選定のコツ．日本弱視斜視学会報 2004；40：22-26.
81 – 5		石井雅子：遮光眼鏡処方の実際．日本ロービジョン学会誌 2011；11：17-22.
81 – 6		堀口浩史ら：羞明の科学―遮光眼鏡適合判定のために．視覚の科学 2010；31：77-81.

項目起始頁	文献番号	文献
		■ 偏心視訓練
87	1	守本典子：『偏心視域』の定義と用法の提案―Preferred Retinal Locus（PRL）の検証から．日本ロービジョン学会誌 2010；10：15-19.
87	2	Verezen CA, et al：Eccentric viewing spectacles in everyday life, for the optimum use of residual functional retinal areas, in patients with age-related macular degeneration. Optom Vis Sci 1996；73：413-417.
87	3	Rosenberg R, et al：Role of prism relocation in improving visual performance of patients with macular dysfunction. Optom Vis Sci 1989；66：747-750.
87	4	江崎秀子：プリズム法によって偏心視の改善が得られた後期緑内障の1例．あたらしい眼科 2012；29：1164-1167.
87	5	三輪まり枝：拡大読書器を用いた Preferred Retinal Locus（PRL）の獲得および偏心視の訓練．日本ロービジョン学会誌 2010；10：23-30.
87	6	Vingolo EM, et al：Low-vision rehabilitation by means of MP-1 biofeedback examination in patients with different macular diseases：a pilot study. Appl Psychophysiol Biofeedback 2009；34：127-133.
		■ 非光学的補助具による日常生活訓練
91	1	『ロービジョン関連用語ガイドライン』 http://www.jslrr.org/page/guideline
91	2	見えない・見えにくい方のための支援器具ガイドブック 見えない・見えにくい方へ．栃木：国立塩原視力障害センター 小冊子委員会；2010.
91	3	身体障害者福祉法.
		■ ロービジョンケアにおける心理的ケア
96	1	エリザベス・キューブラー＝ロス著，鈴木 晶訳：死ぬ瞬間―死とその過程について．東京：中央公論社；2001. p.67-230.
96	2	カール・R・ロジャーズ著，保坂 亨ら訳：クライアント中心療法．東京：岩崎学術出版；2005. p.24-65.
96	3	アーロン・T・ベック著，大野 裕訳：認知療法―精神療法の新しい発展．東京：岩崎学術出版；1990. p.26-82.
96	4	ジュディス・S・ベック著，伊藤絵美ら訳：認知療法実践ガイド―基礎から応用まで．東京：星和書店；2004. p.141-169.
96	5	中村 敬ら：外来森田療法のガイドライン．日本森田療法学会雑誌 2009；20：91-103.
96	6	大原健士郎：神経質性格，その正常と異常―森田療法入門．大原健士郎選集 1. 東京：星和書店；2007. p.37-82.
96	7	鈴鴨よしみ：眼科における QOL 評価．神経眼科 2011；28：30-38.
96	8	トリシャ・グリーンハルら著，斉藤清二ら訳：ナラティブ・ベイスト・メディスン―臨床における物語りと対話．東京：金剛出版；2001. p.3-17.
96	9	気賀沢一輝：専門医療とプライマリケアにおける医師と患者―ロービジョンケアにおける Narrative-Based Medicine（NBM）の役割とその担い手について．日本ロービジョン学会誌 2009；9：41-46.
96	10	鈴木勝巳ら：物語りに基づく医療（Narrative-based Medicine）の発展可能性に向けた医療人類学の取り組み：証言に基づく医療の事例紹介．心身医学 2007；47：185-191.
96	11	気賀沢一輝：ロービジョンケアに役立つ精神療法の基礎知識．日本ロービジョン学会誌 2011；11：1-6.

項目起始頁	文献番号	文献
		■ 視覚障害判定（欧米との違い）
104	1	障害者福祉研究会：第 2 章　視覚障害．新訂　身体障害認定基準および認定要領．東京：中央法規出版；2003．p.91-97.
104	2	加茂純子：Deeper insight 身体障害者手帳と視野．根木　昭編．眼科プラクティス 15 視野．東京：文光堂；2007．p.319-322.
104	3	守本典子：身体障害者認定基準の問題点．樋田哲夫編．眼科プラクティス 14 ロービジョンケアガイド．東京：文光堂；2007．p.185-188.
104	4	若倉雅登：精神活動，社会生活に関する調査．三村　治編．眼科疾患のボツリヌス治療．東京：診断と治療社；2009．p.27-28.
104	5	Colenbrander A：Visual Standards―Aspects and Ranges of Vision Loss. http://www.icoph.org/downloads/visualstandardsreport.pdf
104	6	Colenbrander A：Chapter 12 The Visual System. In：Cocchiarella L, et al, editors. Guides to the Evaluation of Permanent Impairment. 5th ed. Chicago：AMA Press；2001.
104	7	山縣祥隆ら：視覚障害患者の移動困難度評価における Esterman disability score の有用性に関する臨床統計学的研究．日本眼科学会雑誌 2010；114：14-22.
104	8	山縣祥隆：視野．樋田哲夫編．眼科プラクティス 14 ロービジョンケアガイド．東京：文光堂；2007．p.95.
104	9	宇田川さち子ら：緑内障患者の American Medical Association Functional Vision Score による機能的視覚評価．眼科臨床紀要 2010；3：435-438.
104	10	加茂純子（日本眼科医会身体障害認定基準に関する委員会）：身体障害認定における視覚障害評価 第 1 回 米国 American Medical Association（AMA）が推奨する評価法と英国等のシステムについて．日本の眼科 2011；82：165-167.
104	11	加茂純子（日本眼科医会身体障害認定基準に関する委員会）：身体障害認定における視覚障害評価 第 2 回 国際基準であり Quality of Life（QOL）との相関がある Functional Vision Score（FVS）．日本の眼科 2011；82：463-467.
104	12	加茂純子（日本眼科医会身体障害認定基準に関する委員会）：身体障害認定における視覚障害評価 第 3 回 Visual Acuity Score（VAS）と Visual Field Score（VFS）の測定の実際．日本の眼科 2011；82：755-758.
104	13	加茂純子（日本眼科医会身体障害認定基準に関する委員会）：身体障害認定における視覚障害評価 第 4 回 WHO の障害定義の変遷，FVS と Whole Person Impairment（WPI：個人に対するインパクト）．日本の眼科 2011；82：1069-1072.
104	14	加茂純子（日本眼科医会身体障害認定基準に関する委員会）：身体障害認定における視覚障害評価 第 5 回 自動視野計による評価にも対応しやすい Functional Field Score（FFS）．日本の眼科 2011；82：1339-1341.
104	15	加茂純子（日本眼科医会身体障害認定基準に関する委員会）：身体障害認定における視覚障害評価 第 6 回 ロービジョンケアへの連結，全国の視覚障害原因疾病統計に役立てる．日本の眼科 2011；82：1617-1619.
104	16	Langelaan M, et al：Intra- and interrater agreement and reliability of the Functional Field Score. Ophthalmic Physiol Opt 2005；25：136-142.
104	17	Rodinelli R：Chapter 1 Conceptual Foundations and Philosophy. In：Rodinelli R, editor. Guides to the Evaluation of Permanent Impairment. 6th ed. Chicago：AMA Press；2008. p.1-18.
104	18	van Rijn LJ：Binocular visual field measurement for driving assessment：comparison of Esterman and Goldmann techniques. In：van den Berg TJTP, et al. Assessment of visual function of driving-license holders. Joint research project supported by the European Commission I-TREN E3 200 7 SI2. 282826. 2003. p.61-80.

項目起始頁	文献番号	文献
104	19	Langelaan M, et al：Functional field score：The effect of using Goldmann V-4e isopters instead of a Goldmann III-4e isopter. Invest Ophthalmol Vis Sci 2006；47：1817-1823.
104	20	加茂純子ら：American Medical Association の Visual Field Score の Humphrey Field Score による静的視野と Goldmann 視野の結果の試行．臨床眼科 2011；65：1243-1249.
104	21	Massof RW：The measurement of vision disability. Vis Sci 2002；79：518.
104	22	Weber EH：Der Tastsin und das Gemeingefühl. In：Wagner R, editor. Handwörterbuch der Physiologie, Vol 3. Braunschweig：Vieweg；1846. p.481-588.
104	23	Fechner GT, et al：Elements of Psychophysics, Vol 1. New York：Holt Rinehart & Winston；1966.
104	24	Fuhr PSW, et al：The AMA Guides functional score is a better predictor of vision targeted quality of life than traditional measures of visual acuity or visual field extent. Visual Impairment Research 2003；5：137-146.
104	25	Seo JH, et al：Assessment of functional vision score and vision-specific quality of life in individuals with retinitis pigmentosa. Korean J Ophthalmol 2009；23：164-168.
104	26	加茂純子ら：緑内障のある運転手の Binocular Esterman Score 対 Functional Field Score の The 25-item National Eye Institute Visual Function Questionnaire への関連．日本ロービジョン学会誌 2013；13：11-15.

■ 遺伝相談

110	1	日本医学会：『医療における遺伝学的検査・診断に関するガイドライン』 http://jams.med.or.jp/guideline/genetics-diagnosis.html
110	2	NHK 時事公論：『遺伝子検査と私たちの未来』 http://www.nhk.or.jp/kaisetsu-blog/100/156994.html
110	3	日本産婦人科学会：『出生前に行われる遺伝学的検査および診断に関する見解』 http://www.jsog.or.jp/ethic/H25_6_shusseimae-idengakutekikensa.html
110	4	岩田文乃：遺伝相談（主治医としてのかかわり方）．OCULISTA 2014；15：79-85.
110	5	岩田文乃ら：遺伝相談．眼科 2003；45：1760-1768.
110	6	国立がん研究センター　がん情報サービス：『網膜芽細胞腫』 http://ganjoho.jp/public/cancer/data/retinoblastoma.html
110	7	田辺歌子ら：日本における網膜色素変性の経験的危険率．日本眼科学会雑誌 1992；96：231-236.
110	8	松永　英：網膜色素変性の遺伝的研究．厚生省特定疾患網膜色素変性症調査研究班　昭和 51 年度報告書．1977．p.111-128.

■ 歩行訓練

120	1	清水美知子ら：見えにくい世界―みえるとみえないの狭間を歩く―．大阪：シイーム；2011.
120	2	村上琢磨ら：目の不自由な方を誘導するガイドヘルプの基本　第 2 版．東京：文光堂；2009.
120	3	速水　洋ら：見えない人こそよくみえる―視覚障害者ガイドヘルプの手引き―．東京：生活書院；2012.
120	4	『日本点字図書館　わくわく用具ショップ』 http://yougu.nittento.or.jp/
120	i	『視覚障害リハビリテーション協会』 http://www.jarvi.org/

項目起始頁	文献番号	文献
		■ 眼科ですべきパソコンの操作環境整備
126	1	西脇友紀ら：ロービジョン患者の Quality of Life（QOL）評価と潜在的ニーズ．日本眼科紀要 2002；53：527-531.
126	2	田口朋子ら：中途視覚障害者への院内での情報提供．第8回 視覚障害リハビリテーション研究発表大会論文集．1999．p.117-120.
126	3	小田浩一：ミネソタ読書チャート MNREAD-J．丸尾敏夫編．眼科診療プラクティス 57 視力の正しい測り方．東京：文光堂；2000．p.79.
126	4	小田浩一ら：MNREAD-J に関する Q&A．1998．http://www.cis.twcu.ac.jp/~k-oda/MNREAD-J/MNREADJ-QandA.html
126	5	末成智子：印刷物の文字サイズ．樋田哲夫編．眼科プラクティス 14 ロービジョンケアガイド．東京：文光堂；2007．p.34-35.
126	6	苧阪直行：移動窓による読みの実験的研究．苧阪直行編．読み―脳と心の情報処理．東京：朝倉書店；1998．p.26.
		■ 日常生活動作訓練
134	i	鈴木文子ら：視覚障害者の日常生活訓練 改訂新版．視覚障害者支援総合センター；2011.
134	ii	坂本洋一：改訂 視覚障害リハビリテーション概論．東京：中央法規；2007.
134	iii	鈴木文子ら：視覚障害者の調理指導．日本盲人福祉研究会；1990.
134	iv	鈴木文子ら：視覚障害者の調理指導 実習ハンドブック．視覚障害リハビリテーション協会；1992.
		■ クリニックでの立ち上げ
146	1	山本修一：ロービジョンケア，いつでも，どこでも，誰にでも．日本の眼科 2013；84：750-753.
146	2	新井三樹：ロービジョンエイド 光学的補助具．新井三樹編．疾患への対応 ロービジョンケア．東京：メジカルビュー社；2003．p.16-21.
		■ 病院での立ち上げ
152	1	厚生労働省社会・援護局障害保健福祉部企画課 平成18年身体障害児・者実態調査．2008.
152	2	柳澤美衣子ら：眼科ロービジョン外来における使用頻度の高い光学的補助具．臨床眼科 2007；61：363-366.
152	3	Mangione CM, et al：Development of the 25-item National Eye Institute Visual Function Questionnaire. Arch Ophthalmol 2001；119：1050-1058.
152	4	Sumi I, et al：The relationship between visual disability and visual field in patients with glaucoma. Ophthalmology 2003；110：332-339.
152	5	国松志保ら：拡大読書器使用状況の追跡調査．臨床眼科 2004；58：1667-1671.
152	6	国松志保ら：ロービジョンケアにおける眼科医の役割．臨床眼科 2010；64：449-453.
		■ 網膜色素変性
166	1	中江公裕ら：日本人の視覚障害の原因―15年前との比較．医学のあゆみ 2008；225：691-693.
166	2	Hayakawa M, et al：A multicenter study of typical retinitis pigmentosa in Japan. Jpn J Ophthalmol 1993；37：156-164.
166	3	Yoshida N, et al：Laboratory evidence of sustained chronic inflammatory reaction in retinitis pigmentosa. Ophthalmology 2013；120：e5-12.

項目起始頁	文献番号	文献
166	4	牛尾直美ら：網膜色素変性における白内障手術成績の検討．眼科臨床医報 2007；101：1065-1067．
166	5	Legge GE, et al：Psychophysics of reading．I．Normal vision．Vision Research 1985；25：239-252．
166	6	小田浩一ら：ロービジョンエイドを処方するための新しい読書検査表 MNREAD-J．第7回視覚障害リハビリテーション研究発表大会論文集 1998．p.157-160．
166	7	西田朋美ら：ロービジョン検査判断料とこれからのロービジョンケア．眼科 2013；55：593-600．

■ 加齢黄斑変性

176	1	Yasuda M, et al：Nine-year incidence and risk factors for age-related macular degeneration in a defined Japanese population the Hisayama study．Ophthalmology 2009；116：2135-2140．
176	2	佐藤里奈ら：わが国における視覚障害の原因と現状．網膜脈絡膜・視神経萎縮症に関する調査研究．平成24年度統括・分担研究報告書．2013．p.31-32．
176	3	Timberlake GT, et al：Reading with a macular scotoma．II．Retinal locus for scanning text．Invest Ophthalmol Vis Sci 1987；28：1268-1274．
176	4	藤田京子ら：加齢黄斑変性瘢痕期における preferred retinal locus．日本眼科学会雑誌 2003；107：602-606．
176	5	Matsumoto Y, et al：How spatial orientation of Japanese text affects fixation points in patients with bilateral macular atrophy．Jpn J Ophthalmol 2005；49：462-468．
176	6	Lei H, et al：Using two preferred retinal loci for different lighting conditions in patients with central scotomas．Invest Ophthalmol Vis Sci 1997；38：1812-1818．
176	7	三輪まり枝：拡大読書器を用いた preferred retinal locus（PRL）の獲得および偏心視の訓練．日本ロービジョン学会誌 2010；10：23-30．
176	8	Whittaker SG, et al：Eccentric fixation with macular scotoma．Invest Ophthalmol Vis Sci 1988；29：268-278．
176	9	中村仁美ら：MNREAD-J を用いた加齢黄斑変性患者に対するロービジョンエイドの処方．日本視能訓練士協会誌 2000；28：253-261．
176	10	Brody BL, et al：Self-management of age-related macular degeneration at the 6-month follow-up：a randomized controlled trial．Arch Ophthalmol 2005；123：46-53．

■ 糖尿病網膜症

182	1	Kawasaki R, et al：Incidence and progression of diabetic retinopathy in Japanese adults with type 2 diabetes：8year follow-up study of the Japan Diabetes Complications Study（JDCS）．Diabetologia 2011；54：2288-2294．
182	2	中江公裕：わが国における視覚障害の現状．厚生労働省難治性疾患克服研究事業 網膜脈絡膜・視神経萎縮症に関する研究班 平成17年度研究報告書．2006．p.263-267．
182	3	堀 貞夫ら：糖尿病網膜症の治療戦略．日本眼科学会雑誌 2010；114：202-216．
182	4	The Diabetes Control and Complications Trial Research Group：Early worsening of diabetic retinopathy in the diabetes control and complications trial．Arch Ophthalmol 1998；116：874-886．
182	5	山縣祥隆ら：ロービジョンケアを紹介する兵庫県版スマートサイト「つばさ」の短期的効果について．日本ロービジョン学会誌 2012；11：5-10．
182	6	安藤伸朗：糖尿病網膜症による視覚障害者へのアプローチ．月刊糖尿病 2012；4：97-102．

項目起始頁	文献番号	文献
		■ 緑内障
189	1	川瀬和秀ら：疾患別ロービジョンケア"緑内障". 日本眼科紀要 2006；57：261-266.
189	2	本間友里恵ら：新潟大学ロービジョン外来における緑内障患者の受診状況. あたらしい眼科 2013；30：1029-1033.
189	3	石井雅子ら：緑内障患者における両眼視および単眼視での読書能力と中心視野感度の関係. 日本眼科学会雑誌 2013；117：925-930.
189	4	遠藤由利子：緑内障フレンド・ネットワークの紹介. 日本眼科紀要 2006；57：267-269.
		■ 変性近視
197	1	Iwase A, et al：Prevalence and cause of low vision and blindness in Japanese adult population：the Tajimi Study. Ophthalmology 2006；113：1354-1362.
197	2	中江公裕ら：わが国における視覚障害の現状. 厚生労働科学研究費科学研究費補助金 難治性疾患克服研究事業 網脈絡膜・視神経萎縮症に関する研究 平成17年度総括・分担研究報告書. 2006. p.263-267.
197	3	所 敬ら：高度近視の視力障害について. 厚生省特定疾患網膜脈絡膜萎縮症調査研究班, 昭和53年度報告書. 1979. p.14-18.
197	4	Yoshida T, et al：Myopic choroidal neovascularization：a 10-year follow-up. Ophthalmology 2003；110：1297-1305.
197	5	Ohno-Matsui K, et al：Patchy atrophy and lacquer cracks predispose to the development of choroidal neovascularisation in pathological myopia. Br J Ophthalmol 2003；87：570-573.
197	6	Suzuki Y, et al：Risk factors for open-angle glaucoma in a Japanese population：the Tajimi Study. Ophthalmology 2006；113：1613-1617.
197	7	大野京子：近視性視神経症. 近視―基礎と臨床―. 東京：金原出版；2012. p.147-152.
197	8	所 敬：病的近視の眼鏡矯正. 視覚の科学 2003；24：81-84.
197	9	三輪まり枝：拡大読書器を用いたPreferred Retinal Locus（PRL）の獲得および偏心視の訓練. 日本ロービジョン学会誌 2010；10：23-30.
197	10	高良由紀子ら：強度近視眼の眼内レンズ移植と希望屈折度. 臨床眼科 1993；47：1595-1599.
197	11	西田朋美ら：白内障手術既往のあるロービジョン患者の近見用視覚補助具処方状況. 臨床眼科 2013；67：281-284.
197	12	森山無価：予防と治療. 近視―基礎と臨床―. 東京：金原出版；2012. p.156-162.
		■ 小児
205	1	Hoyt CS, et al：How to help the visually disabled child and family. In：Hoyt CS, et al, editor. Pediatric Ophthalmology and Strabismus. 4th edition. Edinburgh：Elsevier Saunders；2013. p.619-623.
205	2	Liberman L, et al：Health-related fitness of children who are visually impaired. J Vis Impair Blind 2001；95：21-29.
205	3	Hatton DD, et al：Developmental growth curves of preschool children with visual impairments. Child Development 1997；68：788-806.
205	4	新井千賀子ら：医療機関における視覚障害をもつ小児の養育者ニーズ調査. 第7回視覚障害リハビリテーション研究発表大会論文集 1998. p.173-176.
205	5	三輪まり枝ら：ロービジョン児における医療と家庭, 教育との連携. 日本眼科紀要 2002；52：567-574.

項目起始頁	文献番号	文献
205	6	三輪まり枝ら：ロービジョン児における長期フォローアップを行った症例について．眼科臨床医報 2002；96：66-71.
205	7	三宅 琢：タブレット型PCやスマートフォンを用いたロービジョンケア．日本の眼科 2013；84：745-750.
205	8	仁科幸子：年齢別疾患別ケア．眼科プラクティス14 ロービジョンケアガイド．東京：文光堂；2007．p.119-123.
205	9	Azuma N, et al：Visual outcomes after early vitreous surgery for aggressive posterior retinopathy of prematurity. JAMA Ophthalmol 2013；131：1309-1313.
■ 色覚異常		
215	1	市川一夫：色覚検査の方法と原理．近藤峰生編．専門医のための眼科診療クオリファイ14 網膜機能検査AtoZ．東京：中山書店；2012．p.104-114.
215	2	岡島 修：色覚異常．日本の眼科 2012；83：576-580.
215	3	岡部正隆ら：色覚の多様性と色覚バリアフリーなプレゼンテーション 第3回 すべての人に見やすくするためには，どのように配慮すればよいか．細胞工学 2002；21：1080-1104.
215	4	守本典子：色覚異常．樋田哲夫編．眼科プラクティス14 ロービジョンケアガイド．東京：文光堂；2007．p.162-166.
215	5	中村かおる：色覚異常の生活指導．日本の眼科 2012；83：588-592.
215	6	中村かおる：先天青黄色覚異常の色の見え方は？ 北原健二編．眼科診療プラクティス66 色覚の考え方．東京：文光堂；2001．p.64-65.
215	7	岡部正隆ら：色覚の多様性と色覚バリアフリーなプレゼンテーション 第2回 色覚が変化すると，どのように色が見えるのか？ 細胞工学 2002；21：909-930.
215	8	岡島 修：色覚補正レンズ．北原健二編．眼科診療プラクティス66 色覚の考え方．東京：文光堂；2001．p.39.
215	9	日本眼科医会学術部色覚検査表等に関する調査研究班：色覚が問題となる国家試験・資格試験．色覚異常に対するマニュアル―色覚異常を正しく理解するために．日本の眼科 1999：70；付録.
215	10	身体検査基準例．北原健二編．眼科診療プラクティス66 色覚の考え方．東京：文光堂；2001．p.89-93.
215	11	久保朗子：色覚異常．近藤峰生編．専門医のための眼科診療クオリファイ14 網膜機能検査AtoZ．東京：中山書店；2012．p.47-51.
215	12	中村かおる：色覚異常に対する検査の実際．近藤峰生編．専門医のための眼科診療クオリファイ14 網膜機能検査AtoZ．東京：中山書店；2012．p.115-122.
■ 身体障害者福祉法		
230	1	西田朋美：視覚リハビリテーション．大鹿哲郎編．眼科学 第2版．東京：文光堂；2011．p.1634-1638.
230	i	『補装具費支給制度の概要』 http://www.mhlw.go.jp/bunya/shougaihoken/yogu/gaiyo.html
230	ii	『日常生活用具給付等事業の概要』 http://www.mhlw.go.jp/bunya/shougaihoken/yogu/seikatsu.html
230	iii	『障害者雇用率制度の概要』 http://www.mhlw.go.jp/bunya/koyou/shougaisha02/pdf/03.pdf

項目起始頁	文献番号	文献
		■ 厚生労働省特定疾患治療研究事業，その他の公的給付
236	1	『厚生労働省ホームページ』 http://www.mhlw.go.jp/seisakunitsuite/bunya/kenkou_iryou/kenkou/nanbyou/
236	2	『難病情報センターホームページ』 http://www.nanbyou.or.jp/entry/1360
236	3	『難病情報センターホームページ』 http://www.nanbyou.or.jp/entry/512
236	4	『厚生労働省ホームページ』 http://www.mhlw.go.jp/bunya/shougaihoken/yogu/dl/kanousei_02.pdf
236	5	『厚生労働省ホームページ』 http://www.mhlw.go.jp/seisakunitsuite/bunya/hukushi_kaigo/shougaishahukushi/sougoushien/
		■ 診断書，意見書の正しい書きかたについて教えてください
242	1	日本医師会：診断書発行の義務と勤務医の過重労働．日医NEWS 第1135号（平成20年12月20日）．
242	2	日野原重明ら編：医療文書の正しい書き方と医療補償の実際．東京：金原出版；2007.
242	3	障害者福祉研究会監修：新訂 身体障害認定基準及び認定要領―解釈と運用．東京：中央法規出版；2003.
		■ 支援団体
252	1	『社会福祉法人 日本盲人会連合 加盟団体一覧』 http://nichimou.org/introduction/member
252	2	『社会福祉法人 日本盲人社会福祉施設協議会 会員施設一覧』 http://www.ncawb.org/shisetsu.html
252	3	『全国盲学校一覧』 http://homepage2.nifty.com/welblind/mo-gaku.html
252	4	仲泊 聡：日本のロービジョンケアの現状と展望．日本の眼科 2013；84：740-744.
252	5	西脇友紀ら：ロービジョンケア・視覚リハビリテーション実施状況調査および中間型アウトリーチ支援に関する意向調査．視覚リハビリテーション研究 2013；2：75-81.
		■ ユニバーサル社会の構築
260	1	上田 敏：ICFの理解と活用．東京：きょうされん；2005.
260	2	障害者福祉研究会編：ICF 国際生活機能分類―国際障害分類 改定版．東京：中央法規出版；2002.
260	3	長瀬 修ら編：障害者の権利条約と日本．東京：生活書院；2012.
260	4	坂本洋一：図説 よくわかる障害者総合支援法．東京：中央法規出版；2013.
260	5	『日本ロービジョン学会』 http://www.jslrr.org/page/about
		■ ロービジョンケアの観点から視覚障害者スポーツの有用な点と注意点を教えてください
272	1	Hopkins W, et al：Physical fitness of blind and sighted children. Eur J Appl Physiol 1987；56：69-73.
272	2	Jankowski L, et al：The exercise capacity of blind children. J Vis Impair Blind 1981；75：254-284.

項目起始頁	文献番号	文献
272 - 3		Kondo T, et al:Aerobic work capacity in blind and partially sighted children and adults. Tsukuba Journal of Rehabilitation 1995;4:3-9.
272 - 4		Ellen W, et al:Balance control in very old adults with and without visual impairment. Eur J Appl Physiol 2012;112:1631-1636.
272 - 5		中山正教ら:2つの異なる水中運動が日本人全盲視覚障害者の筋力,骨密度に及ぼす影響.永原学園西九州大学短期大学部紀要 2012;42:9-15.
272 - 6		西田朋美ら:アジアユースゲームズからみた視覚障害者スポーツにおける眼科医の役割.日本の眼科 2011;82:35-37.
■北米のロービジョンケアとスマートサイトモデル		
280 - 1		Peli E, et al:Driving with confidence. A practical guide to driving with low vision. Singapore:World Scientific Publishing;2002.
280 - 2		『SmartSight™ / The Academy's Initiative in Vision Rehabilitation』 http://one.aao.org/smart-sight-low-vision
280 - 3		『Vision Rehabilitation Preferred Practice Pattern®』 http://one.aao.org/preferred-practice-pattern/vision-rehabilitation-ppp--2013
280 - 4		『VisionAware™ /Resources for Independent Living with Vision Loss』 http://www.visionaware.org
280 - 5		永井春彦:社会資源の効果的活用のための基礎知識.臨床眼科 2014;68:154-160.
■ロービジョンケアのその先に/人工網膜		
284 - 1		Fujikado T, et al:Testing of semichronically implanted retinal prosthesis by suprachoroidal-transretinal stimulation in patients with retinitis pigmentosa. Invest Ophthalmol Vis Sci 2011;52:4726-4733.
284 - 2		Fujikado T, et al:Clinical trial of chronic implantation of suprachoroidal-transretinal stimulation system for retinal prosthesis. Sensors and Materials 2012;24:181-187.
284 - 3		Humayun MS, et al:Preliminary 6 month results from the Argus II epiretinal prosthesis feasibility study. Conf Proc IEEE Eng Med Biol Soc 2009;2009:4566-4568. doi:10.1109/IEMBS.2009.5332695.
284 - 4		Parikh N, et al:Saliency-based image processing for retinal prostheses. J Neural Eng 2010;7:16006. doi:10.1088/1741-2560/7/1/016006.
284 - 5		鴻池菜保ら:顔・表情.Clinical Neuroscience 2012;30:902-905.
■ロービジョンケアのその先に/再生医療		
289 - 1		Schwartz SD, et al:Embryonic stem cell trials for macular degeneration:a preliminary report. Lancet 2012;379:713-720.
289 - 2		『Ocata Therapeutics, Inc.』 http://www.ocata.com/
289 - 3		『London Project』 http://www.thelondonproject.org/index.aspx
289 - 4		田嶌誠一:青年期境界例との「つきあい方」.心理臨床学研究 1991;9:32-44.

索引

あ行

アーロン・T・ベック	98
明石覚一	15
アクセシビリティ	131
朝顔症候群	212
アノマロスコープ	224
あはき（師）	249
アポスティルブ	48
アマクリン細胞	58, 62
あるがまま療法	100
アルペンスキー	273
暗順応	85
暗順応の低下	185
暗電流	58, 59
あん摩・マッサージ・指圧師	232, 249
イーガ	217, 218
言い換え	97
怒り	96
意見書	242
石川倉次	15
石突	125
石原色覚検査表	224
萎縮型加齢黄斑変性	176
異常3色覚	215
遺伝カウンセラー	110
遺伝カウンセリング	110
遺伝相談	110
医療受給者証交付申請	238
医療における遺伝的検査・診断に関するガイドライン	110
色合わせ法	225
色々の色	220
岩橋武夫	15
インクルーシブ	281
インクルーシブ教育	248, 263
うつ	185
うつ傾向	179
うつ傾向の評価	55
うつ症状	56
うつ病	98
黄色斑眼底	214
黄斑局所 ERG	63, 214
黄斑ジストロフィ	85
黄斑低形成	212
黄斑浮腫	169
黄斑部脈絡膜新生血管	197
オートレフラクトメータ	72
オカルト黄斑ジストロフィ	214
置き型ルーペ	78
小口病	64
落とした物の拾いかた	136
オプトメトリスト	3, 106, 280
オランダ	106, 108
音声 IC タグレコーダー	93
音声血圧計	186
音声コード読取機能	116
音声式体温計	240
音声（式）体重計	186, 240
音声読書器	267
音声時計	92
音声認識	116
音声読み上げ	116

か行

カール・R・ロジャーズ	96
介護保険	188
階段歩行	124
ガイドヘルプ	122
開放隅角緑内障	191, 193, 195
カウンセリング	96
過矯正近用眼鏡	77
覚一本	15
核硬化	195
拡大玩具	92
拡大鏡	72, 77, 150, 158, 160, 200
拡大教科書	92, 207, 209, 210, 249
拡大読書器	78, 88, 150, 155, 158, 194, 200, 202, 204, 207, 232, 264, 267, 269
拡大図書	92
拡張国際 10-20 法	65
核白内障	169, 200
角膜混濁	72, 212, 265
角膜ジストロフィ	111
角膜上皮幹細胞疲弊症	289
家系図	113, 114
掛け眼鏡式	208
掛け眼鏡式弱視眼鏡	200
仮性同色表	224
家族性滲出性硝子体網膜症	207
学校教育法	208, 248
活字の大きさ	75
カットオフ周波数	35, 36
家庭管理	135
過度の一般化	98
仮名	75
下部防御	135
ガボールパッチ	35
カラートーク・プラス	219
カラーユニバーサルデザイン機構	215, 223
ガリレイ式弱視眼鏡掛け眼鏡式	209
ガリレイ式単眼鏡	201
加齢黄斑変性	42, 45, 56, 57, 86, 87, 101, 176, 237, 264, 265, 289
眼球運動	166
眼球運動訓練	91
眼球振盪	72
眼球電図	67
眼球変形	198
眼球癆	64
環境因子	262
眼鏡型拡大鏡	73
眼鏡処方	72
環境整備	135
眼鏡等適合判定医師研修会	146
環境認知	135
眼瞼下垂	104
眼瞼けいれん	104
漢字	75
眼軸長	197, 202
感情反映	97
眼振ドラム	25
関節リウマチ	241, 264
完全矯正	71
杆体応答	61, 214
杆体1色覚	215
杆体1色覚（全色盲）	63
眼底検査用レンズを用いた拡大	149
眼内レンズ挿入眼	202
眼皮膚白子症	212
記憶障害	226
義眼	239
義肢	239
机上の探索	136
機能障害	52
基本動作	134
きゅう師	232
求心性狭窄	193
求心性視野狭窄	95, 167, 168, 234, 235, 246
キューブラー＝ロス	99
キューブラー・ロス・モデル	96
教育	247
行替え	76
教科書	75
教科書バリアフリー法	249
教科書本文	27

共感	97	国際パラリンピック委員会	275	視覚障害程度等級	244
競技スポーツ	273	国際臨床視覚電気生理学会	60	視覚障害等数	231
矯正眼鏡	239	国民体育大会	274	視覚障害認定者数	176
矯正されない屈折異常	265	国民の責務	95	視覚障害の疾病調査研究	182
競艇学校	224	固視検査	49, 87, 89	視覚特別支援学校	253
虚血性視神経症	67	個人因子	262	視覚補助具	200
近見試視力表	199	こだわり	31	視覚誘発電位	58, 64, 275
近見視力	75	骨小体様色素沈着	167, 238	視覚リハビリテーション	3
近見用単眼鏡	78	骨密度	272	色覚異常	185, 215
近視	197	ゴルフ	272	色覚バリアフリー	222
近視性視神経症	198	コロイデレミア	64, 114	色相配列検査	225
近視性脈絡膜新生血管	195	根拠に基づく医療	102	色素失調症	115
近視性網脈絡膜萎縮性病変	202	混同色線	216	色度図	216
金銭管理	138	コンタクトレンズ	199, 239	視機能評価	76
空間周波数	34, 39	コントラスト	92, 135, 138, 139, 160,	軸性近視	198
クオリティ・オブ・ライフ	52		169, 194, 267	辞書	75
屈折矯正	70, 199	コントラスト閾値	34	視神経萎縮	45, 113, 211
屈折力	71	コントラスト感度	34, 39, 81, 253	視神経炎	66
区別・弁別のための工夫	137	コントラスト感度関数	34	視神経刺激型	285
クライアント中心療法	96	コントラスト強調	287	視神経低形成	212
クライミング	272	コントラスト視力	24	指数弁	245
クラス分け	275	コントラストポラリティ効果	127, 129	耳側コーヌス	198
グランドソフトボール	273			疾患特異的尺度	53
クリスタリン網膜症	113	**さ** 行		失語	226
車いす	239			失行	226
グレア	81	サイクル数/度	34	失認	226
グレーティング・アキュイティカー		最小可読域	22	質問票	158
ドペア	25, 26	最小可読視標	198	自動思考	98
黒白反転	194	最小識別閾	22	視能率	234, 244
クロスカントリースキー	273	最小視認閾	22	視標輝度	40
クロックポジション	138, 159	最小分離閾	22, 76	視標サイズ	40
形態覚遮断弱視	213	再生医療	289	社会的行動障害	226
傾聴	96	最大応答	61	社会的失明	167
罰プレート	208	最大読書速度	30, 31, 76, 127, 171,	社会的不利	52, 260
ケプラー式単眼鏡	201		172, 188, 199	社会福祉協議会	253
牽引性網膜剥離	185	サインガイド	138, 162	社会福祉士	3
検影法	72, 207	作業に必要な視力の目安	27	社協	253
検眼レンズセット	158	作業療法士	270, 280	視野狭窄	56, 160, 185, 238
限局性萎縮病変	198	ささだんごネット	271	弱視学級	209, 247, 248, 265
健全なあきらめ	292	サッカー	272	弱視眼鏡	208, 239
光覚弁	245	サッケード	166	弱視眼鏡（焦点調整式）	208
航空機乗組員	224	詐病	67	弱視指導教室	247, 248
高コントラスト	267	サルコイドーシス	264	弱視通級指導教室	28
虹彩つきコンタクトレンズ	85	サングラス	82	弱視特別支援学級	28
虹彩つきハードコンタクトレンズ	99	サンバイザー	85, 170	若年網膜分離症	67, 114
交叉性半盲	246	三療	249	遮光眼鏡	81, 85, 150, 155, 158, 159,
光視	284	恣意的推論	98		170, 179, 184, 193, 200, 208, 212,
高次脳機能障害	226	支援機器	267		239, 264, 266
高次脳機能障害者支援の手引き	226	支援技術	267	就学基準	248
更生施設	153	支援団体	252	就学前	208
硬性白斑	183, 187	ジオプトリー	71	収差	71
厚生労働省特定疾患治療研究事業		視覚失認	227	柔道	272
	236	視覚障害生活訓練専門職	120	重度心身障害者医療費	233
後天色覚異常	215	視覚障害者スポーツ	272	周辺視野	42, 168, 234
併発白内障	169	視覚障害者生活訓練専門職	4	羞明	56, 81, 159, 170, 185
後部ぶどう腫	197	視覚障害者用時計	232	就労	246, 247
高齢者用うつ尺度短縮版日本版	55	視覚障害者用ポータブルレコーダー		就労移行支援	249
ゴールボール	272, 273		93, 240	就労困難	246
国際障害者年	263	視覚障害者用補装具	84	縮小レンズ	158, 160
国際障害分類	260	視覚障害者用補装具適合判定医師研		出血性網膜色素上皮剥離	176
国際生活機能分類	260	修会	146	術後屈折値	200

手動弁	245	身体障害者自立支援法	264	先天視神経乳頭異常	212
受容	96	身体障害者診断書・意見書	7	先天素因	205
純粋失読	227	身体障害者診断書・意見書（視覚障害者用）	242	先天停在性夜盲	64
漿液性網膜色素上皮剝離	176			先天白内障	209
障害グレア	81	身体障害者手帳	85, 160, 173, 206, 230, 237	先天白内障手術	214
障害支援区分	264			先天無虹彩	81, 113, 212
障害者雇用促進法	233	身体障害者手帳申請	232	先天網膜分離症	67
障害者差別解消法	264	身体障害認定基準	242	全盲リハビリテーション	3
障害者職業訓練コーディネーター	250	身体障害者福祉法	15, 104, 230, 234, 237, 260, 263, 264	双極細胞	58, 59, 62
				装具	239
障害者自立支援法	230, 240	身体障害者福祉法第十五条	7, 242, 245	走査レーザー検眼鏡	87
障害者スポーツ医養成講習会	275			増殖糖尿病網膜症	185
障害者総合支援法	91, 173, 230, 240, 264	身体障害者福祉法第十五条指定医	174, 230	増殖前糖尿病網膜症	184
				相対的文字拡大法	92
障害者（の）権利条約	3, 262, 269	身体障害手帳	264	相貌失認	227
障害者の権利に関する条約	15	診断書	242	ソーシャルワーク	3
障害者の態様に応じた多様な委託訓練	250	浸透率	113	続発緑内障	99
		新聞	75	ソクラテス式質問法	99
障害者の日常生活及び社会生活を総合的に支援するための法律	241	新聞の番組欄	27	粗糙胡麻塩状網膜	238
		身辺管理	134	ソフトボール	272, 273
障害者向けパソコンソフトウエア	240	水泳	272, 274	損失率	235, 244
障がい者ITサポート	267	水晶体再建術	169		
障害程度等級表	234	錐体応答	62, 214	**た 行**	
障害年金	173, 174	錐体杆体ジストロフィ	81	タートル	251
障害年金診断書	246	錐体ジストロフィ	62, 63, 87, 115, 214	第一次視野	35
障害福祉サービス	232	錐体1色覚	215	対数視力	23
障害福祉サービスの利用	231	スキー	272, 273	大脳性色覚異常	227
障害を持つアメリカ人法	261	スクリーンリーダー	269	対比視力	24
消去現象	227	スコットランド	104	タイポスコープ	80, 91, 92, 158, 162, 193, 200, 208
小数視力	22	スタンド型ルーペ	78		
常染色体優性遺伝	113	スタンプルーペ	203, 208	多因子遺伝	115
常染色体劣性遺伝	111, 113	スポーツ	272	ダウン症	72, 73
焦点調整式	208	スポーツ団体	272	多局所ERG	63, 66, 214
焦点調整式弱視眼鏡	159, 200, 208	スマートサイト	7, 253, 280, 282	卓上型ルーペ	208
小瞳孔	63	スライド法	123	多治見スタディ	197
小児	205	スローン文字	30	卓球	272
消費カロリー計付音声万歩計	186	青黄異常	216	タッチテクニック	123
上部防御	135	生活機能	261	多発性硬化症	67, 264
照明	178	生活訓練士	17	単眼鏡	26, 150, 158, 160, 200, 210
職業訓練	250	生活の質	272	単眼視	76
食事動作	138	精神衛生法	260	探索行動	135
触読時計	92	精神交互作用	100	単純型細胞	35
職場適応援助者	251	精神障害	260	単純糖尿病網膜症	183, 187
書見台	80, 91, 92, 158, 161	精神障害者保健福祉手帳	226	短波長光	82
初診日	246	精神薄弱者福祉法	260	地誌的障害	226
書籍	75	精神保健福祉法	263	知的障害	260
ジョブコーチ支援制度	251	静的視野検査	41, 190	知的障害者福祉法	263
シリコーンオイル眼	73	生の欲望	101	注意障害	226, 227
視力低下	238	整容動作	137	中間型アウトリーチ支援	254
白黒反転	194, 202	整理整頓	92	中心暗点	6, 27, 56, 72, 87, 171
白黒反転機能	267	セーリング	272	中心窩	27, 166
心因性視力障害	67	世界盲人福祉協議会	15	中心外固視	87
シングルタンブリングEカード		積分コントラスト感度	37	中心窩網膜厚	187
ペア	24, 26	赤緑異常	216, 224	中心視野	76
シングルフラッシュERG	61	絶対暗点	191	超音波	200
神経症	100	セルフマネジメントプログラム	180	超音波式視覚障害者用歩行補助具	93
人工視覚	284	線維血管増殖膜	185	頂間距離	198
人工多能性幹細胞	289	全国社会福祉協議会	253	遂行機能障害	226
人工網膜	284	全国障害者スポーツ大会	274	通級指導教室	247
滲出型加齢黄斑変性	176	選択的抽出	98	筑波技術大学	249
身体障害	260	先天色覚異常	114, 215		

筑波大学附属視覚特別支援学校	247	
徒然草	101	
定位の誤認	285	
定義	2, 9	
低矯正	71	
デイジー図書	8, 140	
ディスレクシア	93	
手掛かり	122	
テニス	272	
手引き	122	
手持ちオートレフラクトメータ	207	
手持ち型拡大鏡	26	
手持ち型ルーペ	78	
手持ち式ルーペ	208	
点字器	240	
点字タイプライター	232	
電磁調理器	240	
点字ディスプレイ	240	
点字図書	15, 240	
点字図書館	253	
点状出血	183	
電子ルーペ	79	
投影式拡大法	92	
等価屈折力	71	
等価視距離	71	
同行援護	121, 231, 232, 265	
当道座	15	
同種神経幹細胞	291	
同種臍帯組織由来細胞	291	
到達運動	285	
動的視野検査	40	
糖尿病	72	
糖尿病黄斑浮腫	187, 188	
糖尿病眼手帳	183	
糖尿病網膜症	45, 57, 58, 62, 64, 73, 81, 182, 265	
頭部防御	135	
同名半盲	42	
胴輪	142	
特掲診療料の施設基準等	146	
読字困難	178	
読字障害	93	
特殊教育諸学校	209	
特殊支援学級	209	
読書困難	192	
読書視力	76, 188, 199	
読書スピード	30	
読書速度	172, 202	
読書補助具	75	
特定疾患医療受給者証	237	
特定疾患治療研究事業	236, 238	
特別支援学校	209, 247	
特別支援学級	209, 247	
時計チャート	193	
トラコーマ	265	
トラック競技	274	
とらわれの機制	100	
トリシャ・グリーンハル	102	
取り引き	96	

な行

軟性ドルーゼン	176
軟性白斑	184, 187
難治性視神経症	237
難治性疾患克服研究事業	236, 241, 264
難病	236
難病医療費助成制度	174
難病患者等居宅生活支援事業	236
難病指定医	174
難病特別対策推進事業	236
日常生活動作	52, 134, 173
日常生活用具	232
日常生活用具の給付	231
日本国憲法第14条	263
日本工業規格	24
日本障がい者スポーツ協会	272
日本点字図書館	15, 186
日本盲人会連合	253
日本盲人社会福祉施設連絡協議会	142
日本盲人職能開発センター	250
日本盲導犬協会	142
日本ライトハウス	15, 250
乳頭黄斑線維束	190
乳頭周囲ぶどう腫	212
ニューロパック	60
乳幼児期	206
認知の歪み	98
認知療法	98
認定特別支援学校就学者	248
脳刺激型	285
囊胞様浮腫	187
能力障害	52

は行

パーシャル	245
ハーネス	142
背景因子	262
ハイコントラスト	129
胚性幹細胞	289
ハイパワープラスレンズ	73
ハイパワープラスレンズ眼鏡	6, 12, 148, 149, 158, 200
破局視	99
白子眼底	213
白子症	81, 212
白杖	3, 173, 179
白杖操作技術	123
白杖の申請時における注意点	125
白点状	238
白内障	63, 169, 265
白内障手術	194, 200
ぱすてる	223
パターンVEP	66, 67
ハッチパターン	219
パネルD-15テスト	224
パラリンピック	274
バリアフリー	260
バリアントール	217
はり・きゅう師	249
はり師	232
バレーボール	272
斑状出血	183
半側空間無視	226, 227
半側身体失認	226
ハンディキャップ	260
ハンドアウト	282, 283
バンドパスフィルタ	61
ハンドライティング	138
パンフレット	153, 154
汎網膜光凝固術	185
ピークコントラスト感度	35, 36
比較暗点	195
光スペクトル	216
ピクセル化	287
非光学的補助具	91
非指示	97
皮質性視覚障害	73
皮質白内障	195
微小視野計	48
微小視野測定	87
ビジョンアウェア	283
鼻性視神経症	67
必要倍率	77
ヒトiPS細胞	291
一人座り	205
否認	96
ヒポクラテスの誓い	14
びまん性萎縮病変	198
びまん性軸索損傷	226
ピュレック	60
美容師	223
表示倍率	70
病的近視	197
ピンチアウト	132, 133
ピンチイン	132, 133
ピンディスプレイ	269
ファミリアリゼーション	135
フィードバック検査	51, 89
フィールド競技	274
不快グレア	81
複合ヘテロ接合体	114
複視	76, 245
福祉事務所	230
不正乱視	212
ぶどう膜炎	64
部分的視覚喪失	106
不眠症	57
ブラインドサッカー	272, 273
フラッシュERG	61, 63
フラッシュ最大応答	214
フラッシュライト	163
振子様眼振	213
プリズム	77, 88, 199
フリッカ応答	214
古河太四郎	15
プレスクトーク	94
フレックスペン®	186
フロアバレーボール	272

分光透過率曲線	81, 82	盲人用時計	240	輪状暗点	167, 193
文庫本	27	盲導犬	141	臨床心理士	3
分数視力	22	盲導犬貸与申請者	143	臨床調査個人票	237
米国眼科学会	282	網膜芽細胞腫	111, 113	隣接遺伝子症候群	113
米国盲人援護協会	283	網膜感度	48, 89	ルーペ	155
ベーシック・ビジョンファンクショ		網膜色素上皮細胞	289, 290	レイリー散乱	82
ンカードペア	25, 26	網膜色素上皮剥離	195	聾学校	247
偏光眼鏡	170	網膜色素変性（症）	41, 56, 63, 64, 81,	ロービジョンケア質問票	158
偏心固視	27, 42, 87	86, 115, 121, 166, 198, 202, 237, 238,		ロービジョン検査判断料	8, 146, 175,
偏心視	6, 27, 42, 50, 72, 87, 91, 188,		264		265, 275
	193, 199	網膜刺激型	285	ロービジョン児	205
偏心視域	87	網膜中心動脈閉塞	64	ロービジョンリハビリテーション	3
変性近視	197	網膜電図	58, 167, 202, 214, 275		
扁桃核	288	網膜剥離	63, 67, 197	**わ** 行	
片麻痺	121	網膜斑状出血	187		
包括的尺度	53	網膜脈絡膜萎縮症	197	ワークルーペ	200
防御姿勢	135	モーターボート選手	224		
方向どり	135	模擬キッチン	281	**数字**	
傍中心暗点	192	文字サイズ	126, 172		
傍中心窩	166	文字のデジタイズ	267	1色覚	215
法定雇用率	251	文字ポイント	184	6点式点字	15
法の下での平等	263	物語りに基づく医療	102	15条指定医	174, 230
ボウリング	272, 274	物語りに基づくロービジョンケア	103	30 Hz フリッカ ERG	62
保健理療科	249	森実ドットカード	22	30 Hz flicker	62
歩行訓練	120, 173	森田正馬	100		
歩行訓練士	94	森田療法	100	**A−E**	
補助具	91	モンキーマジック	272		
補装具	231, 239	問診票	155	a 波	58, 59
補装具交付意見書	242, 245	紋理眼底	198	AAO	282
補装具支給	231, 240			ability of daily life	46
補装具申請	208	**や** 行		acceptance	96
補装具費支給意見書	7			activities of daily living	52
補装具費支給制度	231	夜盲	56, 167, 170, 238	acute zonal occult outer retinopathy	
ホモ接合体	113	夜盲性疾患	62		65
本間一夫	15	養護学校	247	ADA	261
		抑うつ	96, 101, 175	ADL	46, 52
ま 行		予想屈折値	200	Advanced Cell Technology	290
		予想屈折値誤差	200	AFB	283
マイクロペリメータ	48, 87, 89, 199	読み上げ装置	240	age-related macular degeneration	
マイクロペリメトリ	48	読み上げソフト	127		289
街並失認	227	読み能力	76	AMA	104
末期緑内障	192, 193, 194			AMD	289
マラソン	272	**ら** 行		American Academy of Ophthalmology	
未熟児網膜症	205, 208, 211				282
ミトコンドリア遺伝	115	卵黄状斑斑ジストロフィ	67	American Foundation for the Blind	
ミネソタ読書チャート	126	ランタンテスト	224		283
脈絡膜上-経網膜刺激型人工視覚	284	陸上競技	274	American Medical Association	104
脈絡膜新生血管	176	リスボン宣言	14	Americans with Disabilities Act of	
無虹彩	72, 81, 99	離着席動作	135	1990	261
無虹彩症	85	立位保持	205	Amsler チャート	199
無色素網膜色素変性	67	律動様小波	58, 61	Android	117
無水晶体眼	209	リハビリテーション	3	anger	96
六つのステップと三つのレベル	6,	両耳側半盲	245, 246	apostilb	48
	12, 148	緑内障	56, 87, 189, 197, 202, 209, 265	asb	48
目押し	211	緑内障フレンド・ネットワーク	196	assistive devices	267
目マスク	160	緑内障ホットライン	196	assistive technology	267
メンデル遺伝形式	115	理療科	249	automatic thought	98
盲学校	15, 209, 247, 248, 253	理療（師）	249	b 波	58, 59, 67
盲人安全つえ	231, 239	臨界文字サイズ	30−32, 76, 127, 172,	Bailey	70
盲人の人間宣言	15		188, 199	bargaining	96
盲人マラソン	272	輪郭強調	287	Basic Vision Function card pair	25, 26

beaten-metal appearance	214	
Behçet 病	237, 264	
Berkeley Rudimentary Vision Test	24	
Best 病	67	
Bjerrum 暗点	44	
BRVT	24, 26	
Carl R Rogers	96	
Center for Epidemiologic Studies Depression Scale	55	
CES-D	55	
cGMP 依存性 Na チャネル	58	
CNTO2476	291	
Coats 病	67	
Colenbrander	104	
Colenbrander グリッド	45, 46	
Color Quest	220	
continuous text chart	29	
contrast sensitivity	39	
contrast sensitivity function	34, 38	
CPS	31, 32, 127	
critical print size	31, 32, 127	
CSF	34	
CSV-1000E	37, 38	
cycles/degree	34	
DAISY	93	
DAISY 図書	8, 93, 140	
dB	48	
denial	96	
depression	96	
Digital Accessible Information System	8, 93	
diopter	71	
disability	52, 107	
disability glare	81	
discomfort glare	81	
Doctor of optometry	280	
dyslexia	93	
Early Treatment Diabetic Retinopathy Study	23	
early worsening	183	
EBM	102	
eccentric fixation	27, 87	
eccentric viewing	27	
electric travel aid	142	
electrooculogram	67	
electroretinogram	58, 167, 214, 275	
Elisabeth Kübler-Ross	99	
embryonic stem cells	289	
e-MNREAD	32	
EOG	67	
equivalent viewing distance	71	
equivalent viewing power	71	
ERG	58, 65, 167, 214, 275	
ES 細胞	289, 290	
Esterman グリッド	46	
Esterman テスト	44	
ETA	142	
ETDRS	107	
ETDRS 視力表	23	
ETDRS チャート	30	
EVD	71	
evidence-based medicine	102	
EVP	71	

F–J

F.A.C.T.®	37	
Farnsworth-Munsell 100 hue-test	225	
FAS	47, 105, 107	
Fechner の法則	107	
feedback 検査	51	
FFS	47, 105	
filling-in 現象	192	
filter glasses	81	
fixation	49	
FocusTalk	127	
full-field ERG	214	
Functional Acuity Contrast Test	37	
Functional Acuity Score	47, 107	
Functional Field Score	47, 104	
Functional Vision Score	47, 104, 107	
functioning	261	
FVS	47, 104, 107	
Gábor patch	35	
GALAXY	117	
Ganzfeld ドーム型	60	
GDS-S-J	55	
Geriatric Depression Scale-Short Version-Japanese	55	
glare	81	
Goldmann 視野	203	
Goldmann 視野計	40, 44, 172, 174, 191, 199, 244, 246, 275	
Goldmann perimeter	44	
GP	44	
Grating Acuity card pair	25, 26	
handicap	52	
HFA	44	
Hippocrates	14	
HuCNS-SC	291	
Humayun	284	
Humphrey 自動視野計	44, 190, 191	
Humphrey 視野計	199	
Humphrey Field Analyzer	44	
ICD	105	
ICF	260	
ICIDH	260	
impairment	52, 107	
induced pluripotent stem cells	289	
information technology	250	
International Classification of Functioning, Disability and Health	260	
International Classification of Impairments, Disabilities and Handicaps	260	
International Paralympic Committee	277	
International Society for Clinical Electrophysiology of Vision	60	
IOL Master®	200	
iPad	117, 131, 162, 211	
iPhone	117	
iPod touch	117	
iPS 細胞	289	
ISCEV standard	60	
IT	250	
IT サポート	267	
Janssen Research & Development, L.L.C.	291	
Japan Diabetes Complication Study	182	
Japanese Industrial Standards	24	
JAWS®	127	
JIS	24	

K–O

K⁺	58	
Knapp の法則	198	
Landolt 環	22, 23, 36	
LE-4000	60	
Leber 家族性視神経症	115	
Leber 先天黒内障	211	
Leber 病	97	
Localization test	286	
logMAR	23, 30, 127, 172	
London Project	290	
Macular Integrity Assessment	48, 199	
maia™	48, 199	
Marfan 症候群	113	
Mars Letter Contrast Sensitivity Test	38	
Massachusetts Eye and Ear Infirmary	281	
maximal or standard combined rod-cone response	61	
maximum reading speed	30, 31, 127	
MDF	275	
Medical Diagnostics Form	275	
Michelson コントラスト	38, 39	
microperimetry	48	
Microsoft 拡大鏡	129	
MNREAD	30, 32, 76	
MNREAD-J	29, 33, 76, 126, 171, 172, 178, 188, 199, 202	
MNREAD-Jk	29, 76, 209, 210	
MOS 36-Item Short-Form Health Survey	53	
MP-1	48, 87, 89, 199	
MRS	30, 31, 127	
Müller 細胞	58, 59, 62	
N1 波	64, 66	
N75	65	
N135	66	
narrative-based medicine	102	
NAS-J	54	
NBM	102	
NEI VFQ-25	54	
non-recordable	63, 202	
Nottingham Adjustment Scale Japanese version	54	

NPO 法人タートル	251	retinitis pigmentosa	166	TOPAZ®	204
NVDA	127	rod response	61	Trisha Greenhalgh	102
occupational therapist	270, 280	RP	166	two hit theory	114
OD	280	RPE	289		
ON 型双極細胞	58	SAPPHIRE™	202		
Optometrist	280	scanning laser ophthalmoscope	49, 87		
oscillatory potentials	61	Seekey®	217, 218		
OT	270, 280	SF-8	53		

P–T

		SF8 Health Survey	53		
		SF-36	53		
P1 波	64, 66	single flash cone response	62		
P100	66	Single Tumbling E card pair	24, 26		
paraphras	97	SLO	49, 87		
PC-Talker	127	Sloan 文字	30, 39		
Pelli-Robson Contrast Sensitivity Chart	38	Sloan letter's	23		
		SmartSight™	7, 107, 184, 282, 283		
Peters 異常	212	Snellen 表	22		
Pfizer	290	spatial frequency	34		
PhNR	63	Square Localization	285		
phosphene	284	SRK II 式	200		
photophobia	81	Stargardt 病	67, 214, 290		
photopic negative response	63	StemCells Inc.	291		
PPP	282	Stevens-Johnson 症候群	264, 289		
Preferred Practice Patterns	282	STS	285		
preferred retinal locus	87, 178, 199	Sumi	153		
PRL	87, 178, 199	suprachoroidal-transretinal stimulation	285		
QOL	52, 152, 272	Sutter	63		
quality of life	52, 152, 272	T 字杖	125		
RA	29	TAC	24		
radical retinoscopy	72	TAC II	25		
Rayleigh 散乱	82	TalkBack	117		
RCS ラット	289	Teller Acuity Cards®	24, 25		
reading acuity	29	The 25-item National Eye Institute Visual Function Questionnaire	54		
reading card	29				
reflection of feeling	97				
retinal pigment epithelium	289	The Hippocratic Oath	14		

U–Z

Usher 症候群	113
VAS	105
VDT	189
VEP	64, 275
VERIS™	64
VF-14	54
VFQ-25	153
VFS	47, 105
Visio	106
VisionAware™	283
Visolve	215
visual display terminal	189
visual evoked potentials	64, 275
Visual Field Index	104
Visual Field Score	47
Visual Functioning Questionnaire-25	153
VoiceOver	117, 131
Weber コントラスト	38, 39
Weber-Fechner の法則	107
WHO	2
WHO 国際障害分類日本協力センター	261
Wilms 腫瘍	212
World Council for the Welfare of the Blind	15
X 染色体性若年網膜分離症	63, 64
X 連鎖性遺伝	114
Zrenner	284

中山書店の出版物に関する情報は，小社サポートページをご覧ください．
https://www.nakayamashoten.jp/support.html

専門医のための眼科診療クオリファイ　26
ロービジョンケアの実際

2015年 2 月16日　初版第 1 刷発行　〔検印省略〕
2016年 8 月 1 日　第 2 刷発行Ⓒ

シリーズ総編集……大鹿哲郎
　　　　　　　　　大橋裕一

編集……………山本修一

発行者…………平田　直

発行所…………株式会社 中山書店
　　　　　〒112-0006　東京都文京区小日向 4-2-6
　　　　　TEL 03-3813-1100（代表）　振替 00130-5-196565
　　　　　https://www.nakayamashoten.jp/

本文デザイン・装丁……藤岡雅史（プロジェクト・エス）
印刷・製本………中央印刷株式会社

ISBN978-4-521-73923-6
Published by Nakayama Shoten Co., Ltd.　　　　　Printed in Japan
落丁・乱丁の場合はお取り替えいたします

・本書の複製権・上映権・譲渡権・公衆送信権（送信可能化権を含む）は株式会社中山書店が保有します．
・ JCOPY ＜(社)出版者著作権管理機構 委託出版物＞
本書の無断複写は著作権法上での例外を除き禁じられています．複写される場合は，そのつど事前に，(社)出版者著作権管理機構（電話 03-3513-6969, FAX 03-3513-6979, e-mail: info@jcopy.or.jp）の許諾を得てください．

本書をスキャン・デジタルデータ化するなどの複製を無許諾で行う行為は，著作権法上での限られた例外（「私的使用のための複製」など）を除き著作権法違反となります．なお，大学・病院・企業などにおいて，内部的に業務上使用する目的で上記の行為を行うことは，私的使用には該当せず違法です．また私的使用のためであっても，代行業者等の第三者に依頼して使用する本人以外の者が上記の行為を行うことは違法です．

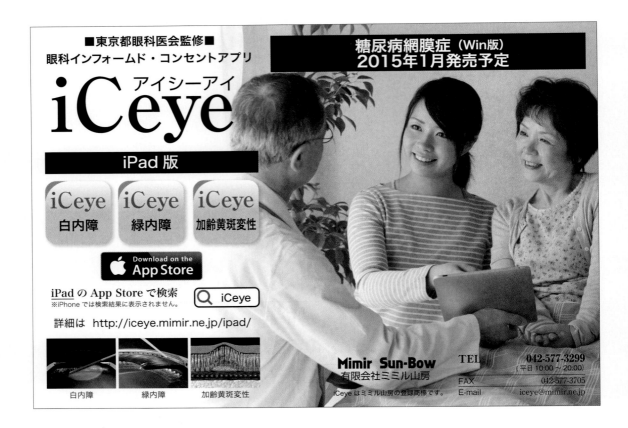

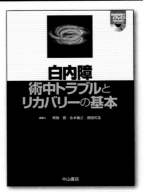

動画でベテランから眼科小手術を学ぶ!

動画でナットク!
眼科小手術の基本テクニック

編集●大木孝太郎（大木眼科）

B5判／並製／152頁
DVD（約110分）
定価（本体8,400円＋税）
ISBN4-521-69201-X

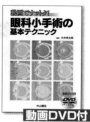

外来（日帰り）でできる手術（眼瞼内反症，霰粒腫，睫毛乱生，緑内障濾過胞再建など）やレーザーによる処置（網膜裂孔，緑内障など）の基本テクニックを，豊富なイラストや写真，DVDビデオでビジュアルに解説．ベテランの手技をわかりやすく紹介し，若手医師の技術の向上をアシスト．

臨床眼科医 必須の検査・診断スキル
細隙灯顕微鏡アトラス

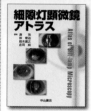

"「見えない所見」を見る力"を養う!
臨床で必須の症例を厳選．簡潔で要点をついた疾患解説．

編集●澤　充（日本大学）　岸　章治（群馬大学）　鈴木康之（帝京大学）　庄司　純（日本大学）

B5変型判／並製／224頁／定価（本体12,000円＋税）　ISBN978-4-521-73015-8

細隙灯顕微鏡による硝子体検査法
後部硝子体剥離の診断

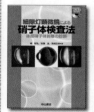

コツを掴めば必ず見える!
ポイントは動的観察．80分のDVDビデオと豊富な症例で自分のものに．

編集●梯　彰弘（自治医科大学附属さいたま医療センター）　秋葉　純（環状通り眼科）　高橋正孝（高橋眼科医院）

B5変型判／並製／120頁／DVD（約80分）／定価（本体12,000円＋税）　ISBN978-4-521-73067-7

創意にみちたクリニカルガイド!
眼科診療のコツと落とし穴

編集●樋田哲夫（杏林大学前教授）　江口秀一郎（江口眼科医院院長）

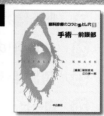

眼科臨床の最前線で活躍する医師らが，めざましく進歩する診療技術を日常臨床のなかでいかに取り入れ，どのように工夫しているか，そのコツと落とし穴を開示．

AB判／並製／平均240頁

① 手術—前眼部
　定価（本体10,000円＋税）　ISBN978-4-521-73053-0

③ 検査・診断
　定価（本体11,000円＋税）　ISBN978-4-521-73069-1

② 手術—後眼部・眼窩・付属器
　定価（本体10,000円＋税）　ISBN978-4-521-73068-4

④ 薬物療法
　定価（本体9,000円＋税）　ISBN978-4-521-73062-2

中山書店　〒113-8666　東京都文京区白山1-25-14　TEL 03-3813-1100　FAX 03-3816-1015
http://www.nakayamashoten.co.jp/

著者40年の歩みのまさに『集大成』！
白内障手術が完璧にマスターできる！

[動画＋本文PDF] DVD付

連続写真と動画で学ぶ
白内障手術パーフェクトマスター
基本から難症例への対処法まで

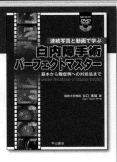

入局以来40年を白内障手術とともに歩んできた著者が，12年間1万5千件の手術に基づき，白内障手術の基本から難症例への対処法までを，多数の連続写真と動画によって詳細に解説．

特長
- ●写真中に手技のポイントが直接記載されており，非常にわかりやすい．
- ●患者さんへの手術説明やインフォームド・コンセントにも役立つ内容．
- ●DVDには本文全頁のPDFファイルと計4時間40分に及ぶ動画188本を収載．

著●谷口重雄
（昭和大学教授）

B5版／上製／4色刷／344頁
定価（本体23,000円＋税）
ISBN978-4-521-73910-6

専門医認定をめざす，専門医の資格を更新する眼科医必携！
変化の速い眼科領域の知見をプラクティカルに解説

専門医のための 眼科診療クオリファイ

第Ⅲ期（21～30巻）好評刊行中！

シリーズ総編集●大鹿哲郎（筑波大学）　大橋裕一（愛媛大学）
●B5判／4色刷／各巻約250頁

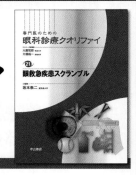

●各巻の構成と編集

巻	タイトル	編集	価格
㉑	眼救急疾患スクランブル	坂本泰二（鹿児島大学）	定価（本体14,500円＋税）
㉒	弱視・斜視診療のスタンダード	不二門 尚（大阪大学）	定価（本体14,000円＋税）
㉓	眼科診療と関連法規	村田敏規，鳥山佑一（信州大学）	本体予価13,500円
㉔	前眼部の画像診断	前田直之（大阪大学）	定価（本体15,000円＋税）
㉕	角膜混濁のすべて	井上幸次（鳥取大学）	定価（本体14,000円＋税）
㉖	ロービジョンケアの実際	山本修一（千葉大学）	定価（本体14,000円＋税）
㉗	視野検査とその評価	松本長太（近畿大学）	本体予価13,500円
㉘	近視の病態とマネジメント	大野京子（東京医科歯科大学）	本体予価13,500円
㉙	眼形成手術	嘉鳥信忠（聖隷浜松病院），渡辺彰英（京都府立医科大学）	本体予価13,500円
㉚	眼の発生と解剖	大鹿哲郎（筑波大学）	本体予価13,500円

※配本順，タイトルは諸事情により変更する場合がございます．　※白抜き数字は既刊．

パンフレットございます！

おトクで確実です!!
第Ⅲ期 購読申込受付中!!

第Ⅲ期（全10冊）本体予価合計
~~139,000円＋税~~
↓ セット価格
120,000円＋税

19,000円off!!

※送料サービス
※お支払いは前金制
※お申し込みはお出入りの書店または直接中山書店までお願いします

中山書店　〒113-8666　東京都文京区白山1-25-14　TEL 03-3813-1100　FAX 03-3816-1015
http://www.nakayamashoten.co.jp/